Zorg rondom schizofrenie

Zorg rondom schizofrenie

onder redactie van
Dr. B. van Meijel
Dr. T. Kuipers

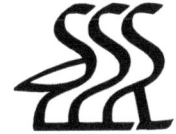

Bohn Stafleu van Loghum
Houten 2006

© 2006 Bohn Stafleu van Loghum, Houten

Alle rechten voorbehouden. Niets uit deze uitgave mag worden verveelvoudigd, opgeslagen in een geautomatiseerd gegevensbestand, of openbaar gemaakt, in enige vorm of op enige wijze, hetzij elektronisch, mechanisch, door fotokopieën, opnamen, of enig andere manier, zonder voorafgaande schriftelijke toestemming van de uitgever.

Voor zover het maken van kopieën uit deze uitgave is toegestaan op grond van artikel 16b Auteurswet 1912 j° het Besluit van 20 juni 1974, Stb. 351, zoals gewijzigd bij Besluit van 23 augustus 1985, Stb. 471 en artikel 17 Auteurswet 1912, dient men de daarvoor wettelijk verschuldigde vergoedingen te voldoen aan de Stichting Reprorecht (Postbus 3060, 2130 KB Hoofddorp). Voor het overnemen van (een) gedeelte(n) uit deze uitgave in bloemlezingen, readers en andere compilatiewerken (artikel 16 Auteurswet 1912) dient men zich tot de uitgever te wenden.

ISBN 90 313 4498 2
NUR 825

Ontwerp omslag: Boekhorst Design, Culemborg
Lay-out binnenwerk: TEFF Typography
Automatische opmaak: Alfabase, Alphen a/d Rijn

Bohn Stafleu van Loghum
Het Spoor 2
Postbus 246
3990 GA Houten

www.bsl.nl

Distributeur in België:
Standaard Uitgeverij
Belgiëlei 147a
2018 Antwerpen

www.standaarduitgeverij.be

Inhoud

Voorwoord		**1**
Ten geleide		**3**
1	**Schizofrenie: over de samenhang tussen individueel lijden en maatschappelijke zorg**	**7**
1.1	Inleiding: schizofreniezorg is complexe zorg	7
1.2	Het risico van terugvallen	9
1.3	Vermaatschappelijking	9
1.4	Maatschappelijke steunsystemen	13
1.5	Assertive Community Treatment	14
1.6	Professionele deskundigheid	15
	Literatuur	17
2	**Schizofrenie: epidemiologie, diagnostiek en prognose**	**19**
2.1	Inleiding	20
2.2	Epidemiologie	20
2.3	Diagnostiek	22
2.4	Prognose	24
2.5	Voorlichting en consequenties voor de zorg	25
	Literatuur	26
3	**Schizofrenie: ontwikkelingen vanuit biologisch-psychiatrisch perspectief**	**29**
3.1	Introductie	30
3.2	Etiologie	31
3.2.1	Genetische factoren	32
3.2.2	Omgevingsfactoren	32
3.3	Pathofysiologie	33
3.3.1	Imaging	33
3.3.2	Functionele imaging	34
3.3.3	Post-mortemonderzoek	34

3.3.4	Neuro-endocrinologie	35
3.4	Beloop	35
3.5	Conclusie	36
	Literatuur	37

4 Medicamenteuze behandeling van psychotische stoornissen — 39

4.1	Inleiding	39
4.2	Psychose en dopamine	39
4.3	Werkingsmechanisme van antipsychotica	41
4.3.1	Atypische antipsychotica	42
4.4	Acute behandeling	44
4.5	Onderhoudsbehandeling en preventie van psychotische terugval	45
4.6	Medicamenteuze behandeling van negatieve symptomen	47
4.7	Medicamenteuze behandeling van depressieve symptomen	47
4.8	Medicamenteuze behandeling van onrust en angst	48
4.9	Bijwerkingen van antipsychotica	48
4.9.1	Extrapiramidale bijwerkingen	48
4.9.2	Andere bijwerkingen	51
4.10	Interacties tussen antipsychotica en andere middelen	54
4.11	Anticholinergica	54
4.12	Een vinger aan de pols...	55
4.13	Toekomstige ontwikkelingen	55
4.14	Conclusie	56
	Literatuur	57

5 Medicatietrouw — **59**

5.1	Introductie	59
5.2	Beïnvloedende factoren	60
5.2.1	Medicatiegerelateerde factoren	60
5.2.2	Patiëntgebonden factoren	62
5.2.3	Familie/netwerkgebonden factoren	63
5.2.4	Factoren gerelateerd aan het zorgverleningssysteem	64
5.2.5	Inschatten van factoren die medicatiegebruik beïnvloeden	64
5.3	Interventies	67
5.3.1	Psycho-educatie	69
5.3.2	Compliance therapy	69
5.3.3	Liberman-module medicatiemanagement	71
5.3.4	Home visit/clinical visit	72
5.3.5	Tailoring	72

5.3.6	Minimale onderhoudsdoseringen	72
5.3.7	Depotmedicatie of orale medicatie (toedieningsweg)	73
5.4	Besluit	73
Literatuur		74

6 Crisisinterventie bij psychose — 79

6.1	Inleiding	79
6.2	Ambulante crisisinterventie	80
6.2.1	Steun-Stress-Kracht-Kwetsbaarheid	81
6.2.2	Versterken van steun	82
6.2.3	Verminderen van stress	82
6.2.4	Vergroten van kracht	83
6.2.5	Verminderen van kwetsbaarheid	85
6.3	Klinische crisisinterventie	86
6.3.1	Opname-indicaties en functies van opnameafdelingen	87
6.3.2	Voor- en nadelen van een opname	88
6.3.3	Organisatorische voorwaarden	89
6.3.4	Wat helpt?	89
6.4	Ethisch dilemma: respecteren van autonomie en privacy versus goed hulpverlenerschap	90
Literatuur		90

7 Psycho-educatie — 93

7.1	Inleiding	94
7.2	Voorlichting en psycho-educatie	96
7.2.1	Gedragstherapie	96
7.2.2	Didactiek	97
7.3	Doelen van psycho-educatie voor mensen met schizofrenie	100
7.4	Plaats van psycho-educatie in de behandeling	102
7.5	Effecten van psycho-educatie	103
Literatuur		103

8 Preventie van psychotische terugval door vroegsignalering en vroege interventie — 105

8.1	Psychosen bij schizofrenie	106
8.2	Kwetsbaarheid, stress en coping	106
8.3	Het proces van psychotische terugval	108
8.4	Vroege voortekenen	108
8.5	Methodieken voor vroegsignalering en vroege interventie	110
8.6	Een methode nader belicht	111
8.6.1	Fase A: De voorbereidingsfase	112
8.6.2	Fase B: De inventarisatie van vroege voortekenen	113

8.6.3	Fase C: De monitoring van vroege voortekenen	115
8.6.4	Fase D: Het actieplan	115
8.7	Besluit	116
Literatuur		117

9 Cognitieve gedragstherapie bij persisterende symptomen — 121

9.1	Wat is cognitieve gedragstherapie?	123
9.2	Cognitieve gedragstherapie bij psychose	124
9.3	Gedragstherapie en farmacotherapie	124
9.4	Opleiding tot cognitief therapeut	126
9.5	Van taboe naar normaal	127
9.6	Gesprekstechnieken voor verpleegkundigen afgeleid van de cognitieve gedragstherapie	127
9.7	Conclusies	131
Literatuur		131

10 De patiënt met schizofrenie in forensische zorg — 133

10.1	Inleiding	134
10.2	De relatie tussen psychosen en ernstig gewelddadig gedrag	134
10.3	'Het forensisch pad' van arrestatie tot zorginstelling	136
10.3.1	Verdachte, gedetineerde, observandus en patiënt	136
10.3.2	Detentie en zorg	137
10.3.3	Forensisch-psychiatrische diagnostiek	139
10.4	Forensische zorgvoorzieningen	140
10.4.1	Forensische voorzieningen	141
10.5	Psychosezorg in de tbs: behandelen en beveiligen in een geïntegreerde aanpak	143
10.5.1	Risicotaxatie en risicomanagement	143
10.5.2	Preklinische interventies en opname	144
10.5.3	Zorg en behandeling 'dakpansgewijs'	145
10.5.4	Zorgprogrammering	147
10.5.5	Forensische 'vroegsignalering en vroege interventie'	147
10.5.6	Delictscenario en delictanalyse	149
10.5.7	Van 'binnen naar buiten'	149
10.6	Nabeschouwing	150
Literatuurlijst		151

11 Schizofrenie en suïcidaliteit — 155

11.1	Inleiding	156
11.2	Verlies en rouw	157
11.3	Inschatting van suïcidaliteit	158
11.4	De anamnese	160

11.5	Het gebruik van instrumenten	163
11.5.1	Interventies	164
11.6	Besluit	166
Literatuur		166

12 Begeleiding van familieleden 169

12.1	'Interventies' bij familieleden: het klassieke behandelperspectief	170
12.2	Vier aanbevelingen uit de richtlijn	171
12.3	Conclusie	177
Literatuur		178

13 Lotgenoten 179

13.1	Introductie	179
13.2	Wetenschappelijk bewijs	181
13.3	Beschrijving interventie en methodiek	183
13.3.1	Doel en doelgroep	183
13.3.2	Uitgangspunten	183
13.3.3	Werving en logistiek	184
13.3.4	Methodiek	187
13.3.5	Rol begeleider	189
13.4	Conclusie	191
Literatuur		192

14 Anoiksis en de tien geboden 195

14.1	Inleiding	195
14.2	De tien geboden voor de patiënt	196

15 Alcohol en drugs 201

15.1	Inleiding	202
15.2	De prevalentie	203
15.3	Het ontstaan van dubbele problematiek	203
15.3	Praten over middelengebruik	204
15.4	De effecten van drugs en alcohol bij mensen met schizofrenie	205
15.4.1	Kortetermijneffecten	205
15.4.2	Langetermijneffecten	205
15.5	Diagnostiek	206
15.6	Behandeling	208
15.6.1	De narratieve benadering	209
15.6.2	Gedragsverandering volgens Prochaska en DiClemente	209
15.7	Tot slot	212
Literatuur		213

16 Herstellen van ernstige psychische aandoeningen: leren leven met wat niet overgaat **215**
   16.1   Herstel: een nieuw perspectief 215
   16.2   Herstellen ≠ genezen 216
   16.3   Herstelverhalen 217
   16.4   Fasen van herstel 219
   16.5   Wat helpt en wat hindert? 220
   16.6   Herstelwerkzaamheden in Nederland 221
   16.7   Hulpverleners en herstel 222
   16.8   Het menselijk gezicht 224
   Literatuur 224

17 Woonbegeleiding **227**
   17.1   Inleiding 228
   17.2   De basis van woonbegeleiding: rehabilitatie 229
   17.3   Algemene kenmerken van woonbegeleiding 230
   17.3.1 Algemene aspecten van woonbegeleiding 230
   17.4   Accenten in de woonbegeleiding bij mensen met schizofrenie 233
   17.4.1 Bewaken van dag-nachtritme 233
   17.4.2 Stress hanteren en voorkomen 234
   17.4.3 Informatie op een passende manier aanbieden 235
   17.4.4 Aandacht voor zelfverzorging 235
   17.4.5 Omgaan met alcohol en drugs 235
   17.4.6 Leren omgaan met ziekte 236
   17.4.7 Relatie opbouwen 237
   17.4.8 Aanbieden van contact- en terugtrekmogelijkheden 238
   17.5   Tot slot 238
   Literatuur 239

Personalia **241**
   De redactie 241
   Auteurs 241

Register **245**

Voorwoord

'Professionals nemen en krijgen de ruimte om hun vak te ontwikkelen.' Dit is een van de punten die staan vermeld in het visiedocument van GGZ Nederland *De krachten gebundeld. Ambities van de GGZ*. Deze prioriteit is niet voor niets geformuleerd. De kwaliteit van zorg die geboden wordt aan cliënten in de GGZ is in hoge mate afhankelijk van de kwaliteit van de professionals. Deze professionals hebben de opdracht voortdurend hun vakbekwaamheid te vergroten. Het bieden van behandeling en begeleiding op basis van de huidige kennis is hiermee niet vrijblijvend, maar een professionele plicht. Er is momenteel al veel kennis voor de GGZ beschikbaar. Om deze kennis te bundelen en ook toegankelijk te maken voor het veld, is in 2002 de Landelijke Stuurgroep Multidisciplinaire Richtlijnen ingesteld. Inmiddels hebben de eerste drie richtlijnen het levenslicht gezien (angst, depressie en schizofrenie) en zijn er zes richtlijnen in ontwikkeling.

GGZ Nederland acht het van groot belang dat de kennis uit de richtlijnen zijn weg vindt naar de professional. Professionals moeten uitgenodigd worden deze kennis tot zich te nemen en te vertalen naar hun eigen praktijksituatie. Een belangrijke voorwaarde hiertoe is dat deze kennis op een toegankelijke en praktijkgerichte wijze gepresenteerd wordt, vooral aan hen die de dagelijkse behandeling en begeleiding bieden aan GGZ-cliënten. Het boek *Zorg rondom schizofrenie* levert hieraan een belangrijke bijdrage. Het biedt de benodigde achtergrondkennis over schizofrenie en behandelt thema's die direct relevant zijn voor de dagelijkse hulpverleningspraktijk. Professionals kunnen met deze kennis aan de slag, om hun eigen praktijken te toetsen en te verbeteren. Toepassing van de kennis uit dit boek geeft inzicht in de gekozen vormen van hulpverlening, die hiermee ook beter te verantwoorden zijn naar derden. Het is aan GGZ-instellingen om de voorwaarden te creëren in tijd en geld, zodat de medewerkers met de aangeboden thema's doelgericht kunnen werken aan kwaliteitsverbetering van de zorg.

Andree van Es
GGZ Nederland

Ten geleide

We kennen ze nog van vroeger: de grote, overbevolkte paviljoens voor chronisch psychiatrische patiënten. Onaantrekkelijk voor patiënten, onaantrekkelijk voor het personeel. Men wilde daar liever niet werken, want het was er onrustig, het rook er niet lekker en het was er gevaarlijk. Bovendien was aan de patiënten weinig eer meer te behalen, zo viel nogal eens te horen. 'Chronisch' was een term die eigenlijk niet zozeer werd gebruikt om een beloopkenmerk van een ziekte aan te geven, maar veeleer als synoniem voor 'opgegeven'.

De aard van het contact tussen hulpverlener en patiënt lag in het verlengde van deze perceptie. Er werd niet zo veel gecommuniceerd en als dit wel gebeurde, dan veelal op paternalistische wijze: de dokter en de verpleegkundige wisten wat goed was voor de patiënt en zij bepaalden het 'therapeutisch milieu' op de verpleegafdeling. Naast dit miserabele beeld bestond er wellicht ook een bepaalde romantiek rond de gestichten van weleer – getuige de historische studies over psychiatrische inrichtingen die de afgelopen jaren zijn verschenen. Het waren tenslotte zeer bevlogen mensen die hun leven wijdden aan de zorg voor de patiënten. Waar vind je dat tegenwoordig nog, dat men dicht bij de patiënten in de inrichting wil wonen? Sinds de stormen van kritiek in de jaren zestig en zeventig – denk aan de bekende filmklassieker uit 1975 *One flew over the cuckoos nest*, een nog immer treffende, satirische aanklacht tegen de autoritaire psychiatrie van toen – is de oude institutionele psychiatrie echter voorgoed verleden tijd.

Is er de afgelopen decennia nu veel veranderd in de zorg voor mensen met schizofrenie? En zijn de veranderingen ook altijd verbeteringen geweest? Sommigen herkennen nog steeds de rudimenten van de autoritaire psychiatrie, hoewel die zich nu wat milder manifesteert. Soms hebben patiënten nog steeds weinig te zeggen over hun leven en over de behandeling die hun wordt gegeven. Soms is er nog steeds sprake van contactarmoede tussen patiënten en hulpverleners. Maar menigeen zal ook bevestigen dat er ten opzichte van toen veel verbeterd is. Om te beginnen weten we nu veel meer dan toen. De psychiatrie als wetenschap heeft vorderingen gemaakt, zowel op biomedisch als op sociaal-wetenschappelijk vlak. Dit heeft geleid tot nieuwe behandelmethoden die op hun effectiviteit zijn onderzocht en die (deels) ook werkzaam zijn gebleken.

We zijn wellicht ook iets kritischer geworden in onze houding naar patiënten toe. Er lijkt meer oog te zijn voor de individualiteit en de autonomie van patiënten. Ze beslissen – mede onder invloed van nieuwe wet- en regelgeving – meer dan vroeger mee over de inhoud van het behandelplan. Dit alles speelt zich af in een context van deïnstitutionalisering en vermaatschappelijking (zie hoofdstuk 1). Ook psychiatrische patiënten hebben recht op een zelfstandige positie in de maatschappij en de anderen hebben de burgerplicht hen toe te laten in hun dagelijkse leefomgeving. Dit klinkt erg idealistisch en sommigen wijzen erop dat eenzaamheid en teloorgang van de patiënten met de grootste sociale handicaps juist onafwendbaar wordt als men ze tussen de 'gezonden' zet. Deze kwetsbare groepen worden wederom, of liever gezegd nog steeds bedreigd met uitstoting, met dat verschil dat men nu niet weet waarheen zij worden uitgestoten. Verder staan zij bloot aan maatschappelijke gevaren waartegen zij zich niet kunnen verweren.

Er valt dus niet alleen vooruitgang te constateren. Een nieuwe zakelijkheid en de daarmee gepaard gaande bureaucratie hielden gelijke tred met de wetenschappelijke vooruitgang. Effectiviteit ging steeds meer overlappen met economische kostenbesparing en doelmatigheid. Momenteel kan men zelfs beweren dat een aantal van deze maatregelen een achteruitgang hebben betekend in de zorg voor mensen met ernstige psychiatrische aandoeningen.

Het is nu zaak de vertaalslag te maken van wetenschappelijke kennis naar de GGZ-praktijk. We moeten proberen de bekende kloof tussen 'weten' en 'doen' te overbruggen. Kennis in de praktijk brengen is moeilijk. Daarom zijn strategieën voor implementatie nodig die op hun beurt ook wetenschappelijk getest zijn. We moeten dus niet zomaar iets invoeren, met een grote kans op halfslachtige en weinig duurzame veranderingen.

De wetenschappelijke kennis zoekt een evenwicht met het ambachtelijke kunnen van de hulpverleners in de psychiatrie. Dan hebben wij het over diagnostische en therapeutische vaardigheden. Het is een boeiende opdracht om die vaardigheden in de komende jaren te expliciteren en daarvoor scholing te ontwikkelen.

In de individuele behandeling en begeleiding gaat het steeds om een afgewogen toepassing van wetenschappelijke en professionele ervaringskennis, hierin zorgvuldig de aansluiting zoekend bij de individuele wensen en voorkeuren van de patiënt. Tegelijkertijd zal de behandelaar zich steeds moeten afvragen hoe zijn patiënt nog beter behandeld of verzorgd kan worden. Een serieus vak kan niet zonder wat Norbert Wiener noemde de 'care and feeding of new ideas'. Niet eenvoudig, maar de status van *professional* krijg je niet zomaar!

Wanneer we nagaan wie het onderzoek in de psychiatrie en de GGZ uitvoeren, is er eveneens een kentering te zien. Lange tijd waren alleen de medici/psychiaters en psychologen/psychotherapeuten de onderzoekers. Logisch, zo werd geredeneerd, deze academisch opgeleide professionals leveren per slot van rekening de behandeling, dus zij zijn ook de aangewezen personen om de effecten ervan te testen. Andere beroepsgroepen waren ondersteunend. Maar nu beginnen ook de verpleegkundigen en vaktherapeuten zich te roeren. Zij zijn niet meer alleen ondersteunend in de medische en psychotherapeutische behandeling. Zij hebben een eigen beroepsverantwoordelijkheid en eigen beroepscompetenties. Sterker nog, als 'voetvolk in de frontlinie' voeren zij een belangrijk deel van de behandeling en begeleiding uit. Het zou wel eens bijzonder 'kosteneffectief' kunnen zijn om een steviger fundament te geven aan al het werk dat in deze frontlinies wordt verricht. Er worden dan ook steeds meer initiatieven ontplooid om dit werk van een wetenschappelijke onderbouwing te voorzien. Deze professionals gaan preciezer omschrijven wat zij doen en willen hiervan ook het rendement bepalen.

Een andere ontwikkeling betreft de opkomst van de patiëntenbelangengroeperingen en van 'ervaringsdeskundigen' in onderwijs, wetenschap en zorgvernieuwing. Men kan daarbij denken aan de manier waarop het begrip 'herstel' een belangrijke betekenis verwerft in de zorg (zie hoofdstuk 16). In het krachtenveld tussen zorgverzekeraar en zorgaanbieder kunnen deze groeperingen – die immers op de meest effectieve manier de vraagzijde van de zorg vertegenwoordigen – nog een belangrijke rol gaan spelen.

Sinds een aantal jaren wordt er in Nederland onder leiding van een Landelijke Stuurgroep Multidisciplinaire Richtlijnen gewerkt aan de ontwikkeling van landelijke richtlijnen voor de geestelijke gezondheidszorg. Dit is een noodzakelijke ontwikkeling: beschikbare kennis wordt gebundeld en op overzichtelijke wijze aan 'het veld' gepresenteerd. De verwachting is dat wanneer er in het veld in overeenstemming met deze kennis wordt gewerkt, dit zal leiden tot kwalitatief betere zorg en tot vernieuwende ideeën hierover. De aanleiding voor dit boek was mede het feit dat recent de richtlijn Schizofrenie gereed is gekomen. Bij de selectie van thema's hebben wij ons dus laten leiden door de multidisciplinaire richtlijn. Het boek beoogt actuele en wetenschappelijk gefundeerde kennis te bieden over schizofrenie en over de behandeling en begeleiding van de mensen die door deze ziekte zijn getroffen.

De auteurs maken het duidelijk: de schizofreniezorg is in ontwikkeling. Wij hopen dat zij 'een boek van deze tijd' hebben geschreven dat de lezers aanzet om met de beschreven ontwikkelingen aan de slag te gaan.

Berno van Meijel
Tom Kuipers

1 Schizofrenie: over de samenhang tussen individueel lijden en maatschappelijke zorg

Dr. L. Henkelman en drs. P. Henkelman-Schreuder

1.1 Inleiding: schizofreniezorg is complexe zorg

De afgelopen decennia betoogden auteurs als Bentall, (1) Vlaminck (2) en Van Os (3) dat het begrip schizofrenie niet bruikbaar is. Daaraan zit een wetenschappelijke en een praktische kant. Zo stelt Vlaminck (2) dat we de term 'schizofrenie' eigenlijk zouden moeten vervangen door een definitie waarin de onderliggende syndromen worden benoemd: psychose, psychomotore armoede, neurocognitieve stoornissen, stemmingsstoornissen en dergelijke. De kritiek richt zich verder op het gebrek aan praktische bruikbaarheid van de diagnose dan wel classificatie van schizofrenie voor behandeling of zorg. Het niet-opnemen van de sociale context en het geen aandacht besteden aan de inhoud van de stemmen die patiënten horen, maken het onmogelijk de ervaring en de behoefte van de stemmenhoorder te begrijpen, aldus Escher. (4)

Als deze kritiek zich verder uitkristalliseert in de wereld van de schizofreniezorg, kan dat vergaande consequenties hebben. Niet alleen moet de diagnostische informatie dan worden uitgebreid met gegevens over de sociale omgeving van de patiënt en de thema's die hem bezighouden. Ook dient de bekostigingssystematiek, denk aan de diagnose-behandelcombinaties, in dat geval te worden aangepast, omdat de behandeling van mensen met een psychose er anders komt uit te zien. De behandeling wordt waarschijnlijk intensiever.

Naar het ontstaan en de beloopsvormen van schizofrenie is en wordt veel onderzoek verricht. Men hoopt dat genetische data afkomstig uit gezinsstudies, tweelingenstudies en adoptiestudies een tipje van de sluier kunnen oplichten. Veel verwacht men ook van het onderzoek naar biochemische factoren en van moderne beeldvormende technieken (CAT en MRI). Het is bijzonder dat wetenschappers momenteel in levend hersenweefsel op zoek kunnen gaan naar hersenbeschadigingen die schizofreniesymptomen en kwetsbaarheid voor schizofrenie kunnen verklaren.

Daarnaast is stress een dankbare onderzoeksbron in de verklaringen naar het ontstaan en/of instandhouden van schizofrenie. Gezinsomstandigheden, sociale status, maatschappelijke participatie, discriminatie, cannabisgebruik, gebrek aan vaardigheden en zelfvertrouwen; het zijn allemaal potentiële stressoren die onder bepaalde condities kunnen leiden tot heftige mentale ontregelingen.

Het kwetsbaarheid-stress-copingmodel is een breed opgezet en inzichtelijk model dat deze aspecten van biologische, psychologische en sociale aard in samenhang met psychische stoornissen presenteert. (5) Centraal in dit model staat de factor kwetsbaarheid. Individuele kwetsbaarheid wordt gezien als een duurzame en relatief stabiele hoge gevoeligheid van het individu voor specifieke situaties, omstandigheden en prikkels. Als men die kwetsbaarheid heeft, betekent dat in veel gevallen een levenslange en intensieve behoefte aan zorg op vele levensgebieden, zoals wonen, relaties, financiën, psychisch en lichamelijk functioneren, sociaal netwerk, werk en opleiding. Maar er zijn ook schizofreniepatiënten die zich met weinig zorg aardig redden. Schizofreniezorg is dus complexe zorg, die per individu op verschillende wijze moet worden verleend.

Casus

'Weidezicht' doet zijn naam eer aan. Het ligt een paar kilometer buiten Horst, op een boerenerf midden tussen de weilanden en boomgaarden. Hier woont Jos met wie we een gesprek hebben, met nog negen andere mannen. Met zijn tienen vormen zij de groep pensionbewoners van 'Weidezicht'. Ze hebben allemaal een eigen kamer. De kamers boven zijn groter dan de benedenkamers en rustiger ook. Beneden zijn de afgetimmerde kamers klein. De huisbaas heeft er behoorlijk de wind onder en weet aardig wat te bereiken bij Jos met dreigementen als: 'Als je je kamer niet goed schoonhoudt, ga je maar weer naar beneden.' En dat wil Jos niet. Eigenlijk wil hij terug naar de inrichting, daar woont ook zijn vriendin. En als dat niet kan, wil hij ook wel naar een naburige plaats in een flatje of zo. Jos is anderhalf jaar geleden verhuisd van de inrichting naar dit sociaal pension. In het begin vond hij het wel aardig, maar dat is nu allang over. Dit is echt de *middle of nowhere*. Meer dan een half uur lopen over een halfverhard pad is nodig om de bushalte te bereiken, waar de bus eenmaal per twee uur stopt. Hiervoor was Jos ruim vijf jaar opgenomen op de Langdurige Zorg Afdeling van de inrichting. In die tijd verbleef hij in zo'n vier paviljoens en hij vond het er allemaal mooi geregeld. Alles werd voor hem gedaan. Hij vond dat een geweldige luxe en nu, tja, nu heb je meer een normale positie. Je moet het zelf doen. Je moet nu zelf de tandarts regelen en 'bij echt moeilijke dingen', zo weet hij te melden, 'helpt de maatschappelijk werker. Soms komt de spv-er op bezoek, maar als die weg is, ben je weer helemaal op jezelf aangewezen. Af en toe ga ik naar mijn psychiater; dat is een hele onderneming met de bus en de taxi. Overdag zit ik meestal op mijn kamer, luister naar de radio en verder doe ik eigenlijk niets. Hier op Weidezicht is ook niet veel te doen. Er zijn alleen wat duiven en kippen. De kerkdiensten mis ik ook erg. Het alleen reizen gaat niet goed. In de inrichting heeft de psycholoog een keer geprobeerd me te leren reizen, maar we zijn niet ver gekomen; tot aan het station aan de overkant van het inrichtingsterrein. Het lukte me niet. We zouden het nog een keer proberen, maar daar is het niet meer van gekomen; ik was toen al weg.' De kamer van Jos is boven, met aan één kant een schuin dak met een raam dat uitzicht biedt over de weilanden. Er is net genoeg ruimte voor een bed, een tafeltje, een stoel en een kast met tv. Bij het afscheid vraagt hij ons aan iedereen in de inrichting zijn groeten over te brengen.

1.2 Het risico van terugvallen

Jos is een schizofreniepatiënt. Een van de grootste bedreigingen in zijn bestaan is terugvallen in een psychotische episode; terugvallen in psychisch en sociaal functioneren, terugvallen in kwaliteit van leven. En die bedreiging is heel reëel. Het aantal patiënten met schizofrenie met een beloop gekenmerkt door terugvallen is circa 70 procent. Ongeveer 15 procent heeft een gunstig beloop en maakt na herstel van de psychose geen terugval meer door. De andere 15 procent maakt een chronisch psychotisch beloop door vanaf de eerste psychose. Bij de groep die recidiveert, zorgt elke terugval ervoor dat de kans op een chronische psychose toeneemt. Terugvallen heeft veel impact, vooral op het moreel van de patiënt en op diens maatschappelijke participatie. Periodes van terugval hebben een ontwrichtende werking op partnerrelaties, ouderrelaties, deelname aan arbeid en opleiding. Door de stigmatiserende effecten ervan nemen ook de kansen op maatschappelijke uitsluiting en langdurend verblijf buiten de samenleving toe. Het terugdringen van het aantal terugvallen en het verbeteren van de terugvalpreventie zijn dan ook van groot belang voor de patiënt, diens directe omgeving en de samenleving in haar geheel (vergelijk Van Meijel (6)). Gelukkig weten we bijvoorbeeld uit de multidisciplinaire richtlijn Schizofrenie (7) dat aanpassingen en veranderingen van de organisatie van de schizofreniezorg en het toepassen van effectief gebleken psychosociale interventies bijdragen aan een grotere medicatie- en behandeltrouw en een afname van terugvallen.

1.3 Vermaatschappelijking

In 1961 publiceerde de Amerikaanse socioloog Goffman (8) het boek *Asylums*, waarin hij de gevolgen van langdurig verblijf in een psychiatrisch ziekenhuis beschreef onder de naam 'hospitalisatiesyndroom'. Hij liet zien hoe langdurig opgenomen personen hun identiteit als burger inruilen voor die van gedisciplineerde patiënten: afhankelijk, apathisch, sociaal in de gestichtsomgeving en vervreemd van de maatschappij. Ook in Nederland verschenen dergelijke studies. (9-11) Deze ongewenste toestanden vormden vanaf de jaren zeventig een belangrijke aanleiding voor het streven naar meer uitplaatsing van de chronische ziekenhuispopulatie, waaronder zich vele schizofreniepatiënten bevonden. De opnameduur werd korter en ambulante opvang en begeleiding namen toe. De vermaatschappelijking was begonnen.

Niet alleen misstanden in de klinieken gaven een flinke duw in de richting van een beleid waarin de zorg meer ambulant en aan huis werd geleverd. De jaren tachtig werden gekenmerkt door een toenemende zakelijkheid die ook de GGZ raakte. Men streefde naar betere kwaliteit van zorg, doelmatig en efficiënt werken en, niet in de laatste plaats, het belang van het kunnen verantwoorden van de aanwending van publieke middelen nam toe. Ondertussen lieten patiënten evenals hun familieleden steeds meer van zich horen. Zij waren van meet af aan de grote aanjagers van dit vermaatschappelijkingsproces. Toen ging het roer om, vooral in het overheidsbeleid. In 1984 stonden in de (Nieuwe) *Nota Geestelijke volksgezondheid* dagbehandeling, poliklinieken, beschermende woonvormen en eerstelijnszorg centraal als alternatieven voor de intramurale zorg. In 1993 werd dit beleid voortgezet in een volgende nota *Onder anderen* en ging de regering nog een stapje verder. Richtsnoer werd het voorkómen en keren van uitstoting van psychiatrische patiënten. Daarmee zijn de twee polen aangegeven waartussen beleid en praktijk zich bewegen wat betreft de vermaatschappelijking: de organisatie van de zorg aan de ene kant in de vorm van extramuralisatie en deconcentratie, en aan de andere kant de persoon van de patiënt die in staat wordt gesteld weer deel te nemen aan de samenleving. (12)

Het streven om chronisch psychiatrische patiënten (weer) te laten meedoen in de samenleving en maatschappelijk te integreren is nog steeds actueel. Dit proces wordt samengevat in de term vermaatschappelijken. Michon e.a. (13) definieerden het als volgt: 'Vermaatschappelijken is het proces dat leidt tot het vergroten van mogelijkheden voor mensen met psychische handicaps om deel te nemen aan het maatschappelijk verkeer. We denken aan een zo normaal mogelijk en volwaardig leven als burger op alle relevante levensgebieden zoals wonen, werken en sociale contacten.'

In 2004 verscheen de monitorrapportage over vermaatschappelijking. (14) Daaruit blijkt dat er nog veel belemmeringen zijn voor maatschappelijke participatie. Het is nog lang niet vanzelfsprekend, zelfs niet als streven! De doelgroep leeft nog geïsoleerd en er heerst grote eenzaamheid. Er is gebrek aan zinvolle bezigheden en de mensen beschikken slechts over een beperkt sociaal netwerk. Voor familie is het een zware last. Ondersteuning komt hoofdzakelijk van de kant van de GGZ. Deze helpt de patiënten te stabiliseren, wat een zekere rust in hun leven brengt, maar daar houdt het ongeveer mee op. Het wordt niet tot de kerntaken gerekend om de mensen sociaal en maatschappelijk echt verder te helpen en (pro)actief te ondersteunen, zodat zij beter geïntegreerd kunnen functioneren, relaties kunnen hebben en instandhouden en zelfstandig kunnen wonen.

Vaak ontbreekt het in de hulpverleningsteams aan deskundigheid op het gebied van arbeidsparticipatie, onderwijs en praktische begeleiding. De GGZ-monitor constateert echter vooral onvoldoende interesse in de doelgroep en in de onderlinge samenwerking. De beeldvorming over en weer klopt niet met de werkelijkheid en is doorspekt met clichés.

Vervolg casus

Ooit in zijn carrière als chronisch patiënt heeft Jos zijn weg gevonden naar het buurtcentrum. Hij had zich opgegeven voor een computercursus die daar werd verzorgd. Twee keer per week moest hij zich in het centrum melden om aan de cursus deel te nemen, maar hij bleek niet op tijd zijn bed uit te komen. De trainers daar hebben hem er verschillende keren op aangesproken, maar dat hielp niet; steeds weer kwam hij of veel te laat of helemaal niet. Het duurde niet lang of men trok in het buurtcentrum de conclusie dat Jos niet wilde. 'Je bent liever lui dan moe', zei men met een brede begrijpende glimlach tegen hem, en het zou hem ontbreken aan voldoende motivatie. De GGZ realiseert zich dat de pathologie hem parten speelt en dat er sprake is van onmacht, maar de trainers van de computercursus zien in het te laat of niet verschijnen van Jos een typisch geval van onwil en ongemotiveerdheid.

Door dit soort misverstanden en verkeerde beeldvorming blijft de (zelf)stigmatisering voortduren met alle negatieve gevolgen van dien. (15) Niettemin is er een onderstroom die hoop biedt. Rehabilitatie komt op gang en er ontwikkelen zich programma's waardoor hulpverleners en familieleden beter met elkaar samenwerken. Er zijn ook meer cliëntgestuurde projecten met een dienstverlenend karakter. Hier en daar wordt voorlichting gegeven om stigma's te bestrijden en beelden bij te stellen. Geleidelijk aan ontstaan er meer maatschappelijke steunsystemen. Vermaatschappelijken is dus moeilijk, maar op tal van plaatsen is toch een serieus begin gemaakt. Dat begin is nog wel kwetsbaar, maar netwerkvorming en kennisontwikkeling zullen de zaak geleidelijk aan verstevigen.

Is vermaatschappelijking goed voor patiënten? Henkelman (16) liet al meer dan tien jaar geleden weten dat onderzoeksresultaten over de effecten van uitplaatsen van chronisch psychiatrische patiënten zowel een hoopvolle als een pessimistische interpretatie toelaten. Of vermaatschappelijking goed is voor patiënten kan niet alleen beoordeeld worden aan de hand van onderzoeksresultaten, maar men zal ook rekening moeten houden met ideologische en politieke ontwikkelingen en maatschappelijke dynamiek, economische ontwikkelingen en verschuivingen in het waarden- en normenpatroon.

Vervolg casus

Jos is ongeveer een halfjaar na het interview op 'Weidezicht' weer zo psychotisch teruggevallen dat hij aan het zwerven is geraakt. Hij heeft een maandenlange episode doorgemaakt van doelloos ronddolen en korte verblijven in tehuizen van de Maatschappelijke Opvang, verblijf op straat zelfs en in politiecellen. Uiteindelijk is Jos weer beland in zijn 'oude' inrichting.

Er is nog een tijdje gedacht dat je de vermaatschappelijking een halt zou moeten toeroepen, wellicht zelfs zou moeten terugdraaien. Vooral toen de negatieve verhalen naar buiten kwamen waaruit bleek dat eenzaamheid en isolement van de patiënt nog steeds niet waren verbeterd en dat arbeidsparticipatie, zinvolle dagbesteding en tevredenheid over het eigen psychische welzijn nog steeds volstrekt beneden de maat waren en overlast hand over hand leek toe te nemen.

Ook geeft de samenleving er blijk van dat ze niet op de doelgroep zit te wachten. In 1996 werd in opdracht van het blad *PSY* een telefonische enquête gehouden waarin gevraagd werd of men kon instemmen met het beleid om mensen met psychische problemen in de samenleving te laten integreren. Van de ondervaagden stemde 83 procent daarmee in. De kans van slagen schatte men voor mensen na langdurige opname echter op nog geen 30 procent. (17) Hoe meer het privé-leven van de burger betrokken raakt bij de acceptatie van (ex-)psychiatrische patiënten, des te groter de weerstand, zo geven enquêtes aan. Het gaat dan over vragen als het accepteren van de voormalige patiënt als onderwijzer van je kind, als baby-sitter, als je schoonzoon, of als iemand met wie je je eigen problemen/zorgen bespreekt. (18)

Nog steeds zijn informatieavonden in de buurt noodzakelijk wanneer bewoners vernemen dat een beschermende woonvorm er een locatie wil betrekken. De mensen in de buurt blijken dan voor de veiligheid van hun kinderen te vrezen, voor waardevermindering van hun koopwoning en voor overlast in het algemeen.

Inmiddels is duidelijk geworden dat het stoppen van de vermaatschappelijking geen optie meer is. Er is geen weg terug en dat is ook niet nodig. Het gaat erom dat we de vermaatschappelijking goed ten uitvoer brengen. De kennis is er en voorbeelden van goede zorg eveneens (*best practices*). Het op de juiste manier toepassen van die kennis in de praktijk is van levenbelang voor het slagen van vermaatschappelijkingsprocessen. Daarover gaat het laatste deel van dit hoofdstuk, namelijk over maatschappelijke steunsystemen, Assertive Community Treatment (ACT) en over professionaliteit in de GGZ.

1.4 Maatschappelijke steunsystemen

Maatschappelijke steunsystemen worden gedefinieerd als: 'het geheel aan voorzieningen dat mensen met ernstige en langdurende psychische problemen in staat stelt om te leven, te wonen en te functioneren overeenkomstig hun wensen en vermogens'. (19)

Georganiseerde steunsystemen op buurt- en wijkniveau lijken een belangrijke ontwikkeling. Het kan een goed antwoord zijn op de problemen die patiënten tegenkomen als zij in de samenleving proberen mee te doen. De Taskforce Vermaatschappelijking (20) geeft aan dat er nu nog steeds sprake is van grote versnippering in de zorg, onoverzichtelijkheid, gebrek aan coördinatie en samenwerking en van strategieën die niet zijn uitgewerkt. De samenwerking van GGZ met maatschappelijke organisaties verloopt op zijn zachtst gezegd moeizaam. (18) Er bestaat een breed gedeelde behoefte aan een missie en visie met draagvlak en aan een gemeenschappelijk organisatorisch kader voor de ondersteuning van cliënten die het zonder meer niet redden in de samenleving. Een maatschappelijk steunsysteem dat herkenbaar en toegankelijk is kan voor een belangrijk deel aan deze behoeften voldoen. Zo'n systeem heeft bovendien een breder aanbod dan de GGZ kan bieden en de inbreng van cliënten is veel groter. Een maatschappelijk steunsysteem richt zich dus primair op de leefomgeving van de patiënt. Men richt zich op concrete en praktische problemen in het dagelijks functioneren en op de zorgbehoeften van het individu.

Een maatschappelijk steunsysteem werkt er naartoe dat cliënten kunnen deelnemen aan de samenleving binnen overzichtelijke gebieden: stadswijken, dorpen, buurten. In die omgeving worden randvoorwaarden en condities gecreëerd en gecoördineerd, zodat de doelgroep steun kan krijgen die gericht is op herstel, probleemvermindering en probleemhantering. (21) Twee voorbeelden van een maatschappelijk steunsysteem zijn het kwartiermaken en de vriendendiensten. De afgelopen jaren is het kwartiermaken (22) sterk opgekomen. Dat houdt in dat de omgeving ontvankelijk wordt gemaakt om 'outsiders' te ontvangen en dat cliënten moeten leren om de beschikbare ruimte ook te benutten. Mensen met een psychiatrische achtergrond passen echter niet zomaar in die samenleving. Om de ontvangst goed voor te bereiden, gaan kwartiermakers aan de slag die subtiel en vasthoudend werken aan een gastvrij onthaal van de doelgroep binnen het sociaalcultureel werk, binnen vrijwilligersorganisaties, op de arbeidsvloer en in andere maatschappelijke instellingen.

Daarnaast kennen we de vriendendiensten en maatjesprojecten. Zij organiseren sociale contacten en bewaken de continuïteit in de bezoeken die vrijwilligers afleggen bij (ex-)patiënten. De diensten zorgen ervoor dat deze vrijwilligers ondersteund worden bij hun contacten. Op die manier wordt de eenzaamheid onder de leden van de doelgroep bestreden en de kwaliteit van hun leven verhoogd.

Maatschappelijke steunsystemen bedienen zich dus vooral van het idee van netwerkvorming en daarmee begeven zij zich buiten de kaders van de reguliere GGZ. Men bevordert met behulp van deze netwerken mogelijkheden om relaties aan te knopen en om zorg waar de patiënt behoefte aan heeft te realiseren.

Vervolg casus

Inmiddels woont Jos, na jaren opnieuw in de inrichting te zijn opgenomen geweest, in een nabijgelegen plaatsje in een kleinschalige locatie van de Regionale Instelling voor Beschermd Wonen (RIBW). Hij verricht enkele dagdelen per week werkzaamheden op zijn vertrouwde inrichtingsterrein. Op zijn brommer rijdt hij tussen werk en woonplek op en neer en met zijn vriendin in het APZ is hij nog steeds gelukkig.

1.5 Assertive Community Treatment

Assertive Community Treatment (ACT) is een effectief gebleken werkwijze om mensen met schizofrenie in de samenleving zorg te bieden. (7,23,24) Deze aanpak werd in de jaren zeventig van de vorige eeuw ontwikkeld. Het betreft een teamsgewijze organisatie van zorgverlening, bedoeld om contact te houden met de mensen met ernstige psychiatrische aandoeningen die niet in de kliniek verblijven. Met ACT ontstaat een betere continuïteit van zorg, vermindert het aantal ziekenhuisopnames, verbetert het sociaal-maatschappelijk functioneren en neemt de kwaliteit van leven toe. (7) De kenmerken van ACT zijn:
– een multidisciplinair team is verantwoordelijk voor alle zorg voor een groep patiënten, ook voor klinische behandeling en crisisopvang;
– het team is verantwoordelijk voor de continuïteit van zorg; daarom overlegt het dagelijks;
– zevenmaal 24-uurs beschikbaarheid en toegang tot diensten en opname in de kliniek;
– kleine caseload die niet persoonsgebonden maar teamgebonden is;
– hoge contactfrequentie;
– meeste zorg aan huis;
– nadruk op zelfmanagement van ziekte en praktische hulp.

Een ACT-team is actief en trekt eropuit, de wijk in, de straat op en levert zorg aan huis. Het team maakt deel uit van het netwerk van het maatschappelijk steunsysteem.

Crisisopvang als onderdeel van het maatschappelijk steunsysteem en/of de ACT verdient buitengewone aandacht. We weten immers dat het grootste deel van de schizofreniepatiënten te maken krijgt met terugvallen. Een adequate, snelle (zelf)signalering en tijdige tijdelijke klinische opvang om de crisis te bezweren – het Bed op Recept – is onontbeerlijk om verder afglijden te voorkomen. Verdere vermaatschappelijking van de zorg zonder een goed functionerende crisisopvang is gedoemd te mislukken.

Wil ACT effectief zijn, dan dient het modelgetrouw te worden uitgevoerd. En dat is in Nederland (nog) niet zo ver gevorderd. We moeten ons realiseren dat ACT een intensieve vorm van behandeling en zorgverlening inhoudt. Intensieve zorg wordt in Nederland nog geassocieerd met klinische en niet met ambulante zorg.

Waar we in Nederland ook aan moeten wennen, is het principe van de gedeelde caseload in het team. We werken graag per discipline met een eigen groep patiënten. Het blijkt echter dat continuïteit van zorg beter gewaarborgd is met een zich voor de totale zorg verantwoordelijk opstellend team.

ACT werd primair ontwikkeld voor de 'zwaarste' subgroep (20%) van de Langdurige ZorgAfhankelijke (LZA) psychiatrische patiënten. Voor die groep is de aanpak bewezen effectief gebleken. Voor de overige 80 procent wordt in Nederland hier en daar de Functie ACT ontwikkeld. Deze (F)ACT-variant houdt in dat men in een 'gewoon' LZA-team in de subregio de ACT-werkwijze zo veel mogelijk integreert. (24,25)

Zo gebruikt Rotterdam het ACT-model als werkwijze voor een casemanagementteam dat aan bemoeizorg doet. (26) Men combineert daar de bemoeizorg en de rehabilitatie in het Assertive Community Treatment-team. Overigens laten de werkers daar weten dat het starten van een nieuw ACT-team of het veranderen van de werkwijze van een al bestaand team in een (F)ACT-team veel tact, geduld en doorzettingsvermogen vergt.

Van Weeghel (27) meldt dat ACT in Nederland van begin af aan ook sterk moet inzetten op rehabilitatie en andere herstelondersteuning, omdat anders de effecten wel eens beperkt zouden kunnen zijn.

Niemand wil terug naar de oude situatie van weleer met grote verblijfspaviljoens op een gesloten ziekenhuisterrein. Nietttemin is het inmiddels ook duidelijk dat niet alle patiënten naar tevredenheid in de samenleving kunnen functioneren. Voor hen zijn veiligheid en bescherming primair van belang en die is soms beter te realiseren in parkachtige beschutte woonomgevingen. Weliswaar minder geïntegreerd in de samenleving, minder autonoom en verantwoordelijk, meer afgezonderd en meer afhankelijk, maar wél met een betere kwaliteit van het bestaan. Wellicht kan de verwenzorg (28) meehelpen hun lijden te verzachten.

1.6 Professionele deskundigheid

Het bieden van kwalitatief goede en verantwoorde schizofreniezorg vereist professionele deskundigheid van hulpverleners en managers in de GGZ, in de algemene dienstverlenende instellingen en de maatschappelijke opvang. Professioneel werken houdt in: werken volgens de regelen der kunst, ieder volgens de regelen van zijn of haar eigen professie en ook multidisciplinair zoals in richtlijnen, protocollen en handleidingen is aangegeven. En dat betekent dat iedere professional de best beschikbare kennis die er op het betreffende terrein beschikbaar is toepast in het dagelijks werk. Want dat is kennis van bewezen waarde. Dit heet: evidence-based werken. Je werk goed doen, volgens de regelen der kunst, is uiteindelijk een kwestie van attitude. Daar hoort bij dat medewerkers het gewoon vinden dat hun werk resultaat oplevert. Je werk moet op zijn minst effect hebben in de gewenste richting en doelmatig, zinnig, betaalbaar en veilig zijn voor patiënten en medewerkers.

Er zou in de schizofreniezorg veel meer gebruikgemaakt moeten worden van een resultaatgerichte werkwijze. Men noemt dat tegenwoordig ook wel uitkomstenmanagement. De resultaten van het werk worden gemeten en in de loop van de tijd bijgehouden met behulp van een monitor. Daarvoor zijn dus indicatoren nodig die informatie geven over of het werk zoden aan de dijk zet of de patiënt er wel iets mee opschiet. Zonder relevante indicatoren kun je niet meten. Vier relevante indicatoren om de geleverde zorgprestaties aan af te meten zijn: (29)
1 patiënttevredenheid;
2 klinische (behandel/interventie)resultaten;
3 kwaliteit van leven;
4 kosten.

Prestaties meten en het monitoren van het primaire proces roepen wel eens weerstand op. Het wordt te bureaucratisch zeggen sommigen. Procedures komen tussen de hulpverleners en de cliënten in te staan. Deze zouden de persoonlijke band die men met zijn patiënten heeft opgebouwd tenietdoen; onderlinge relaties zouden verzakelijken.

Is die kritiek terecht?

Om te beginnen is professioneel handelen verantwoord en transparant werken. Ook in de schizofreniezorg moet men veel beter kunnen verantwoorden waarmee men bezig is en dienen hulpverleners beter zichtbaar te maken wat patiënten met alle interventies en zorg zijn opgeschoten. Hun professionaliteit ligt in het vertalen van wetenschappelijke kennis, van protocollen en richtlijnen in bruikbare zorgprogramma's, zodat die kennis ten goede komt aan patiënten. In de dialoog tussen hulpverlener en patiënt wordt de zorg op maat gemaakt en de behandelroute uitgezet. De recent ontwikkelde patiëntenversies van de multidisciplinaire richtlijnen kunnen daarbij zeer behulpzaam zijn.

Ook voor de maatschappelij als geheel is het van groot belang dat aanwezige kennis inzake de schizofreniezorg goed wordt toegepast. Ravelli (30) laat zien dat de kwaliteit van de zorg voor mensen met schizofrenie beter is in GGZ-organisaties die zorgprogramma's implementeren en deze periodiek evalueren. Het levert dus zeker gezondheidswinst op. Doorbraakprojecten kunnen bij het implementeren van zorgprogramma's heel effectief zijn.[1]

---

[1] *Een doorbraakproject is een versnelde implementatiemethode van kennis en best practices in de praktijk. De methode wordt door het* CBO *met succes in de somatische zorg toegepast en door het Trimbosinstituut ingezet in de* GGZ *om instellingen te ondersteunen bij het toepassen van multidisciplinaire richtlijnen.*

Verantwoorde zorg leveren betekent ook samenwerken met de patiënt, luisteren en horen, kijken en zien wat zich afspeelt in zijn wereld, noden oppikken en je professionele kennis gebruiken en aanwenden waar gewenst, niet alleen bij de patiënt maar ook bij familieleden en naast betrokkenen. Het gaat meestal om heel gewone dingen, maar voor speciale mensen zijn daar deskundigen voor nodig. Er is ondertussen ook veel bekend over implementatiemogelijkheden: wat zijn de bevorderende en belemmerende factoren om kennis toe te passen in de dagelijkse praktijk. Hier geldt eveneens dat lang niet alles al is onderzocht en duidelijk is, maar wát we weten mogen we niet negeren. Op die manier kan aan mensen met schizofrenie de best mogelijke zorg worden gegeven.

Literatuur

1 Bentall, R. (1990). *Reconstructing schizophrenia.* London, New York: Routledge.
2 Vlaminck, P. (2002). De schizofrenie 'ontmanteld'. *MGV 57,* 342-363.
3 Os, J. van (2003). *De nieuwe psychose,* Trimbos lezing 2003. Utrecht: Trimbos-instituut.
4 Escher, S. (2005). *Making sense of psychotic experiences.* Academisch proefschrift. Maastricht: Universiteit van Maastricht.
5 Bosch, R.J. van den, Louwerens, J.W. & Slooff, C.J. (red.) (1994). *Behandelingsstrategieën bij schizofrenie.* Houten, Zaventem: Bohn Stafleu van Loghum.
6 Meijel, B. van (2003). *Relapse prevention in patients with schizophrenia. A nursing intervention study.* Academisch proefschrift. Utrecht: Universiteit Utrecht.
7 Landelijke Stuurgroep Multidisciplinaire Richtlijnontwikkeling in de GGZ (2005). *Multidisciplinaire Richtlijn Schizofrenie.* Utrecht: Trimbos-instituut.
8 Goffman, E. (1961). *Asylums.* New York: Penquinbooks.
9 Visiecommissie Psychiatrisch Centrum St. Bavo (1973). *De chronische patiënt. Tweede rapport.* Noordwijkerhout.
10 Romme, M.A.J. (1982). *Langdurig verblijf in het Algemeen Psychiatrisch Ziekenhuis.* Maastricht: Rijksuniversiteit Limburg, Capaciteitsgroep Sociale Psychiatrie.
11 Ruiter, B. de & Henkelman, L. (1989). Chronisch schizofrene mannen in 1992/1994 en 1984; hun functioneren en hun omgeving. *Tijdschrift voor Psychiatrie 31,* 618-625.
12 Dekker, E. & Henkelman, L. (2003). *Van instituut naar cliënt. Mediator 14*(3), 10-12.
13 Michon, H., Erp, N. van, Giesen, F. & Kroon, H. (2003). *Het monitoren van vermaatschappelijking. Deel I Bericht over de stand van zaken.* Utrecht: Trimbos-instituut.
14 Hoof, F. van, Geelen, K., Rooijen, S. van, Weeghel, J. van (m.m.v. Boevink, W. & Kroon, H.) (2004). *Meedoen, over maatschappelijke ondersteuning van mensen met psychische handicaps.* Utrecht: Trimbos-instituut.
15 Weeghel, J. van (2005). Maatschappelijke acceptatie van mensen met psychische beperkingen. Wat zijn goede antistigma-strategieën? *Maandblad Geestelijke volksgezondheid 60,* 378-394.
16 Henkelman, L. (1994). Revalidatie van de chroniciteit: hoop of illusie. *Tijdschrift voor Psychiatrie 36* (themanummer: Sociale psychiatrie: van ideologie tot wetenschap en praktijk), 46-57.
17 Klooster, M. van 't (1997). Nederland accepteert gek als buur. *PSY* 1 maart, 16-17.

18 Kwekkeboom, M.H. (2001). *Zo gewoon mogelijk.* Academisch proefschrift Universiteit Utrecht. Den Haag: Sociaal en Cultureel Planbureau.

19 Mos, M. & Weeghel, J. van (1999). *Zorg in de samenleving. Een basisprogramma voor mensen met ernstige en langdurige psychische problemen.* Trimbos-reeks 99-2. Utrecht: Trimbos-instituut.

20 Taskforce Vermaatschappelijking geestelijke gezondheidszorg (2002). *Erbij horen.* Advies. Amsterdam.

21 Beenackers, M. & Swildens, W. (2002). Wat is een maatschappelijk steunsysteem? In: H. van de Beek & J.W. van Zuthem (red.), *Thuis in de samenleving* (p. 27-47). Utrecht: Lemma.

22 Kal, D. (2001). *Kwartiermaken.* Academisch proefschrift. Universiteit voor Humanistiek, Utrecht. Amsterdam: Boom.

23 Bond, G.R., Witheridge, T.E., Dincin, J., e.a. (1990). Assertive Community Treatment for frequent users of psychiatric hospitals in a large city. *American Journal of Community Psychiatry 18,* 865-891.

24 Lardinois, J., Wilken, J.P., Maathuis, F. & Schoneveld, T. (2005). Assertive Community Treatment. Een nieuw jasje voor geïntegreerde zorg. *Passage 14,* 56-63.

25 Veldhuizen, J.R. van (2004). *Helemaal te gek: opgenomen in de stad.* Lezing Symposium GGZ Buitenamstel. Vermaatschappelijking van de chronische psychiatrie: GGZ onder vuur of aan het stuur? Amsterdam.

26 Bovenberg, F., Mulder, N., Rossenschoon, B.-J. (2005). De persoonsgebonden aanpak in Rotterdam. Bemoeizorg en rehabilitatie combineren in een Assertive Community Treatment-team. *Passage 14,* 53-61.

27 Weeghel, J. van (2005). Psychiatrische rehabilitatie in Nederland. Stand van zaken en perspectief. *Passage 14,* 12-21.

28 Bruntink, R. & Zwanikken-Leenders, J. (2004). *Verwenzorg, gewoon doen!* Maarssen: Elsevier Gezondheidszorg.

29 Walburg, J.A. (2003). *Uitkomstenmanagement in de gezondheidszorg.* Maarssen: Elsevier Gezondheidszorg.

30 Ravelli, D.P. (2005). *Deinstitutionalisation of mental health care in the Netherlands from 1993-2004.* Academisch proefschrift. Utrecht: Universiteit Utrecht.

2 Schizofrenie: epidemiologie, diagnostiek en prognose

Drs. E.C. Zeyl

Casus

Een 39-jarige alleenstaande man met een blanco psychiatrische voorgeschiedenis wordt met een verzoek tot opname door een huisarts verwezen naar het Psychiatrisch Centrum Suriname. De man is een boslandcreool; dat wil zeggen dat hij afstamt van slaven die ten tijde van de slavernij naar het binnenland van Suriname zijn gevlucht. De man vertelt dat hij nooit eerder hulp heeft gehad en dat hij al vijftien jaar problemen heeft. Deze problemen zijn volgens hem dat hij in internationale en financiële zaken zit. Hij zegt dat hij veel doet voor het land, hij moet mensen beëdigen. 'Ze', onder wie Venetiaan, de president van Suriname, 'hebben zijn geld gestolen.' Ook vertelt de man dat hij problemen heeft in het Academisch Ziekenhuis als 'analoog-patholoog'.

De man klaagt over hoofdpijn en rugpijn; de bliksem is binnengekomen en zijn schedel is gebarsten. Hij doet soms voor de interviewer onbegrijpelijke uitspraken, zoals: 'Soms is mijn zenuw boven, soms is mijn zenuw laag.' Tijdens het beantwoorden van de vragen zegt de man te worden afgeleid door het staatswerk. Bij navragen zegt hij drugs te gebruiken, zowel cocaïne als cannabis.

De moeder van de man vertelt dat hij al ruim vijftien jaar praat over zijn staatswerk. Sinds een jaar is hij echter gaan zwerven. Ook heeft hij het over mensen die hem achternazitten. De moeder van de man vertelt dat hij stemmen hoort, maar ze weet niet wat de stemmen zeggen. Ook vertelt zij dat twee van haar zonen dezelfde soort problemen hebben. Eén verblijft in zijn eentje in het binnenland. De ander krijgt op onregelmatige basis medicijnen van de huisarts.

De moeder van deze man heeft elf kinderen. De man zelf heeft tot zijn achtste bij zijn moeder gewoond, daarna afwisselend bij zijn moeder en zijn vader. Hij heeft vanaf zijn geboorte in Paramaribo gewoond. Zijn opleiding reikt tot de eerste klas van de lagere school; hij heeft deze drie keer doorlopen. De man heeft volgens zijn moeder nooit gewerkt. Zelf zegt hij wel te hebben gewerkt, in de bouw en de lasconstructie. Nu 'hosselt' hij bij door erven te harken. Een relatie heeft hij volgens zijn moeder nooit gehad; zelf zegt de man dertien jaar te hebben samengewoond.

Op dertienjarige leeftijd zou hij in zijn eentje met een vrachtschip naar Nederland zijn geweest. Door de politie is hij weer teruggestuurd.

Bij het psychiatrisch onderzoek maakt de man een vermoeide indruk. Hij is vriendelijk in het contact. Er zijn aanwijzingen voor het horen van stemmen. Ook zijn er aanwijzingen voor het bestaan van achtervolgingswanen, somatische wanen en betrekkingswanen. Niet alleen de inhoud maar ook de vorm van het denken is gestoord: patiënt geeft onbegrijpelijke antwoorden, is moeilijk te volgen. De stemming is normaal. Er zijn negatieve symptomen: spraakarmoede, sociale teruggetrokkenheid en initiatiefverlies. Ziektebesef is in enige mate aanwezig, ziekte-inzicht ontbreekt.

Dit psychotische beeld bestaat al jaren en werd nog niet adequaat behandeld. Daarom wordt gestart met antipsychotische medicatie.

2.1 Inleiding

Schizofrenie komt over de hele wereld voor, ook in Suriname, waar deze casus speelt.

Wat vertel je aan deze patiënt als hij kinderen wil en vraagt hoe groot de kans is dat zijn kinderen ook schizofrenie krijgen? En wat zeg je als zijn moeder vraagt of het toeval is dat zij nog twee zoons heeft met soortgelijke symptomen? Hoe groot is de kans dat de patiënt weer beter wordt? Welke factoren zijn daarop van invloed? Wat is de invloed van medicatie op herstel en terugval? Had de patiënt dezelfde kans gehad op het ontwikkelen van schizofrenie als hij in Nederland was opgegroeid?

2.2 Epidemiologie

Epidemiologie is de wetenschap die zich bezighoudt met de studie van de frequentie en verbreiding van ziekten en de daaraan ten grondslag liggende oorzaken. (1) Schizofrenie is geen zeldzame ziekte; ongeveer 1 procent van de bevolking lijdt eraan. Het aantal nieuwe gevallen per jaar, de incidentie, verschilt per onderzoek, maar ligt tussen de 1 en 7 per 10.000. Onderzoeken op verschillende plekken in de wereld laten dezelfde cijfers zien; er zijn geen verschillen tussen landen of continenten. (2)

Bij de patiënt uit de beschreven casus is de ziekte begonnen rond het 24e levensjaar. Meestal begint de ziekte rond de adolescentie. Er bestaan aanwijzingen uit verschillende onderzoeken dat schizofrenie bij mannen vaker voorkomt en op jongere leeftijd begint, maar men is het hierover nog niet eens. Het beeld zou vertekend kunnen zijn doordat vrouwen later in zorg komen. (3)

Het is niet helemaal toevallig dat nog twee zoons in dit gezin schizofrenie hebben. De gemiddelde kans op schizofrenie voor eerstegraadsfamilieleden is ongeveer tien keer zo groot als normaal. Een kind met één schizofrene ouder heeft 13 procent kans op het zelf ontwikkelen van schizofrenie, een kind met twee schizofrene ouders heeft 46 procent kans op schizofrenie.

Het staat vast dat schizofrenie voor een groot deel door erfelijke factoren wordt bepaald. Deze genetische factor is onder andere aangetoond in tweelingstudies. Hierbij worden eeneiige tweelingen vergeleken met twee-eiige tweelingen. Eeneiige tweelingen, die al hun erfelijk materiaal delen, hebben ruim tweemaal zo vaak beiden schizofrenie als twee-eiige tweelingen. (4) Toch verklaart de genetica niet alles. Dan zouden immers alle eeneiige tweelingen allebei altijd of wel of geen schizofrenie moeten hebben, en dat is niet zo.

Dat betekent dat omgevingsfactoren ook een rol spelen. De omgevingsfactoren waarnaar onderzoek is gedaan zijn: risicofactoren rond de geboorte, sociaal-economische klasse, urbanisatie en migratie.

Complicaties rond de zwangerschap zijn regelmatig als risicofactoren van schizofrenie genoemd, maar de resultaten van onderzoek naar het verband tussen deze complicaties en het optreden van schizofrenie lopen uiteen. (2)

De patiënt uit eerdergenoemde casus heeft weinig opleiding, geen vaste baan, geen eigen huis en weinig inkomsten. Was de lage sociaal-economische status van de patiënt van invloed op het ontstaan van zijn ziekte? Hoewel al in 1855 werd beschreven dat schizofrenie meer voorkomt bij mensen uit de lagere sociaal-economische klasse, is aangetoond dat het hier niet om een causale relatie gaat. De lagere sociaal-economische klasse is een gevolg, geen oorzaak van de ziekte. (5)

Wel zou kunnen meespelen dat de patiënt is opgegroeid in de stad. Urbanisatie is een bewezen risicofactor. Niet alleen hebben personen die in de stad opgroeien een grotere kans op het ontwikkelen van schizofrenie, er is zelfs sprake van een dosis-responsrelatie. Dat wil zeggen: hoe groter de stad, hoe groter de kans op het ontwikkelen van schizofrenie. Deze kans is het kleinst op het platteland, en neemt toe met de grootte van de stad. Ook het aantal jaren dat iemand in een stad woont is bepalend; hoe meer jaren, hoe groter de kans is. (6,7) Over de oorzaken is nog weinig bekend. Men speculeert over de rol van infecties, dieet en vervuiling. Mogelijk speelt ook een toename van prikkels een rol.

Had onze patiënt betere kansen gehad als hij, na de bootreis op zijn dertiende, in Nederland was gebleven en niet was teruggestuurd? Nee, migranten hebben juist een grotere kans op het ontwikkelen van schizofrenie. Dit is in verschillende onderzoeken aangetoond, zowel in Nederland, (8) als in Engeland, (9) en geldt voor de generatie migranten nog sterker dan voor de eerste generatie. (10) Niet alleen migratie van het ene naar het andere land speelt een rol, maar ook migratie binnen een land. De in de casus beschreven patiënt is van boslandcreoolse afkomst. In een onderzoek in Suriname, waar werd gekeken naar het aantal mensen dat voor het eerst in hun leven in contact kwam met de hulpverlening vanwege schizofrenie, en van wie de patiënt er één was, waren de boslandcreolen oververtegenwoordigd. (11,12)

Cantor-Graae en Selten (10) ontwikkelden de hypothese dat 'social defeat' het onderliggende mechanisme zou zijn, waardoor migratie zou leiden tot een verhoogde kans op schizofrenie. 'Social defeat' betekent dat iemand de positie van een buitenstaander inneemt ten opzichte van de omgeving. Dit is een situatie die opgaat voor migranten in Europa en voor boslandcreolen in de stad Paramaribo.

Een andere verklaring kan liggen in de overgang van een minder naar een meer complexe samenleving. Voor de boslandcreolen in Suriname die vanuit het binnenland naar de stad zijn getrokken, geldt verder dat zij worden geconfronteerd met veel meer en andersoortige informatie dan voorheen. Het is bekend dat de genetische kwetsbaarheid voor schizofrenie zich kan uiten in minder goede prestaties op tests die het verwerken van complexe informatie, probleemoplossend vermogen en mentale flexibiliteit onderzoeken. Dit blijkt uit onderzoek bij niet-aangedane verwanten van patiënten met schizofrenie. (13,14) Voor iemand met deze genetische kwetsbaarheid kan de overgang van een minder naar een meer complexe samenleving dan de luxerende factor zijn waardoor schizofrenie ontstaat.

2.3 Diagnostiek

In de casus wordt een aantal symptomen genoemd die passen bij schizofrenie: wanen (bijv. de ideeën van de patiënt over zijn staatswerk en over president Venetiaan), hallucinaties (bijv. de stemmen die de patiënt volgens zijn moeder hoort), denkstoornissen (bijv. de onbegrijpelijke zinnen van de patiënt als: 'soms is mijn zenuw boven, soms is mijn zenuw laag') en sociale teruggetrokkenheid (bijv. de patiënt heeft geen relatie en geen vrienden).

We onderscheiden positieve en negatieve symptomen. Positieve symptomen zijn de symptomen die andere mensen niet hebben, zoals wanen en hallucinaties. Ze worden wel psychische nieuwvormingen genoemd. Bij negatieve symptomen is er juist sprake van psychische uitvalsverschijnselen, een gebrek aan een normale psychische functie, zoals gebrek aan initiatief, geen sociale contactname, of een vlak affect.

Er is niet altijd hetzelfde verstaan onder schizofrenie. Er werden vele verschillende definities gehanteerd, en ook waren er lokale verschillen. In Amerika had men bijvoorbeeld een ruimere opvatting over schizofrenie dan in Europa.

De komst en de brede aanvaarding van het diagnostisch classificatiesysteem, Diagnostic and Statistical Manual of Mental Disorders, de DSM, hebben daaraan een einde gemaakt. Nu zijn er duidelijk omschreven criteria wat onder schizofrenie kan worden verstaan.

Voor het stellen van de diagnose volgens de DSM-IV (15) is het allereerst van belang de aanwezigheid van wanen, hallucinaties en/of gedesorganiseerd gedrag vast te stellen. Het vaststellen van wanen kan lastig zijn als de patiënt uit een andere cultuur afkomstig is, want bij een waan gaat het om een gedachte die afwijkend is in de cultuur van de patiënt. Dit moet dus nagevraagd worden bij iemand die uit dezelfde cultuur afkomstig is, bijvoorbeeld de familie.

Het volgende criterium betreft de duur van de ziekte. Om te kunnen spreken van schizofrenie moet er ten minste een halfjaar sprake zijn van verminderd functioneren.

Er zijn dus verschillende manieren waarop schizofrenie zich kan manifesteren, afhankelijk van de symptomen die aanwezig zijn. Bij sommige patiënten staat vooral de verwardheid van denken en gedrag op de voorgrond. Iemand is dan niet goed te volgen in zijn verhaal of doet rare dingen. Andere patiënten zijn achterdochtig, denken dat anderen het op hen gemunt hebben. Daardoor zijn ze angstig of vijandig naar hun omgeving. Patiënten hebben het regelmatig over zendertjes of andere dingen die in hun lichaam geplant zijn, zodat ze in de gaten gehouden of beïnvloed kunnen worden. Ook een plotselinge overmatige interesse in religie komt veel voor. Patiënten gaan de bijbel of koran bestuderen en besteden soms extreem veel tijd aan allerlei religieuze en rituele handelingen. Soms is het niet zozeer raar gedrag dat opvalt, als wel dat patiënten zich meer in zichzelf terugtrekken, minder contact hebben met andere mensen. Ze zitten bijvoorbeeld veel in hun eentje op hun kamer. Het valt de familie vaak op dat patiënten in zichzelf praten of om voor anderen onduidelijke redenen moeten lachen. Zeldzamer zijn de bewegingsstoornissen, waarbij patiënten uren in dezelfde houding staan of grimassen trekken.

De ziekten die op schizofrenie lijken zijn de waanstoornis, de schizo-affectieve stoornis, de kortdurende psychotische stoornis, de schizofreniforme stoornis, de psychotische stoornis ten gevolge van een middel, en de schizotypische, schizoïde en de paranoïde persoonlijkheidsstoornis. We laten ze hierna kort de revue passeren.

Bij de waanstoornis is er alleen sprake van niet-bizarre wanen, andere symptomen ontbreken. Bij de schizo-affectieve stoornis zijn er behalve de psychotische symptomen stemmingsklachten. Er dient wel een periode van minimaal twee weken te zijn waarin de patiënt psychotische symptomen had, zonder dat er tevens sprake was van een stemmingsstoornis. De diagnose schizofreniforme stoornis wordt gesteld als het criterium van een halfjaar verminderd functioneren niet wordt gehaald, maar de overige criteria van schizofrenie wel aanwezig zijn. Zijn de psychotische symptomen korter dan een maand aanwezig, dan wordt gesproken van een kortdurende psychotische stoornis. Voor de diagnose psychotische stoornis ten gevolge van het gebruik van een middel – in de praktijk wordt dan vaak gesproken van een 'drugspsychose' – is van belang dat de psychotische symptomen kortdurend aanwezig zijn en verdwijnen na staken van het middel. Bij de schizotypische, schizoïde en de paranoïde persoonlijkheidsstoornis, die gezamenlijk ook wel 'cluster A-persoonlijkheidsstoornis' worden genoemd, is er sprake van vreemde persoonlijkheidstrekken, personen die een wat bizarre indruk maken, zonder dat er daadwerkelijk sprake is van een psychose.

Het kan lastig zijn om onderscheid te maken met de bipolaire stoornis, ook wel manisch-depressieve stoornis genoemd. Voor het onderscheid is van belang goed in kaart te brengen wanneer er sprake is van psychotische symptomen. Komen die alleen voor tijdens een manische of depressieve episode, dan is er sprake van een bipolaire of een unipolaire stemmingsstoornis. De eerdergenoemde schizo-affectieve stoornis is een mengvorm van een schizofrene stoornis en een stemmingsstoornis. De schizo-affectieve stoornis kan ook, net als schizofrenie, met functieverlies gepaard gaan; bij de stemmingsstoornissen is er geen sprake van functieverlies.

Over de validiteit van de diagnose schizofrenie is veel discussie. Er is om te beginnen geen duidelijke definitie van het begrip validiteit. Validiteit is de kracht van het begrip: staat het begrip daadwerkelijk voor een ziekte, of is het meer een hypothetische constructie? De discussie rond de validiteit van de ziekte draait om de vraag of schizofrenie te onderscheiden is van andere stoornissen, of dat er meer sprake is van een spectrum, met een geleidelijke overgang van gezond naar ziek en van de ene naar de andere stoornis. Is er een gradueel of een essentieel verschil tussen schizofrenie en erop gelijkende stoornissen? Onder verwanten van schizofreniepatiënten blijkt vaker een schizotypische persoonlijkheidsstoornis te voorkomen dan onder de gezonde bevolking. (1) Onderzoek toont ook aan dat bij 5-10 procent van de gezonde bevolking psychotische symptomen voorkomen. (16-18) Deze bevindingen pleiten voor het bestaan van een schizofreen spectrum, waarbij de overgang tussen gezond en ziek gradueel verloopt (je kunt de ziekte een beetje hebben of heel ernstig) en niet voor een afgebakende ziekte-eenheid (je hebt het of je hebt het niet). Mogelijk is er een grote groep die een genetische kwetsbaarheid heeft om psychotisch te worden en hangt het van andere of omgevingsfactoren af of en in welke mate iemand een psychotische stoornis ontwikkelt.

Wat wel duidelijk is, is de stabiliteit van de diagnose. Veen, die een incidentiestudie uitvoerde in Den Haag en dertig maanden later een follow-up-onderzoek verrichtte, vond dat 91 procent van de patiënten met een schizofrene stoornis in de eerste studie ook in tweede instantie na dertig maanden voldeed aan de criteria van schizofrenie. Van de patiënten uit deze studie die in eerste instantie gediagnosticeerd werden met een andere psychotische stoornis, bleek de helft later ook te voldoen aan de criteria van schizofrenie. (19)

2.4 Prognose

Wat valt er te zeggen over het te verwachten beloop bij de boslandcreoolse patiënt? Allereerst, deze patiënt was al vele jaren psychotisch zonder hiervoor behandeld te zijn. De duur van de onbehandelde psychose (DUP: duration of untreated psychosis) is gerelateerd aan de tijd tot remissie en met respons op antipsychotische medicatie. Hoe langer de duur van de onbehandelde psychose, hoe slechter het resultaat. (20)

Het lijkt bij de patiënt uit de casus dat de ziekte een sluipend begin had, al is dat, doordat het begin van de ziekte al enige jaren geleden is, niet met zekerheid te zeggen. Een sluipend begin en slecht sociaal functioneren voor de ziekte zijn voorspellers van een slechter beloop. (2)

Ook het gebruik van drugs beïnvloedt het beloop van de ziekte. Drugs zoals cannabis – vooral langdurig gebruik – verslechteren het beloop. Bij schizofrenie is er vaker dan gemiddeld sprake van cannabismisbruik. Lang is gediscussieerd over de vraag of het gebruik van cannabis leidt tot het ontstaan van schizofrenie of dat schizofrene patiënten cannabis gebruiken als een vorm van zelfmedicatie. De laatste onderzoeken lijken uit te wijzen dat cannabisgebruik leidt tot een vroeger begin van de ziekte en ook schizofrenie kan veroorzaken. (21)

Hoe groot is is de kans op herstel? Een kwart van de patiënten herstelt na één of verschillende keren een terugval te hebben meegemaakt, bij de helft is er sprake van gedeeltelijk herstel, terwijl er bij het resterende kwart van de patiënten van een chronisch beloop kan worden gesproken, vaak gepaard gaande met langdurige hospitalisatie. (2)

Vier tot 10 procent van de patiënten suïcideert zich, meestal in de eerste vijf jaar van de ziekte. (2)

De kans op herstel van de boslandcreoolse patiënt is niet in een percentage uit te drukken. Wel kan opgemerkt worden dat er een aantal ongunstige prognostische factoren is, namelijk een lange duur van onbehandelde psychose, een sluipend begin en drugmisbruik.

2.5 Voorlichting en consequenties voor de zorg

Uit het voorgaande is een aantal zaken af te leiden die van belang zijn voor de voorlichting aan patiënten en hun familieleden. Het is belangrijk de genetische kwetsbaarheid uit te leggen. Het is nog niet zo lang geleden dat er door de hulpverlening gesproken werd over een schizofrenogene moeder. Het is onjuist en vernederend om te suggereren dat ouders zo'n ernstige ziekte bij hun kind zouden kunnen veroorzaken. Ouders hebben vaak zelf al de neiging zich schuldig te voelen over de ziekte van hun kind. In dat geval kan het opluchting geven als benadrukt wordt dat zij hieraan geen schuld hebben.

Aan de andere kant, de genen zijn niet te beïnvloeden, de omgeving is dat wel. Het beïnvloeden van de omgeving kan dus wel een belangrijke rol spelen bij de bevordering van herstel (zie hoofdstuk 12). Onthouding van drugs, de zorg voor rust en regelmaat, en het indien mogelijk vermijden, dan wel anticiperen op stressvolle life-events zijn zinvolle adviezen om het beloop gunstig te beïnvloeden.

Ook een laagdrempelige en toegankelijke zorg en vroegtijdige adequate diagnostiek, waardoor de duur van de onbehandelde psychose wordt bekort, zijn gunstig voor het beloop van schizofrenie.

Literatuur

1 Boer, J.A. den & Bosch, R.J. van den (1996). *Leerboek schizofrenie*. Utrecht: de Tijdstroom.
2 Jong, A. de, Brink, W. van den, Ormel, J. & Wiersma, D. (1999). *Handboek psychiatrische epidemiologie*. Maarssen: Elsevier/de Tijdstroom.
3 Aleman, A., Kahn, R.S. & Selten, J.-P. (2003). Sex differences in the risk of schizophrenia. *Arch Gen Psychiatry 60*, 565-571.
4 Oel, C.J., Hoek, H.W. & Kahn, R.S. (1994). Genetische epidemiologie van schizofrenie [Genetic epidemiology of schizophrenia]. *Tijdschrift voor Psychiatrie 10*, 702-713.
5 Dohrenwend, B.P., Levav, I. & Shrout, P.E. e.a. (1992). Socio-economic status and psychiatric disorders: the causation and selection issue. *Science 255*, 946-952.
6 Pedersen, C.B. & Mortensen, P.B. (2001). Evidence of a dose-response relationship between urbanicity during upbringing and schizophrenia risk. *Arch Gen Psychiatry 58*, 1039-1046.
7 Pedersen, C.B. & Mortensen, P.B. (2001). Family history, place and season of birth as risk factors for schizophrenia in Denmark: a replication and reanalysis. *British Journal of Psychiatry 179*, 46-52.
8 Selten, J.-P., Veen, N. e.a. (2001). Incidence of psychotic disorders in immigrant groups to the Netherlands. *British Journal of Psychiatry 178*, 367-372.
9 Harrison, G., Glazebrook, C., Brewin, J., e.a. (1997). Increased incidence of psychotic disorders in migrants from the Caribbean to the United Kingdom. *Psychological Medicine 27*, 799-806.
10 Cantor-Graae, E. & Selten, J.-P. (2005). Schizophrenia and migration: a meta-analysis and review. *American Journal of Psychiatry 162*(1), 12-24.
11 Selten, J.-P., Zeyl, E.C., Dwarkasing, R., Lumsden, V., Kahn, R.S. & Harten, P.N. van (2005). First-contact incidence of schizophrenia. *British Journal of Psychiatry 186*, 74-75.
12 Zeyl, E.C., Selten, J.-P. & Harten, P.N. van (2005). Migratie binnen Suriname en de incidentie van psychotische stoornissen. *Poster Voorjaarscongres*.
13 Cannon, T.D., Eyler Zorilla, L., Shtasel, D. e.a. (1994). Neuropsychological functioning in siblings discordant for schizophrenia and healthy volunteers. *Arch Gen Psychiatry 51*, 651-661.
14 Egan, M.F., Goldberg, T.E., Gscheidle, T. e.a. (2001). Relative risk for cognitive impairment in siblings of patients with schizophrenia. *Society of Biological Psychiatry*, 98-107.
15 American Psychiatric Association (1994). *Diagnostic and Statistical Manual of Mental Disorders* (4th edition). Washington, DC: APA.
16 Tien, A.Y. (1991). Distributions of hallucinations in the population. *Social Psychiatry and Psychiatric Epidemiology 26*, 287-292.
17 Peters, E.R., Joseph, S.A. & Garrety, P.A. (1999). The measurement of delusional ideation in the normal population. Introducing the PDI. *Schizophrenia Bulletin 25*, 553-576.
18 Johns, L.C., Cannon, M. e.a. (2004). Prevalence and correlates of self-reported psychotic symptoms in the British population. *British Journal of Psychiatry 185*, 298-305.

19 Veen, N.D., Selten, J.-P., Schols, D. e.a. (2004). Diagnostic stability in a Dutch psychosis incidence cohort. *British Journal of Psychiatry 185*, 460-464.
20 Perkins, D.O., Lieberman, J.A., Gu, H. e.a. (2004). Predictors of antipsychotic treatment response in patients with first-episode schizophrenia, schizoaffective and schizophreniform disorders. *British Journal of Psychiatry 185*, 18-24.
21 Arseneault, L., Cannon, M., Witton, J. & Murray, R.M. (2004). Causal association between cannabis and psychosis; examination of the evidence. *British Journal of Psychiatry 184*, 110-117.

3 Schizofrenie: ontwikkelingen vanuit biologisch-psychiatrisch perspectief

Dr. F.E. Scheepers en dr. W. Cahn

Casus

Casper, een jongen van 17 jaar, wordt door de huisarts aangemeld bij het psychosespreekuur van de afdeling Jeugdpsychiatrie. De huisarts denkt aan een psychose en is een aantal dagen geleden gestart met haloperidoldruppels.

Casper vertelt in het eerste gesprek dat het al een aantal maanden niet goed met hem gaat. Sinds de overgang van het vmbo naar het mbo zit hij niet lekker meer in zijn vel. In het begin van het schooljaar voelde hij zich onzeker en gespannen, terwijl hij daar normaal gesproken geen last van heeft. Na een aantal maanden kreeg hij last van een stem in zijn hoofd die zei dat hij tegen de deuren moest slaan en die commentaar gaf op zijn uiterlijk. Ook hoorde hij de buren door de muren heen over hem praten, wat hem boos maar ook bang maakte. Casper geeft aan dat hij al een aantal weken verliefd is op de dochter van deze buren. Hij kreeg het idee dat de buurt hem hierom uitlachte. Sinds Casper de haloperidoldruppels gebruikt, is hij rustiger en heeft hij minder last van de stem in zijn hoofd. Wel is hij er nog steeds van overtuigd dat de buren tegen hem samenspannen.

De ouders van Casper vertellen dat Casper in de afgelopen maanden steeds slechter ging slapen en steeds introverter werd. Hij sloot zich op in de badkamer, waar zijn ouders hem uren achtereen tegen zichzelf hoorden praten. Casper liep met een capuchon op door het huis, at en verzorgde zich slecht, en lag in zichzelf te lachen in bed.

Uit de ontwikkelingsanamnese blijkt dat er al vroeg problemen waren bij Casper. Hij werd geboren via een tangverlossing, ging laat kruipen en liep pas toen hij achttien maanden oud was. Ook de taalontwikkeling was vertraagd en hij sprak slecht verstaanbaar, waarvoor hij logopedie kreeg. Op de lagere school kon Casper zich slecht concentreren. Hij was druk en in zijn spel wat rigide en dominant. Hij speelde liever alleen dan met andere kinderen en was weinig sociaal vaardig. Na de lagere school ging Casper naar het vmbo. Zijn oudere en jongere zus volgden met succes het vwo.

Tijdens het psychiatrisch onderzoek valt op dat Casper weinig mimiek heeft en zich houterig beweegt. Hij heeft nog steeds gehoorshallucinaties, maar ze zijn de laatste dagen wat meer op de achtergrond. Het denken verloopt in een normaal tempo en is samenhangend, maar inhoudelijk zijn er paranoïde wanen. Casper heeft een normale stemming, maar komt vlak over.

De meest waarschijnlijke diagnose schizofrenie wordt met Casper en zijn ouders besproken. Er wordt afgesproken dat Casper zal worden ingesteld op andere medicijnen, omdat hij last heeft van extrapiramidale bijwerkingen van de haloperidol. De haloperidoldruppels worden afgebouwd en er wordt gestart met het atypische antipsychoticum olanzapine. Na een aantal maanden zijn de psychotische symptomen vrijwel geheel verdwenen. Casper en zijn ouders hebben onafhankelijk van elkaar de psycho-educatiegroep 'Voor het eerst een psychose' gevolgd. Casper is erg in gewicht aangekomen en heeft nog steeds een wat vlakke mimiek. Hij heeft zijn school weer opgepakt, maar merkt dat hem dit zwaar valt. Hij kan zich slecht concentreren en ook vindt hij het moeilijk om op tijd zijn bed uit te komen.

3.1 Introductie

Schizofrenie is een ernstige psychiatrische aandoening met een life-time prevalentie van ongeveer 0,8%. Ondanks vele jaren van onderzoek is de oorzaak van schizofrenie nog steeds onduidelijk. Wel weet men nu dat schizofrenie een hersenziekte is en niet veroorzaakt wordt door bijvoorbeeld een dominante moeder, zoals in de jaren zeventig werd gedacht. De huidige theorie over de oorzaak van schizofrenie gaat uit van een interactie tussen genetische en omgevingsfactoren, waardoor er een verhoogde kwetsbaarheid ontstaat voor het krijgen van schizofrenie.

Door de snelle technische ontwikkelingen van de afgelopen decennia heeft het neurobiologisch onderzoek naar schizofrenie een grote sprong voorwaarts gemaakt. De hersenstructuren en hersenfuncties zijn steeds beter te onderzoeken met behulp van beeldvormende technieken zoals magnetic resonance imaging (MRI-)scans, functionele MRI (fMRI -), positron emission tomografie (PET -)scans, single photon computed tomography (SPECT-)scans en diffusion tensor imaging (DTI) (figuur 3.1). Ook het genetisch onderzoek naar schizofrenie profiteert van een snelle technische vooruitgang. Hierdoor is recent een aantal genen geïdentificeerd die mogelijk betrokken zijn bij schizofrenie.

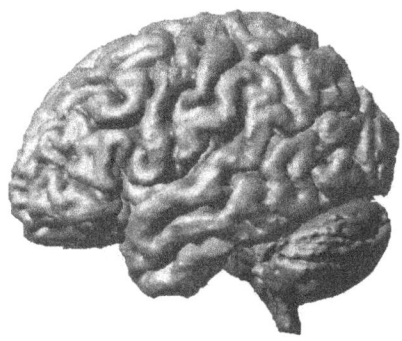

Figuur 3.1
De hersenen driedimensionaal in beeld gebracht met behulp van imagingtechnieken.

Als de diagnose schizofrenie eenmaal is gesteld, kan het beloop per patiënt erg verschillen. Wel lijkt het beloop gemiddeld over de hele groep zowel klinisch als neurobiologisch progressief te zijn. Hiermee wordt bedoeld dat de symptomen van de ziekte, maar ook de afwijkingen die op scans worden gezien, merendeels toenemen gedurende de ziekte. De oorzaak van deze verslechtering over de tijd is nog niet opgehelderd. Dit hoofdstuk beschrijft aan de hand van een biologisch-psychiatrisch perspectief de oorzaak (etiologie), het proces (de pathofysiologie) en het beloop van schizofrenie.

3.2 Etiologie

De etiologie van schizofrenie wordt op dit moment nog maar gedeeltelijk begrepen. Al vanaf de eerste beschrijvingen van schizofrenie van Emil Kraepelin (1856-1926) en later van Eugen Bleuler (1857-1939) is er discussie geweest over de vraag of het 'syndroom' schizofrenie veroorzaakt wordt door één enkel ziekteproces of door verschillende ziekteprocessen die tot hetzelfde heterogene beeld kunnen leiden. Het model dat uitgaat van één ziekteproces als verklaring vergelijkt schizofrenie met bijvoorbeeld multipele sclerose, waarbij één mechanisme leidt tot een veelheid aan symptomen die in ernst fluctueren in de tijd. Volgens dit model zou schizofrenie veroorzaakt kunnen worden door bijvoorbeeld een virusinfectie of kunnen ontstaan als gevolg van een complicatie tijdens de zwangerschap. Het andere model gaat uit van de gedachte dat verschillende ziekteprocessen tot één klinisch beeld leiden. Uitgaande van dit laatste model is het te begrijpen waarom het nog steeds niet gelukt is om de etiologie van schizofrenie te ontrafelen en waarom er zoveel verschillende en soms weinig consistente bevindingen uit onderzoek naar voren komen. Het huidige onderzoek naar het ontstaan van schizofrenie richt zich voornamelijk op de interactie tussen genetische factoren en omgevingsfactoren, al dan niet in combinatie met onderzoek naar hersenontwikkeling en hersenfuncties.

3.2.1 Genetische factoren

De kans om schizofrenie te krijgen is groter als er in de familie schizofrenie voorkomt. Als een eerstegraads familielid aan schizofrenie lijdt, is het risico om zelf schizofrenie te krijgen ongeveer tien tot vijftien keer groter. Als beide ouders schizofrenie hebben, is het risico voor een kind zelfs 50%. Alleen deze risicoschattingen zijn echter onvoldoende om de rol van genetische factoren aan te tonen. Met behulp van tweeling- en adoptiestudies is het mogelijk te differentiëren tussen genetische en omgevingsfactoren. Tweelingstudies hebben aangetoond dat eeneiige tweelingen vaker allebei schizofrenie hebben (±50%) dan twee-eiige tweelingen (±15%). Dit percentage van ongeveer 50 wordt ook gevonden bij eeneiige tweelingen die gescheiden van elkaar opgroeiden en dus aan een andere omgeving waren blootgesteld. Dit wijst op een genetische aanleg voor schizofrenie. (1) Ook al zijn ze geadopteerd, toch hebben kinderen van ouders met schizofrenie een verhoogd risico op schizofrenie. Dit is niet gevonden bij geadopteerde kinderen met een blanco familiegeschiedenis voor schizofrenie en ook niet bij de biologische kinderen van de adoptieouders. Ook dit verhoogde risico op schizofrenie bij geadopteerde kinderen van ouders met schizofrenie lijkt dus gedeeltelijk genetisch bepaald te zijn. (1) Behalve deze voornamelijk epidemiologische klassieke methoden om de rol van erfelijke factoren vast te stellen, is er de afgelopen jaren een groeiend aantal moleculair-genetische methoden ontwikkeld en gebruikt om de erfelijkheid van schizofrenie te onderzoeken. Het genetische overervingpatroon lijkt niet volgens het model van Mendel te verlopen. Dan zou één gen volledig verantwoordelijk zijn voor het ontstaan van de ziekte. Waarschijnlijker is het dat het gaat om verschillende genen die allemaal een beperkt effect hebben op het ontstaan, maar die met elkaar en in interactie met de omgeving tot schizofrenie kunnen leiden. Verschillende genen, waaronder neureguline, dysbindine en het catchol-O-methyltransferase (COMT) zijn redelijk overtuigend met schizofrenie in verband gebracht met behulp van genetische analysetechnieken. (2) De afgelopen jaren is er overigens steeds meer discussie over de genetische methoden die gebruikt (zouden moeten) worden om een complexe ziekte als schizofrenie te onderzoeken. Waar men aanvankelijk dacht door middel van genetisch onderzoek op relatief korte termijn de sleutel te vinden voor de oorzaak van schizofrenie, is men er op dit moment steeds meer van overtuigd dat de ziekte te complex is om alleen op basis van genetisch onderzoek te begrijpen.

3.2.2 Omgevingsfactoren

Pre- en perinatale factoren, zoals maternale infecties, overmatige stress, diabetes mellitus, roken en verloskundige complicaties (vooral de complicaties die aan een zuurstoftekort zijn gerelateerd), verhogen de kans op schizofrenie bij het kind. (3,4) In de meerderheid van de gevallen waarbij er sprake is van bijvoorbeeld verloskundige complicaties treedt er echter later geen schizofrenie op. De verloskundige complicaties lijken met andere woorden een interactie aan te gaan met een genetische kwetsbaarheid voor schizofrenie, waardoor een verhoogde kans op de ziekte ontstaat. Het is hierbij onduidelijk of de verloskundige complicaties een oorzaak zijn van een abnormale hersenontwikkeling of dat verloskundige complicaties juist voortvloeien uit een abnormale hersenontwikkeling gedurende de zwangerschap. Andere omgevingsfactoren, zoals armoede, lage sociale klasse, het wonen in een stad en migratie zijn ook gerelateerd aan een verhoogd risico op schizofrenie. (3,4) Dit kan op twee manieren worden verklaard. Allereerst zouden bijvoorbeeld armoede en lage sociale klasse stressvol zijn en op die manier de kans op schizofrenie vergroten. Aan de andere kant zouden armoede en sociale klasse ook juist het gevolg kunnen zijn van de ziekte, de zogenaamde 'social-drift' hypothese. Ook het doormaken van ingrijpende levensgebeurtenissen en drugsgebruik, vooral cannabis, zijn in verband gebracht met een verhoogd risico op schizofrenie. (3, 4) Ook bij deze factoren is het erg moeilijk om wetenschappelijk te bewijzen wat nu oorzaak en wat gevolg is.

3.3 Pathofysiologie

3.3.1 Imaging

In de afgelopen drie decennia hebben computertomografie (CT-) en MRI-studies onze kennis over hersenafwijkingen bij schizofrenie aanzienlijk vergroot. Overzichtsstudies laten bij patiënten met schizofrenie een afname van het hersenvolume zien van ongeveer 2-3%. Tevens is het volume van de hersenventrikels toegenomen met ongeveer 10-30%.(5) Onderzoek naar de grijze en witte stof in de hersenen laat duidelijk zien dat de grijze stof, vooral in de frontale en temporale gebieden van de hersenen, meer is afgenomen dan de witte stof. Toch is de witte stof ook betrokken bij schizofrenie, vooral de banen witte stof tussen de twee hersenhelften. Dit betekent mogelijk dat de communicatie tussen de twee hersenhelften minder goed verloopt. Van de kleinere hersenstructuren zijn vooral de hippocampus (betrokken bij geheugenprocessen), de superior temporale gyrus en de thalamus (te beschouwen als een verbindingsstation tussen verschillende hersenstructuren) aangedaan.

MRI-studies, die het beloop van de ziekte en de relatie met de hersenvolumes onderzoeken, laten zien dat de grijze stof bij schizofrenie progressief afneemt. De grijze stof lijkt vooral in het begin van de ziekte, en misschien zelfs nog voor de eerste psychose, het snelst af te nemen. Bij patiënten met een slecht klinisch beloop wordt de grootste afname van grijze stof over de tijd gezien. (6) Over de betekenis van een voortschrijdende afname van grijze stof bij schizofrenie is veel discussie. Het blijft namelijk onduidelijk of deze afname wordt veroorzaakt door de ziekte zelf of door andere factoren, zoals medicatie en inactiviteit. Dat medicatie effect heeft op de hersenvolumes is verschillende malen aangetoond. Het volume van de basale ganglia (betrokken bij de motoriek) neemt toe door het gebruik van een klassiek antipsychoticum en het volume neemt af wanneer wordt overgestapt op een atypisch antipsychoticum. (7) Tevens lijkt de progressieve afname van grijze stof te worden geremd door het gebruik van een atypisch antipsychoticum. Volumeveranderingen in de witte stof zijn over de tijd bezien bij patiënten met schizofrenie niet anders dan bij gezonde mensen.

Onderzoek bij gezonde familieleden van patiënten met schizofrenie suggereert dat de genetische kwetsbaarheid voor schizofrenie ook bij hen zichtbaar is in de hersenen. Bij gezonde familieleden zijn namelijk ook de voor schizofrenie kenmerkende veranderingen in de grijze stof, de hippocampus en de thalamus gevonden. Wel zijn deze hersenvolumeveranderingen over het algemeen minder uitgesproken dan bij de patiënten.

3.3.2 Functionele imaging

Behalve de afwijkingen in de hersenstructuren, zijn er afwijkingen geconstateerd in het functioneren van de hersenen. Het functioneren van de hersenen kan onder andere worden bekeken met behulp van neuropsychologisch onderzoek. Bij schizofrenie zijn er verschillende neuropsychologische afwijkingen gevonden, vooral in aandacht, concentratie, executieve functies, geheugen en taal. Door middel van functionele imaging kan vervolgens worden onderzocht waar deze cognitieve afwijkingen bij schizofrenie in de hersenen zijn gelokaliseerd. Dit type onderzoek wordt bemoeilijkt doordat medicatie, het klinisch beeld en de fase van ziekte mede van invloed zijn op de metingen. Met behulp van PET-scans werd bij chronische patiënten een afgenomen bloedstroom gevonden (een maat voor hersenactiviteit) in de frontale hersengebieden, de thalamus en het cerebellum. De verminderde frontale bloedstroom (hypofrontaliteit) tijdens de cognitieve taken leek samen te hangen met verminderde dopamineactiviteit in de hersenen. (8) Met behulp van fMRI werd aangetoond dat onbehandelde patiënten met schizofrenie juist een toename van hersenactiviteit in de frontale en temporale hersengebieden hadden. Blijkbaar verandert er dus iets in het functioneren van de hersenen gedurende het beloop van de ziekte. Deze verandering kan komen doordat andere (negatieve) symptomen op de voorgrond komen te staan of kan een gevolg zijn van medicatiegebruik. Dat symptomen de uitkomsten van het onderzoek kunnen beïnvloeden wordt ook geïllustreerd door een onderzoek met SPECT, waarbij de bloedstroom in het gebied van Broca (betrokken bij taalprocessen) was toegenomen bij gehoorshallucinaties en niet als deze symptomen afwezig waren. (9)

3.3.3 Post-mortemonderzoek

Met behulp van imaging studies kan men de hersenen van patiënten in levenden lijve onderzoeken, maar het hersenweefsel wordt niet rechtstreeks onderzocht. Om de moleculaire en cellulaire basis van schizofrenie te kunnen achterhalen is post-mortemonderzoek nodig. Helaas kampt dit onderzoek met veel methodologische problemen, zoals de bewerking van de hersenen na het overlijden, de validiteit van de diagnose en het vinden van een goede controlegroep. Post-mortemstudies van de afgelopen jaren hebben een aantal afwijkingen gevonden in neuronale dichtheid, hersenstructuur en hersenverbindingen. (10) De neuronale dichtheid is verminderd en de neuronale morfologie, celarchitectuur en dendrietstructuren zijn afwijkend zonder tekenen van gliose. Gliose is een proces dat normaal gesproken optreedt na postnatale celbeschadiging. Het ontbreken van gliose heeft tot de conclusie geleid dat de gevonden neuronale afwijkingen waarschijnlijk al vroeg in de ontwikkeling zijn ontstaan.

3.3.4 Neuro-endocrinologie

Behalve de beschreven structurele en functionele afwijkingen van de hersenen kunnen ook biochemische veranderingen ten grondslag liggen aan de ontwikkeling van schizofrenie. (11) De tot nu toe meest overtuigende theorie is de dopaminehypothese. Deze hypothese stelt dat met name de positieve (psychotische) symptomen van schizofrenie veroorzaakt worden door een te hoge dopamineactiviteit in vooral de limbische structuren in de hersenen. De positieve symptomen zijn dan ook de symptomen die goed reageren op dopamineblokkade door antipsychotica. De negatieve symptomen van schizofrenie zouden juist veroorzaakt worden door een te lage activiteit van dopamine in de prefrontale cortex. Inderdaad reageren negatieve symptomen van schizofrenie minder goed op antipsychotica en kunnen ze zelfs verergeren door behandeling ermee. Het dopaminesysteem in de hersenen staat onder controle van andere neurotransmittersystemen, bijvoorbeeld glutamaat. Er zijn aanwijzingen dat ook glutamaat een belangrijke neurotransmitter is bij het ontstaan van schizofrenie. Blokkade van de glutamaatreceptor geeft klinische symptomen die lijken op de positieve en negatieve symptomen van schizofrenie. Ook serotonine lijkt een rol te spelen, zoals blijkt uit de hallucinogene effecten na stimulatie van de serotoninereceptoren en de serotonine-blokkerende werking van een aantal nieuwere antipsychotica.

3.4 Beloop

Volgens de huidige opvattingen kan het beloop van schizofrenie uitgelegd worden aan de hand van het 'stress-kwetsbaarheidsmodel'. Hierbij gaat men ervan uit dat schizofrenie veroorzaakt wordt door genetische en vroeg-perinatale factoren (de 'kwetsbaarheid'). Het ontstaan van de eerste symptomen en het beloop worden dan bepaald door psychologische en/of omgevingsfactoren factoren (de 'stress'). Medicatie en drugsgebruik zijn de meest belangrijke omgevingsfactoren, waarbij medicatie een positief effect en drugsgebruik een negatief effect heeft op het beloop van de ziekte. Psychologische factoren zijn onder andere stresshantering, probleemoplossend vermogen en sociale vaardigheden van de patiënt. Ook sociale steun uit de omgeving lijkt een effect te hebben. Hierbij heeft inadequate stresshantering een negatief effect op het beloop van de ziekte, terwijl een adequaat probleemoplossend vermogen en sociale steun uit de omgeving de effecten van stress kunnen verminderen. (3) Zoals eerder vermeld zijn er recente aanwijzingen dat schizofrenie een progressieve ziekte is met een afname van de grijze stof in de hersenen. De aanwezigheid van comorbiditeit, het gebruik van alcohol en drugs, het gebruik van medicatie en een gebrek aan voedingsstoffen blijken in het beloop van de ziekte een effect te hebben op hersenvolumes, gemeten met behulp van MRI. Ook hieruit blijkt dat er een interactie bestaat tussen kwetsbaarheid (de hersenafwijkingen die aan het begin van de ziekte worden gevonden) en omgevingsfactoren (die de hersenafwijkingen verergeren). Naast het verder ontwikkelen van medicatie zal er in de toekomst steeds meer aandacht zijn voor het beïnvloeden van omgevingsfactoren en/of psychologische factoren. In de begeleiding van schizofreniepatiënten zal het accent steeds meer liggen op het zo optimaal mogelijk ontwikkelen van de beschermende factoren en de schadelijke factoren zoveel mogelijk te beperken.

3.5 Conclusie

Op dit moment zou je kunnen uitgaan van het volgende model voor het ontstaan van schizofrenie. De interactie tussen genetische en vroege omgevingsfactoren, zoals verloskundige complicaties, maakt het brein kwetsbaar voor schizofrenie. Latere omgevingsfactoren, zoals stress en drugsgebruik, spelen een rol bij het ontstaan en verdere beloop van de symptomen van schizofrenie. Het is duidelijk dat schizofrenie een complexe hersenaandoening is. Hoewel er nog altijd veel onduidelijk is, komen we steeds een stapje dichter bij het herkennen van risicofactoren en verhelderen van de etiologie van deze ernstige psychiatrische aandoening. Hierdoor zal een meer adequate aanpak en mogelijk zelfs preventie van schizofrenie in de toekomst binnen handbereik komen. Toekomstig onderzoek zal zich daarom verder moeten richten op genetische, maar ook op niet-genetische kwetsbaarheids- en beschermende factoren. Processen in de hersenen zijn echter complex, waarbij verschillende hersenstructuren en neurotransmittersystemen onder invloed van elkaar staan. Heel specifieke aangrijpingspunten in deze processen, voor medicatie of andere interventies, zijn nog steeds niet ontdekt. Dit maakt het onwaarschijnlijk dat op zeer korte termijn de (medicamenteuze) behandeling van schizofrenie structureel zal veranderen. Naarmate we beter begrijpen welke hersenafwijkingen of ontregelingen ten grondslag liggen aan de ziekte en welke factoren op welke manier verantwoordelijk zijn voor het ontstaan van de eerste symptomen, kunnen we wel steeds vaker preventief te werk gaan. Indirect zal zo het beloop van de ziekte toch positief beïnvloed kunnen worden.

Bij Casper waren er al in zijn vroege jeugd aanwijzingen voor een afwijkende ontwikkeling. Hij had een afwijkende motorische ontwikkeling, een afwijkende taalontwikkeling, een slechte concentratie en was op school enigszins hyperactief, rigide en sociaal niet-vaardig. Hyperactiviteit, maar ook gebrek aan sociale vaardigheden op de kinderleeftijd zijn beide geassocieerd met het later ontwikkelen van schizofrenie. Ook vertraagde mijlpalen in de motorische ontwikkeling, zoals het leren staan en lopen, komen vaker voor bij kinderen die later schizofrenie ontwikkelen. Dit ondersteunt de hypothese dat er bij schizofrenie sprake is van een vroege ontwikkelingsstoornis in het brein. Het feit dat de eerste symptomen zich bij Casper openbaarden na een schoolovergang en een verliefdheid zegt mogelijk iets over het belang van stressvolle omgevingsfactoren bij het ontstaan of verergeren van symptomen. In de hoop dat de ontwikkelingen op het gebied van onderzoek en behandeling zich in een snel tempo zullen voortzetten, zal ook Casper mogelijk nog profiteren van een betere behandeling van schizofrenie in de nabije toekomst.

Literatuur

1 McGuffin, P., Owen, M.J., Farmer,& A.E. (1995). Genetic basis of schizophrenia. *Lancet 346*(8976), 678-82.
2 Harrison, P.J. & Owen, M.J. (2003). Genes for schizophrenia? Recent findings and their pathophysiological implications. *Lancet 361*(9355), 417-9.
3 Walker, E., Kestler, L., Bollini, A. & Hochman, K.M. (2004). Schizophrenia: etiology and course. *Annu Rev Psychol 55*, 401-430.
4 Mueser, K.T. & McGurk, S.R. (2004). Schizophrenia. *Lancet 363*, 2063-2072.
5 Wright, I.C., Rabe-Hesketh, S., Woodruff, P.W. & David, A.S., Murray, R.M. & Bullmore, E.T. (2000). Meta-analysis of regional brain volumes in schizophrenia. *Am J Psychiatry 157*(1), 16-25.
6 Cahn, W., Hulshoff-Pol, H.E., Lems, E.B., Haren, N.E. van, Schnack, H.G., Linden, J.A. van der, Schothorst, P.F., Engeland, H. van & Kahn, R.S. (2002). Brain volume changes in first-episode schizophrenia: a 1-year follow-up study. *Arch Gen Psychiatry 59*(11), 1002-10.
7 Scheepers, F.E., Wied, C.C. de, Hulshoff Pol, H.E., Flier, W. van de, Linden, J.A. van der & Kahn, R.S. (2001). The effect of clozapine on caudate nucleus volume in schizophrenic patients previously treated with typical antipsychotics. *Neuropsychopharmacology 24*(1), 47-54.
8 Weinberger, D.R., Berman, K.F. & Zec, R.F. (1986). Physiologic dysfunction of dorsolateral prefrontal cortex in schizophrenia. I. Regional cerebral blood flow evidence. *Arch Gen Psychiatry 43*(2), 114-24.
9 McGuire, P.K., Silbersweig, D.A., Murray, R.M., David, A.S., Frackowiak, R.S. & Frith, C.D. (1996). Functional anatomy of inner speech and auditory verbal imagery. *Psychol Med 26*(1), 29-38.
10 Harrison, P.J. (1999). The neuropathology of schizophrenia. A critical review of the data and their interpretation. *Brain 122*(Pt 4), 593-624.
11 Kornhuber, J., Wiltfang, J. & Bleich, S. (2004). The etiopathogenesis of schizophrenias. *Pharmacopsychiatry 37*(suppl 2), s103-s112.

4 Medicamenteuze behandeling van psychotische stoornissen

Dr. L. de Haan en dr. R. Bruggeman

4.1 Inleiding

In de behandeling van mensen met schizofrenie spelen medicijnen een belangrijke rol. Maar naast medicamenteuze interventies zijn andere therapeutische interventies onontbeerlijk, zoals hulp bij het vinden van huisvesting, bezigheden en/of werk, voorlichting aan patiënt en familie en psychotherapeutische hulp. Deze therapeutische interventies komen in andere hoofdstukken aan de orde.

In dit hoofdstuk worden de werking en het effect van antipsychotica besproken. We geven eerst enige achtergrondinformatie over psychose en dopamine, vervolgens gaan we in op het werkingsmechanisme van met name de nieuwere antipsychotica. Ook de acute behandeling, de onderhoudsbehandeling en de behandeling ter preventie van psychotische terugval komen aan bod. We gaan kort in op de medicamenteuze behandeling van negatieve symptomen, depressie, angst en onrust.

Antipsychotica hebben bijwerkingen; reden om daaraan ruim aandacht te besteden. Het is van belang deze bijwerkingen vroegtijdig te signaleren en te behandelen. Behandeling met antipsychotica is vaak een langdurige zaak en bijwerkingen veroorzaken dan ook langdurig hinder. We sluiten af met paragrafen over interacties tussen antipsychotica en andere middelen, anticholinergica en een korte blik op toekomstige ontwikkelingen.

4.2 Psychose en dopamine

Verstoring van de 'dopaminehuishouding' in de hersenen speelt een belangrijke rol tijdens een psychose. Dopamine is een stof die betrokken is bij de informatieoverdracht tussen zenuwcellen. Hij komt vrij in de ruimte tussen de uitlopers van zenuwcellen en stimuleert dan het ontvangststation voor dopamine (de dopaminereceptor) in een volgende zenuwcel. Hierdoor treden er veranderingen op in die zenuwcel. Op deze wijze vindt informatieoverdracht plaats in neurale netwerken.

Dopaminerge neurotransmissie speelt een centrale rol bij 'beloning' en 'bekrachtiging'. Dopamine is echter niet alleen betrokken bij prettige ervaringen, maar ook bij onprettige. Dopaminerge neurotransmissie vervult een belangrijke rol in de toekenning van belang of importantie. Dit gaat samen met een 'gevoel' of 'besef' dat een ervaring of gedachte belangrijk is. Je kunt de dopaminerge neurotransmissie vergelijken met een markeerstift waarmee je bepaalde passages in een tekst kunt laten opvallen. Hierdoor komen gebeurtenissen en gedachten in het brandpunt van de aandacht te staan. Dopamine is zo betrokken bij het ervaren van plezier, het voorspellen van beloning en bij de capaciteit om te leren wat je moet nastreven en wat vermijden.

Gedurende een psychotische episode bevindt er zich een grotere hoeveelheid dopamine in de ruimte tussen de zenuwcellen, de synaps. Bovendien zijn de dopaminereceptoren van patiënten met schizofrenie waarschijnlijk gevoeliger voor de effecten van dopamine. Ook blijken stoffen die de werking van dopamine versterken psychotische verschijnselen te kunnen veroorzaken. Verstoring van de dopaminerge neurotransmissie gaat waarschijnlijk samen met verstoringen van andere systemen die ook bij het ontstaan van een psychose betrokken kunnen zijn.

Wij hebben de volgende theorie over de samenhang tussen dopamine en psychose. Tijdens een psychose is de dopaminetransmissie verstoord waardoor dopamine inadequaat vrijkomt. Deze verstoring van de dopaminetransmissie overweldigt het normale proces van betekenisgeving. Het teveel aan dopamine leidt tot abnormale toekenning van belang aan 'willekeurige' gebeurtenissen en interne representaties, die daardoor een bijzondere betekenis krijgen (een grijze auto is bijvoorbeeld nog wel steeds grijs, maar alle grijze auto's horen nu bij agenten van de inlichtingendienst).

Ook in de aanloop naar een psychose komt dopamine waarschijnlijk al in een verhoogde mate vrij. Dit creëert voor de patiënt een ongebruikelijke toestand, waarin ervaringen en gedachten meer indruk maken. Mensen vertellen over deze prepsychotische fase: 'Ik werd me in sterkere mate bewust van wat om me heen gebeurde. Het was alsof mijn zintuigen gevoeliger werden.' 'Ik was gefascineerd door kleinigheden in mijn omgeving' en 'Wat ik zag en hoorde had een helderheid die ik nooit eerder had ervaren'. Veel patiënten krijgen het idee dat er iets is veranderd in de wereld om hen heen, waardoor ze zich angstig en overweldigd voelen. Gedurende deze prodromale fase, die dagen tot jaren kan duren, doen patiënten indrukken met abnormale importantie op waarvoor zij geen verklaring hebben.

Wanen kunnen worden beschouwd als cognitieve constructies om betekenis te geven aan de ervaringen met afwijkende importantie. Hallucinaties ontstaan door een vergelijkbaar maar directer proces: afwijkende en verhoogde toekenning van importantie aan interne representaties zoals herinneringen en interne spraak.

4.3 Werkingsmechanisme van antipsychotica

Een stof die de werking van dopamine tegengaat, heet een dopamineantagonist. Een dopamineantagonist vermindert ook de impact of 'de betekenis' van een stimulus op gedrag. Dit is een belangrijke eigenschap die alle effectieve antipsychotica met elkaar gemeen hebben. Bij patiënten met wanen en/of hallucinaties verminderen antipsychotica de onderliggende verstoorde dopaminerge neurotransmissie. Hierdoor neemt het belang af dat zij hechten aan deze ideeën en waarnemingen.

Deze theorie over het werkingsmechanisme van antipsychotica verklaart een aantal klinische verschijnselen tijdens de behandeling met antipsychotica. Een dopamineblokkade ontstaat zeer snel na de eerste toediening van antipsychotica en vanaf dat moment neemt het belang af dat patiënten hechten aan hun ervaringen, waarnemingen en gedachten. Wanneer psychotische verschijnselen afnemen, dan valt vaak op dat niet zozeer de inhoud van de overtuiging verandert als wel het belang dat gehecht wordt aan die overtuiging. Bij het verbleken van hallucinaties treedt een vergelijkbaar proces op. De geluidsterkte en de frequentie van optreden van de hallucinaties verminderen gedurende het herstel. Niet zozeer de letterlijke boodschap van bijvoorbeeld stemmen verandert, zelfs de overtuiging dat stemmen van buiten komen blijft vaak bestaan, maar de impact die de stemmen hebben neemt geleidelijk af. Het maakt allemaal minder indruk en verdwijnt naar de periferie van de aandacht.

Het ervaren van de importantie van waarnemingen en ideeën is echter ook de drijvende kracht achter bezigheden en interacties van mensen. Waarschijnlijk dempt hetzelfde mechanisme dat het 'vuur' haalt uit de psychotische symptomen ook de normale motivatie, verlangens en het plezier. Er zijn geen antipsychotica die alleen naar impact hebben op abnormale processen en niet op normale. Dit is des te problematischer aangezien verminderde motivatie en ervaring van plezier inherent is aan schizofrenie en hierbij onafhankelijk van het gebruik van medicatie voorkomt (deze verschijnselen worden 'negatieve symptomen' genoemd). Misschien is het frequent optreden van drugsmisbruik bij patiënten met schizofrenie te verklaren als een poging om het gevoel van verminderde importantie te boven te komen.

Er zijn aanwijzingen dat er een optimaal niveau is van dopaminerge neurotransmissie: te veel demping is onplezierig, maar een overmatige dopaminerge neurotransmissie kan ook als onplezierig worden ervaren. Er moet gezocht worden naar een, per patiënt verschillende, dosering van antipsychotica die een zo optimaal mogelijk niveau van dopaminerge neurotransmissie toelaat.

Antipsychotica blokkeren dopaminereceptoren in de hersenen. Het hangt van de dosering en van de eigenschappen van het medicament af of deze blokkade gedeeltelijk of geheel is.

Antipsychotische effectiviteit blijkt samen te hangen met een blokkade van ongeveer 60 tot 70% van de dopamine-2 (D_2-)receptoren. Bij patiënten bij wie antipsychotica niet helpen, blijkt de blokkade overigens in dezelfde mate aanwezig. De dosis sterk verhogen is dan ook niet zinvol. Vaak treden dan (veel) meer bijwerkingen op zonder dat het therapeutisch effect toeneemt.

Ook de nieuwe antipsychotica (zoals clozapine, olanzapine, risperidon, quetiapine en aripiprazol) hebben therapeutisch effect via de blokkade van dopaminereceptoren.

Het antipsychotische effect van antipsychotica is in vele studies aangetoond. Antipsychotica behoren tot de meest effectieve medicamenten die we kennen in de geneeskunde. Bij ongeveer 70% van de patiënten verdwijnt de psychose binnen enkele weken bij toediening van antipsychotica. Ongeveer 55% van de patiënten die een placebo gebruiken krijgt binnen zes maanden een psychotische terugval, tegenover 20% van de patiënten die antipsychotica gebruiken.

Meestal treedt binnen enige uren een effect op de onrust en gespannenheid op. Over het algemeen verdwijnen hallucinaties binnen een week na de start met antipsychotica. Het kan wat langer duren voordat mensen afstand nemen van hun wanen. Het komt vaak voor dat de dosering van een antipsychoticum wordt verhoogd, omdat patiënten in de eerste weken van de behandeling nog niet helemaal 'psychosevrij' zijn. Dat is over het algemeen niet zinvol. De meeste patiënten die voor het eerst worden behandeld met een antipsychoticum hebben genoeg aan een dosering tussen 2 en 7 mg haloperidol of een daarmee overeenkomende dosering van een ander antipsychoticum.

Sommige antipsychotica hebben per mg een krachtiger werking dan andere. Van een minder krachtig antipsychoticum moet meer worden gegeven om hetzelfde effect te bereiken. De sterkte van antipsychotica wordt uitgedrukt in dosisequivalentie, meestal uitgedrukt in milligrammen haloperidol. Zo komt 5 mg olanzapine overeen met 1 tot 1,25 mg haloperidol. De dosisequivalentie van olanzapine is dus 5 tot 4. Deze equivalenties moeten met de nodige voorzichtigheid worden gehanteerd, omdat ze bij slechts weinig patiënten zijn onderzocht.

Antipsychotica verschillen bij equivalente dosering niet duidelijk wat betreft effectiviteit. Wel zijn er verschillende bijwerkingen die afhangen van de mate waarin een antipsychoticum ook andere neurotransmitters beïnvloedt. Andere neurotransmitters die door sommige antipsychotica worden beïnvloed, zijn bijvoorbeeld serotonine, noradrenaline en histamine.

4.3.1 Atypische antipsychotica

De eerste generatie 'klassieke antipsychotica' zijn krachtige dopamineblokkeerders die op verschillende plaatsen aangrijpen, onder andere bij de afgifte van hormonen en in het extrapiramidale systeem. Dit laatste is een functionele eenheid binnen het zenuwstelsel die de (psycho)motoriek beïnvloedt. Antipsychotica veroorzaken een verhoging van het prolactinegehalte en motorische verschijnselen.

Atypische antipsychotica zijn antipsychotica die geen (of minder) extrapiramidale bijwerkingen veroorzaken (vaak afgekort als EPS: extrapyramidal side-effects). Clozapine is hiervan het prototype. Het was lange tijd het enige antipsychoticum dat geen EPS veroorzaakte. De laatste jaren zijn er enkele stoffen geïntroduceerd die (min of meer) aan de definitie van een atypisch antipsychoticum voldoen. Sommige zijn sterk aan clozapine verwant, wat betreft chemische structuur en receptorbindingsprofiel, andere zijn ontwikkeld als serotonine-dopamineantagonisten en vertonen chemisch geen overeenkomsten met clozapine. Daarnaast zijn er selectieve dopamineantagonisten en recentelijk is een partiële dopamineagonist geïntroduceerd als atypisch antipsychoticum.

Clozapine

Bij een vergelijking van clozapine met een klassiek neurolepticum, bijvoorbeeld haloperidol, vallen twee kenmerkende verschillen op. Haloperidol bindt zich sterk aan de dopaminereceptor en verder vrijwel nergens aan. Clozapine bindt wel aan de dopaminereceptor, maar laat ook weer vrij gemakkelijk los. Bovendien bindt clozapine zich aan een groot aantal andere receptoren. Dit farmacologische profiel verklaart waarschijnlijk de bijzondere werking van clozapine.

De kracht van clozapine ligt in het effect bij de behandeling van patiënten die onvoldoende reageren op andere antipsychotica. Ongeveer een derde van de patiënten die psychotisch blijven tijdens een behandeling met andere antipsychotica, knappen op tijdens een behandeling met clozapine. Ook patiënten die veel last hebben van extrapiramidale bijwerkingen of negatieve symptomen kunnen baat hebben bij clozapine. Opmerkelijk is dat de therapeutische effecten van clozapine geleidelijk, in de loop van maanden, lijken te ontstaan. Een nadeel van clozapine is het risico op agranulocytose (bij ongeveer 1% van de patiënten die behandeld worden met clozapine treedt een ernstige daling op van het aantal witte bloedlichaampjes) en dus verminderde afweer met verhoogde kans op infecties. Deze kunnen levensbedreigend zijn als de clozapine niet tijdig wordt gestopt. Daarom is zorgvuldige controle nodig. Hiervoor is het noodzakelijk dat patiënten hun afspraken goed kunnen nakomen of dat anderen daarvoor kunnen zorgen en dat patiënten regelmatige bloedafname geen bezwaar vinden. Als aan deze eisen niet kan worden voldaan, is clozapine geen alternatief, ook al is er nog zo'n goede reden om clozapine te geven.

Clozapine kent nog een groot aantal andere bijwerkingen, zoals sedatie, gewichtstoename, orthostatische hypotensie en speekselvloed. Zoals gezegd staan tegenover deze nadelen unieke voordelen en een aantal patiënten voelt zich bij clozapine beter dan bij andere antipsychotica.

Olanzapine, quetiapine

Clozapine, olanzapine en quetiapine zijn chemisch sterk aan elkaar verwant. Ook het receptorbindingsprofiel vertoont sterke overeenkomsten met een hoge affiniteit voor de serotonine en een gemiddelde tot lage affiniteit voor de dopamine D_2-receptor. Verhoging van het prolactinegehalte wordt slechts in lichte mate gezien bij olanzapine en quetiapine en ontbreekt nagenoeg geheel bij clozapine. Bij clozapine en quetiapine komen EPS in het geheel niet voor; bij olanzapine alleen in doseringen boven 20 mg/dag.

Risperidon

De chemische structuur van risperidon lijkt niet op die van clozapine. Risperidon is in de eerste plaats een sterke serotonerge antagonist met een hoge dopamineaffiniteit. Bij doseringen boven de 4 mg/dag bestaat een dosis-afhankelijke toename van motorische bijwerkingen. Prolactinestijgingen bij risperidon zijn opvallend genoeg groter dan bij het klassieke antipsychoticum haloperidol.

Sulpiride en amisulpride

Sulpiride is een selectieve dopamineantagonist met een relatief lage affiniteit voor de D_2-receptor, zonder enige affiniteit voor andere receptoren. Het middel is al vele jaren op de markt. Het is een effectief antipsychoticum met weinig motorische bijwerkingen in therapeutische doseringen. Van sulpiride is bekend dat hoge prolactinespiegels kunnen voorkomen.

Aripiprazol

Partiële dopamineagonisten vormen een nieuwe groep atypische antipsychotica die de dopaminereceptor wel bezetten, maar zelf een intrinsieke werking hebben op de receptor, die zwakker is dan die van dopamine zelf. Het gevolg is een vermindering van dopaminerge transmissie, zonder dat er ooit sprake is van volledige blokkade. Hierdoor kunnen motorische bijwerkingen uitblijven, omdat er altijd nog een zekere stimulatie van het betrokken dopaminesysteem is. Gewichtstoename lijkt bij deze middelen een minder groot probleem. Het is nog te vroeg om de plaats van aripiprazol te kunnen beoordelen.

4.4 Acute behandeling

Behandeling met antipsychotica helpt bij veel patiënten die last hebben van stemmen, wanen en verwardheid. Ook angst, onrust en/of agressie vermindert vaak bij behandeling met antipsychotica. In het acute stadium zien veel patiënten de noodzaak niet in van het gebruik van medicijnen. Gedeeltelijk omdat zij zichzelf niet ziek vinden, maar ook omdat veel mensen weerzin hebben tegen medicijnen die de werking van de hersenen beïnvloeden. Patiënten hebben er moeite mee hun psychotische symptomen als uiting van een ziekte te beschouwen. Psychotische overtuigingen kunnen worden gezien als pogingen om zich aan te passen aan onbegrijpelijke en overrompelende ervaringen. Wanneer een patiënt ervaart dat zijn gedachten chaotisch worden en als hij stemmen hoort, kan hij ten prooi vallen aan verwarring en hulpeloos heid. Een psychotische verklaring die al deze verschijnselen begrijpelijk maakt, helpt om weer enige controle te vinden en verbetert vaak het gedaalde gevoel van zelfwaardering. De boodschap van behandelaars dat medicijnen helpen tegen de psychose, is dus niet zonder meer een reden voor patiënten om akkoord te gaan met medicamenteuze behandeling.

Om patiënten te motiveren antipsychotica in te nemen, is het van belang dat behandelaar en patiënt het eens worden over de aanwezigheid van een bepaald probleem. Vervolgens moeten beiden het eens zijn over de poging om met medicijnen verbetering te brengen in deze problemen. Soms worden patiënt en behandelaar het eens over de aanwezigheid van problemen als 'het gevoel geen controle te hebben over de eigen gedachten' of 'te lang en te veel piekeren' of 'opdringerige stemmen'. Men kan patiënten vertellen dat antipsychotica helpen om de eigen controle over de gedachten te versterken. Bovendien kunnen antipsychotica helpen om gedachten en informatie te selecteren. Antipsychotica versterken in die zin de filter die we nodig hebben om de grote hoeveelheid informatie die op ons afkomt, te kunnen verwerken. Dat patiënten moeite hebben met het slikken van medicijnen is ook begrijpelijk als je beseft hoe verward en angstig patiënten vaak zijn, terwijl ze bovendien geconfronteerd worden met voor hen onbekende verpleegkundigen en artsen. Dit is dikwijls een precaire situatie: de psychose is ernstig en vraagt acuut ingrijpen, maar patiënten hebben vaak niet het vertrouwen in de behandelaars dat nodig is voor dit ingrijpen. Soms volharden patiënten in hun weigering van antipsychotica. Dan is het belangrijk te proberen de therapeutische band te versterken, de keuze van de patiënt te respecteren, maar op de lange termijn niet op te geven. Uit onderzoek blijkt dat de opvatting van patiënten over medicatie sterk wordt beïnvloed door het vertrouwen dat zij hebben in hun behandelaar.

Bij dreigend (of gebleken) gevaar is dwangmedicatie soms onvermijdelijk. Patiënten ervaren dit vaak als bijzonder traumatisch. Soms is dit een herinnering die een tijdlang het contact met de hulpverleners kleurt. Gelukkig is het vaak mogelijk om het vertrouwen te winnen en zijn patiënten bereid om medicatie in te nemen. Als er geen sprake is van een heftig beeld of ernstige opwinding, is het verstandig met een geringe dosering te beginnen en deze geleidelijk op te hogen. Hierdoor wordt de kans op acute dystonie en parkinsonisme kleiner. Doseringen boven de 7 mg haloperidolequivalent hebben over het algemeen geen zin, ook niet bij opwindingstoestanden. Bij grote onrust en opwinding helpt het vaak om naast antipsychotica een benzodiazepine (bijv. oxazepam) te geven.

4.5 Onderhoudsbehandeling en preventie van psychotische terugval

De mogelijkheid van een psychotische terugval is een van de belangrijkste aandachtspunten in de behandeling van schizofrene stoornissen. Indien de psychotische symptomen onder controle zijn met een antipsychoticum, kan men het beste met ditzelfde medicament in een lagere dosering doorgaan. We spreken dan van een onderhoudsdosering. Het gebruik van een lage dosering vergroot de kans op medicatietrouw van de patiënt. Wanneer terugval dreigt, blijkt een tijdelijke verhoging van de dosis meestal effectief. Bij patiënten zonder onderhoudsmedicatie is de terugval dieper en langduriger en vergt een hogere dosis antipsychotica. Wanneer medicatievrije intervallen worden ingelast, treedt terugval beduidend vaker op.

Er zijn aanwijzingen dat door vroegtijdig ingrijpen bij een dreigende terugval verdere achteruitgang kan worden voorkomen. Vroeg ingrijpen bij terugval is dus een aanvulling op de behandeling met laaggedoseerde preventieve medicatie. Behalve tijdelijke verhoging van de dosering van het antipsychoticum moet de patiënt bij een dreigende terugval ook rust en structuur vinden en is het belangrijk dat de belasting door werk, studie of problemen met anderen afneemt. Deze behandelstrategie is alleen mogelijk als tekenen voorafgaand aan een psychotische terugval herkenbaar zijn. Een psychotische terugval wordt vaak voorafgegaan door niet-psychotische symptomen als angst, dysforie, gevoeligheid voor contact met anderen, terugtrekgedrag en milde psychotische verschijnselen, zoals betrekkingsideeën en paranoïde ideeën (zie hoofdstuk 8).

Een ruime meerderheid van de patiënten herkent karakteristieke prodromale verschijnselen die aan een terugval voorafgaan. Het is opvallend dat patiënten achteraf aangeven dat ze alert waren op voortekenen, zonder dat ze ooit door hulpverleners op het belang hiervan attent zijn gemaakt. Bijna tweederde van de patiënten behoudt ziektebesef tijdens de prodromale fase. Ziektebesef voorspelt een beter resultaat van vroegtijdig ingrijpen bij terugval. Verpleegkundigen, artsen en familie moeten dus samen met de patiënt alert zijn op voorboden van een dreigende psychotische decompensatie.

Een belangrijke vraag van veel patiënten is hoe lang zij de preventieve medicatie moeten blijven gebruiken. Dit hangt af van een zorgvuldige kostenbatenanalyse van de preventieve behandeling. Factoren in deze analyse zijn onder andere: de ziektegeschiedenis van de patiënt en de last die patiënten hebben van de behandeling met antipsychotica. Er zijn diverse, van elkaar verschillende richtlijnen in omloop. In 1991 is er internationale overeenstemming bereikt over de volgende handelwijze: preventieve behandeling van minimaal een jaar na de eerste psychotische periode, vijf jaar na de tweede psychotische periode en levenslang als er ook een derde psychotische periode is geweest of wanneer de patiënt duidelijk gevaarlijk gedrag heeft vertoond gedurende een psychotische periode. Vaak wordt na de eerste psychotische episode de kans op een psychotisch recidief zo hoog ingeschat, dat langer dan één jaar preventieve medicatie gegeven wordt. In de *Nederlandse Multidisciplinaire Richtlijn Schizofrenie* uit 2005 worden dergelijke specifieke aanwijzingen niet gegeven. Het is wel duidelijk dat de kans op een recidief groter is als er al eerdere recidieven zijn geweest. Bovendien blijft de kans op een recidief behoorlijk groot, ook nadat psychotische verschijnselen langdurig zijn weggebleven tijdens behandeling met antipsychotica. De beslissing over voortzetting van behandeling met antipsychotica moet in overleg tussen patiënt en behandelaar worden genomen en herhaaldelijk worden geëvalueerd. Gedurende de periode dat het risico van psychotische terugval groot is, kan aan patiënten met schizofrenie het best preventieve medicatie worden gegeven. Deze periode beslaat in ieder geval de eerste vijf tot tien jaar van de aandoening. Preventieve behandeling is slechts acceptabel als patiënten nauwelijks bijwerkingen ervaren.

De meeste patiënten geven de voorkeur aan antipsychotica in tabletvorm. Voor patiënten die moeite hebben met het innemen van medicijnen, heeft de gift van antipsychotica in depotvorm voordelen. Soms weten patiënten dat dit voor hen de enig betrouwbare manier is. Vaker is het nodig om patiënten die geneigd zijn hun medicatie niet of onregelmatig in te nemen, te motiveren voor die 'beangstigende prik'. Het komt dikwijls voor dat patiënten pas na een tweede of derde psychotische decompensatie instemmen met een toediening van antipsychotica in depotvorm. Als bijwerkingen optreden, is het niet mogelijk het depot snel te stoppen. Daarom is het verstandig eerst met orale medicatie het antipsychoticum en de dosering te zoeken die goed verdragen wordt en dan pas over te schakelen op depotmedicatie. Men moet zich er wel van vergewissen dat patiënt de 'proefdosis' ook echt heeft ingenomen, anders bestaat het risico dat het depot te hoog wordt berekend. Er zijn diverse depotpreparaten beschikbaar, met onderlinge verschillen in werkingsduur en snelheid waarmee het antipsychoticum in aanvang vrijkomt. Een bijzondere depotvorm is zuclopenthixol-acetaat, een kortwerkend depot (halveringstijd 35 uur) dat in acute situaties kan worden gegeven.

Overigens is er ook een antipsychoticum in tabletvorm, penfluridol (Semap), dat gedurende ongeveer een week werkt.

4.6 Medicamenteuze behandeling van negatieve symptomen

Negatieve symptomen zijn vaak al vóór het ontstaan van positieve symptomen aanwezig. Als negatieve symptomen tijdens de behandeling met antipsychotica blijven bestaan, is het moeilijk om onderscheid te maken tussen bijwerkingen van antipsychotica en primaire negatieve symptomen. Parkinsonisme door medicatie kan zich bijvoorbeeld uiten in weinig beweging, verminderde spontaniteit, apathie en initiatiefloosheid. Dosisverlaging of toevoeging van anticholinergica kan deze bijwerkingen verminderen. Clozapine veroorzaakt geen parkinsonistische akinesie. Dat maakt clozapine tot een goed alternatief voor patiënten die tijdens de behandeling met antipsychotica ernstige negatieve symptomen hebben.

4.7 Medicamenteuze behandeling van depressieve symptomen

Depressie gaat vaak samen met positieve symptomen tijdens de acute episoden van schizofrenie, maar deze verdwijnt meestal bij de behandeling van de positieve symptomen. Een grote groep patiënten, mogelijk zelfs 40 procent, blijft depressief, ook tijdens de remissie. Uit een aantal studies blijkt dat deze patiënten baat kunnen hebben bij antidepressiva en lithium. Het is verstandig om voorafgaand aan de behandeling met antidepressiva uit te zoeken of de somberheid niet veroorzaakt wordt door een te hoge dosering antipsychotica en dus verholpen kan worden door dosisvermindering of toevoeging van anticholinergica. Antidepressiva moeten samen met antipsychotica worden gegeven, omdat anders het risico te groot is dat door de activerende werking van antidepressiva psychotische verschijnselen optreden.

4.8 Medicamenteuze behandeling van onrust en angst

Psychotische belevingen kunnen patiënten erg angstig maken of voor veel motorische onrust en/of agititatie zorgen. Men kan dan tijdelijk een benzodiazepine toevoegen (bijv. oxazepam 4×10 tot 4×50 mg/dag), bij voorkeur met de hoogste dosering voor de nacht. Bij extreme agressie/agitatie wordt gekozen voor een sederend antipsychoticum, bijvoorbeeld zuclopentixol. Met name de intramusculaire acutard vorm van zuclopentixol biedt hierbij voordelen vanwege zijn werkingsduur van ongeveer 48 uur. Sinds kort is ook de intramusculaire toediening van kortwerkende olanzapine mogelijk.

4.9 Bijwerkingen van antipsychotica

Het volgende overzicht is niet volledig en beperkt zich tot bijwerkingen die vaak voorkomen. Voor een volledig overzicht verwijzen we naar het *Farmacotherapeutisch Kompas*. De bijwerkingen worden onderverdeeld in extrapiramidale en andere bijwerkingen. In acute situaties is het vaak niet mogelijk om bijwerkingen van neuroleptica te minimaliseren. Tijdens de onderhoudsbehandeling is zowel de noodzaak als de mogelijkheid voor preventie en behandeling van bijwerkingen groter.

4.9.1 Extrapiramidale bijwerkingen

Acute dystonieën

Acute dystonieën zijn onvrijwillige spiersamentrekkingen die een kortere of langere tijd een abnormale lichaamshouding veroorzaken. Het meest komt een dwangstand van het hoofd voor door een krampachtige samentrekking van een deel van de halsspieren. Ook dwangstand van de ogen, kaakklem, krampachtige samentrekking van de spieren rondom het strottenhoofd en 'spastische' aandoeningen van de ledematen en romp vallen onder het begrip acute dystonieën. Deze bijwerking is vaak zeer beangstigend voor patiënten. Er is dus veel aan gelegen om deze bijwerking te voorkomen. Deze bijwerking van antipsychotica wordt vooral gezien bij jongere mannen bij wie het antipsychoticum niet langzaam kan worden ingeslopen. Mogelijk heeft dit te maken met een grotere dopamineactiviteit bij jongeren. Meestal treedt de bijwerking binnen vier dagen na de start met antipsychotica op; veelal op de tweede dag.

Vooral bij jongeren is het aan te raden om de eerste week preventief een anticholinergicum te geven naast het antipsychoticum (bij een dosering hoger dan 3 mg haloperidolequivalent). Als patiënten desondanks acute dystonieën ontwikkelen, moeten er anticholinergica worden (bij)gegeven. Soms is de dystonie zo ernstig en beangstigend, of zijn er slikstoornissen, dat de toestand direct moet worden behandeld door een intramusculaire injectie met anticholinergica (bijv. 5 mg biperideen). Hierna mag men verwachten dat binnen een halfuur de ernst van de dystonie vermindert.

Parkinsonisme (tremor, rigiditeit, hypokinesie)

Stijfheid (rigiditeit) en minder spontane bewegingen, maskergelaat en het verminderd meebewegen van de armen bij het lopen, vallen soms op bij patiënten die antipsychotica gebruiken. Deze verschijnselen lijken samen met de tremor op de motorische stoornissen die voorkomen bij de ziekte van Parkinson. Ook de oorzaak is vergelijkbaar: zowel bij de ziekte van Parkinson als bij parkinsonisme door antipsychotica is er een tekort aan effectief dopamine. Vandaar de term 'parkinsonisme'. Deze bijwerking komt bij gemiddeld een derde van de patiënten voor en ze ontstaat veelal pas dagen tot weken na de start met antipsychotica. Parkinsonisme is dosisafhankelijk en dus moet dosisverlaging geprobeerd worden. Soms kan dat niet omdat psychotische symptomen dan weer toenemen. Een andere mogelijkheid is dan anticholinergica bij te geven. Aan antipsychotica in depotvorm kan bijvoorbeeld 0,25-0,75 mg dexetimide worden toegevoegd. Indien parkinsonisme ernstig blijft ook na dosisverlaging, valt te overwegen over te gaan op een (ander) atypisch antipsychoticum, bijvoorbeeld clozapine.

Acathisie

Acathisie, 'niet stil kunnen zitten', is een veelvoorkomende, nare en onderschatte bijwerking van antipsychotica. Acathisie heeft een negatieve invloed op het welbevinden en kan leiden tot stoppen met het gebruik van antipsychotica.

De subjectieve kenmerken zijn een ongemakkelijk, oncomfortabel gevoel in de benen (ook gepresenteerd als innerlijke rusteloosheid, dysforie, gespannenheid, geïrriteerdheid en een sterke neiging om te bewegen). De meeste patiënten beschouwen de bewegingen als vrijwillig in respons op de subjectieve spanning, maar kunnen de bewegingsneiging maar voor een korte periode controleren (in deze zin is acathisie vergelijkbaar met 'krabben bij jeuk', 'ijsberen' en 'plankenkoorts'). De helft van de patiënten heeft er meer last van wanneer zij staan en ervaren enige verbetering als zij liggen. De slaap wordt door de acathisie meestal niet gestoord. Soms kunnen de subjectieve verschijnselen van acathisie op een ongewone manier tot uiting komen: woede, toename van psychotische symptomen of zelfs impulsieve suïcidepogingen.

De objectieve kenmerken van acathisie zijn: rusteloze beweging, aanhoudend zwaaien van de benen en het over elkaar slaan van de benen, wiebelen van de ene voet op de andere, ijsberen. Het is belangrijk om te beseffen dat acathisie in de tijd kan variëren.

Er wordt wel een onderverdeling gemaakt in acute acathisie en chronische acathisie. Acute acathisie treedt op na de start of dosisverhoging van antipsychotica en is dosisafhankelijk; subjectieve verschijnselen staan op de voorgrond en acute acathisie komt vaak samen met parkinsonisme voor.

Chronische acathisie treedt op bij 40 procent van de patiënten die langdurig antipsychotica gebruiken, is niet dosisafhankelijk en subjectieve verschijnselen worden minder ernstig in de loop van de tijd. Bij deze groep gaat het vaak samen met tardieve dyskinesie en negatieve symptomen.

Soms wordt acathisie verward met 'agitatie' en 'psychotische' onrust. Verhoging van de dosering van antipsychotica heeft dan een averechts effect. Acathisie komt vooral voor bij specifieke dopamineantagonisten. Maar ook bij lithium, tricyclische antidepressiva en bij fluoxetine is acathisie beschreven. Leeftijd en geslacht lijken geen invloed te hebben op het voorkomen van acathisie.

De behandeling van acathisie begint met een dosisverlaging van het antipsychoticum of overstappen op een atypisch antipsychoticum, zoals olanzapine of quetiapine. Als dat niet mogelijk is, is het de moeite waard propranolol toe te voegen. Als dat niet kan in verband met contra-indicaties of niet helpt, kan oxazepam geprobeerd worden. Een anticholinergicum kan gegeven worden, maar dit is minder vaak effectief tegen de onrust. Acathisie is dikwijls een hardnekkig probleem en daarom een reden om over te stappen op clozapine.

Tardieve dyskinesie

Men spreekt van tardieve dyskinesie (TD) als patiënten last hebben van onwillekeurige bewegingen van tong, mond of gelaat. Soms duurt het jaren voordat deze bewegingsstoornis optreedt. Daarom spreken we van tardieve (verlate) bewegingsstoornissen. Ze hebben de naam blijvend te zijn. Dat is in zijn algemeenheid niet zo. Wel neemt de kans erop toe als behandeling met klassieke antipsychotica in hoge dosering doorgaat terwijl TD aanwezig is.

Niet alle optredende bewegingsstoornissen zijn aan antipsychotica toe te schrijven. Ze kunnen ook veroorzaakt of verergerd worden door een slecht passend kunstgebit, bepaalde ziekten (bijv. chorea van Huntington) en komen ook voor bij gezonde ouderen, zonder dat er een duidelijke oorzaak voor wordt gevonden. Vrouwen en ouderen zijn gevoeliger voor deze bijwerking. Patiënten met organische (dementie, geestelijke handicap) en met bipolaire stoornissen zijn gevoeliger voor het ontwikkelen van TD. Het is dus niet aan te raden deze patiënten langdurig met antipsychotica te behandelen. Extrapiramidale stoornissen in het begin van de behandeling voor spellen een grotere kans op tardieve dyskinesie. Ongeveer 15 procent van de patiënten heeft in meer of mindere mate last van TD die veroorzaakt is door antipsychoticagebruik.

De behandeling van TD impliceert het staken van anticholinergica, aangezien deze de uiting van de aandoening kunnen verergeren. Het is niet waarschijnlijk dat anticholinergica bijdragen aan het veroorzaken van tardieve dyskinesie. Op termijn kan het een verbetering betekenen als de dosis van het antipsychoticum verlaagd wordt tot een niveau dat de dyskinesieën niet invaliderend zijn. Een tijdelijke verergering van de symptomen treedt vaak op direct na verlaging van het antipsychoticum. Benzodiazepinen verminderen soms de ernst van de tardieve dyskinesie. Het valt zeker te overwegen om het klassieke antipsychoticum te vervangen door clozapine. Waarschijnlijk heeft clozapine zelf geen rechtstreekse invloed op de tardieve dyskinesie, maar is het gunstige effect te verklaren door het onttrekken van de klassieke antipsychotica. In enkele onderzoeken blijkt dat bij patiënten met een kort bestaande tardieve dyskinesie (korter dan 2 jaar) vitamine E (800-1600 IU per dag) de symptomen met gemiddeld 40 procent vermindert. Deze behandelstrategie wordt op dit moment verder onderzocht.

4.9.2 Andere bijwerkingen

Subjectief onwelbevinden

Het dempende effect van antipsychotica geldt niet alleen de motoriek en de afwijkende betekenisgeving (zie eerder), maar ook het beleven van plezier zelf. Veel patiënten klagen dan ook over een als onprettig ervaren vervlakking of dysforie in de periode dat ze antipsychotica gebruiken. Deze dysforie hangt waarschijnlijk samen met de mate waarin antipsychotica hechten aan de dopaminereceptor. Hoe sterker de hechting van het antipsychoticum aan de dopaminereceptor, hoe meer moeite het van nature aanwezige dopamine heeft om het antipsychoticum van de receptor te verdrijven. En hoe moeilijker dopamine zijn belangrijke taak kan vervullen. Daarnaast hangt de onprettige subjectieve beleving samen met het percentage dopaminereceptoren dat door het antipsychoticum bezet wordt. Patiënten en gezonde vrijwilligers ervaren het gebruik van antipsychotica vrijwel nooit als plezierig. Gebruik van antipsychotica gaat vaak samen met effecten die worden omschreven als 'neuroleptica-geïnduceerde dysforie', 'afgenomen motivatie' en 'subjectief onwelbevinden'. Deze bijwerkingen zijn de keerzijde van het fundamentele mechanisme van antipsychotica: het dempen van de toekenning van importantie.

Dysfore reactie

Veel patiënten (mogelijk 30%) reageren op antipsychotica met een dysfore reactie. Ze voelen zich onprettig, geremd of juist gejaagd, ingeperkt of 'gevangen'. Het is duidelijk dat dergelijke ervaringen patiënten niet motiveren om antipsychotica te blijven innemen. Deze dysfore reactie werkt therapieontrouw en daarmee onvoldoende resultaat van de behandeling in de hand. Vooral gedurende de onderhoudsbehandeling moet men daarom streven naar een lage dosering van het antipsychoticum. Als dit niet mogelijk is of dit geen soelaas biedt tegen de dysforie, kan het helpen een anticholinergicum toe te voegen of over te gaan op een ander middel (bijvoorbeeld clozapine). De subjectieve interpretatie van de veranderde fysiologische toestand door medicatie voorspelt therapietrouw, terwijl kennis van de werking van medicatie minder invloed heeft. Daarom is het belangrijk met patiënten te praten over hun ervaringen met medicatie. Zij waarderen dat en vertellen dan meer over wat hen bezighoudt; het contact neemt toe; de werkrelatie wordt versterkt. Bij negatieve ervaringen van patiënten is het raadzaam resoluut naar alternatieven te zoeken die beter verdragen worden.

Hypnosedatie

Sufheid of slaperigheid (hypnosedatie) komt vooral voor bij antipsychotica met sterke antihistaminerge, anticholinerge en/of antinoradrenerge eigenschappen (bijv. periciazine, pipamperon, clozapine). Meestal treedt na dagen tot weken tolerantie op voor deze sufheid en slaperigheid. Onder sedatie of demping wordt remming van psychische en motorische functies verstaan. Vaak wordt dit als een gewenste hoofdwerking beschouwd van antipsychotica en niet als een bijwerking. Sufheid, concentratiestoornissen en verwardheid kunnen ook door anticholinerge eigen schappen van antipsychotica worden veroorzaakt of door de anticholinergica die als comedicatie worden gegeven. Blijvende sufheid die veroorzaakt wordt door een antipsychoticum is aanleiding voor dosisverlaging of vervanging door een antipsychotisch middel zonder antihistaminerge of antinoradrenerge eigenschappen.

Convulsies

Insulten komen zelden voor tijdens de behandeling met (klassieke) antipsychotica. Zeker bij butyrofenonen (broomperidol, dehydrobenzperidol, haloperidol, pipamperon) zijn convulsies zeldzaam. Patiënten met epilepsie, een abnormaal EEG, hersenschade of na elektroshockbehandeling zijn gevoeliger voor deze bijwerking. Bij patiënten met epilepsie is verhoging van de dosering van het anti-epilepticum te overwegen. Bij clozapine is het risico van convulsies groter en afhankelijk van de dosering en de snelheid waarmee de dosering stijgt.

Maligne neurolepticasyndroom

Het maligne neurolepticasyndroom is een zeldzame bijwerking (ongeveer 1% van de patiënten die met antipsychotica behandeld worden, maar potentieel levensbedreigend. Het syndroom wordt veroorzaakt door een snel progressief toenemende ontregeling van extrapira midale en hypothalame functies. Kenmerkend voor het syndroom is de combinatie van koorts, spierrigiditeit en een verhoging van CPK in het serum. Meestal zijn er ook andere symptomen: snelle hartslag en ademhaling, hevig transpireren en bewustzijnsdaling. Een verhoogd aantal leukocyten komt vaak voor en maakt het onderscheid met koorts door een bacteriële infectie lastig.

Waarschijnlijk treedt het maligne neurolepticasyndroom pas op bij aanwezigheid van andere risicofactoren (naast antipsychoticagebruik), zoals uitputting met dehydratie, beschadigingen van het centraal zenuwstelsel (alcoholisme, trauma, epilepsie).

Bij aanwezigheid van het syndroom wordt het antipsychoticum onmiddellijk gestaakt, wordt de patiënt gekoeld, en worden de vocht- en elektrolytenbalans en de cardiovasculaire functies gecontroleerd. Dit betekent dat opname op een intensive care unit is geïndiceerd. Wanneer het maligne neurolepticasyndroom volkomen verdwenen is, verdient het de voorkeur de behandeling te hervatten met clozapine.

Orthostatische hypotensie

Orthostatische hypotensie treedt vaak op in het begin van de behandeling, vooral bij clozapine en quetiapine, maar ook bij andere middelen. Omdat patiënten vooral in het begin van de behandeling vaak last hebben van moeheid, duizeligheid en bloeddrukdaling bij het opstaan is het belangrijk met een lage dosering te beginnen en de dosering voorzichtig te verhogen.

Men kan de patiënt soms door de eerste weken heen helpen door hem of haar te instrueren langzaam op te staan. Bij risicogroepen (ouderen en patiënten met cardiovasculaire stoornissen) is het niet aan te raden middelen met sterke antinoradrenerge eigenschappen te gebruiken.

Hormonale en seksuele bijwerkingen

Geen zin in seks, erectie- en ejaculatiestoornissen worden vaak niet spontaan door patiënten gemeld bij inname van antipsychotica. Uitblijven van menstruatie, melkuitvloed uit de tepel, zwelling van klierweefsel in de borst bij mannen of geen zin in seks wordt veroorzaakt door de stijging van het prolactineniveau, wat samenhangt met de dopamineblokkade door antipsychotica.

Bij seksuele functiestoornissen kan het helpen de dosering van het antipsychoticum te verlagen of over te gaan op een lage dosering van een antipsychoticum zonder alfa-adrenerge blokkade en anticholinerge werking. Het is aan te bevelen anticholinergica te vermijden.

Als dosisverlaging niet helpt, behoort vervanging door olanzapine of quetiapine, en eventueel clozapine tot de mogelijkheden.

Gewichtstoename

Meer nog dan het lichaamsgewicht voorspelt de buikomvang het ontwikkelen van een zogenaamd *metabool syndroom*. Het metabool syndroom is een combinatie van verminderde glucosetolerantie, afwijkingen in de lipidenstofwisseling, hypertensie en toename van abdominaal vet. Dit metabool syndroom is voorspellend voor een verhoogd risico op diabetes mellitus en hart- en vaatziekten. Dit verhoogde risico kan nog worden versterkt door de aanwezigheid van andere risicofactoren (familiale belasting met diabetes, hart- en vaatziekten, en hypertensie, roken, weinig lichaamsbeweging). Behalve suïcide vormen diabetes en hart- en vaatziekten de belangrijkste redenen voor een afname van de levensverwachting met gemiddeld 20 procent bij mensen met schizofrenie. Gewichtstoename treedt vooral op bij clozapine en dit is na het risico van agranulocytose de belangrijkste bijwerking van dit middel. Ook bij olanzapine vormt gewichtstoename een zeer groot probleem voor veel patiënten. Er zijn aanwijzingen dat er minder gewichtstoename bij haloperidol optreedt.

Agranulocytose

Agranulocytose komt bij de klassieke antipsychotica weinig voor. Alleen bij clozapine treedt deze bijwerking op (dosisonafhankelijk bij ongeveer 0,5 tot 1% van de patiënten) en dit maakt routinebepaling van het witte bloedbeeld noodzakelijk. Mogelijk ligt er een individuele overgevoeligheid aan ten grondslag. Omdat de meeste gevallen van agranulocytose voorkomen in de eerste achttien weken, moet in die periode de controle wekelijks plaatsvinden. Hierna volstaat controle om de maand. Gedurende de gehele behandeling moet men alert zijn op aanwijzingen voor gedaalde hematologische afweer. Bij koorts of keelpijn moet het witte bloedbeeld worden bepaald.

4.10 Interacties tussen antipsychotica en andere middelen

Antipsychotica versterken het kalmerende effect van sedativa (bijv. alcohol of benzodiazepinen). In combinatie met lithium kunnen extrapiramidale bijwerkingen verergeren. Ook het risico op het maligne neurolepticasyndroom neemt toe bij gelijktijdig gebruik van lithium. Bepaalde geneesmiddelen, zoals carbamazepine, kunnen ertoe leiden dat antipsychotica versneld worden afgebroken, zodat de hoeveelheid antipsychoticum in het bloed daalt. Clozapine moet niet samen met carbamazepine worden gegeven, omdat beide medicijnen agranulocytose kunnen veroorzaken en het gecombineerde risico onacceptabel groot is.

Roken vermindert de hoeveelheid antipsychoticum in het bloed en daarmee de dosisafhankelijke bijwerkingen.

4.11 Anticholinergica

Anticholinergica bevorderen de dopamineactiviteit en kunnen helpen de extrapiramidale bijwerkingen van antipsychotica (o.a. acute dystonie, acathisie, parkinsonisme) te bestrijden. Aan patiënten die last hebben van tardieve dyskinesie, verhoogde oogboldruk, prostaatvergroting of angina pectoris mogen geen anticholinergica worden gegeven. Als anticholinergica plotseling gestopt worden, kunnen patiënten last krijgen van angst en onrust als onttrekkingsverschijnsel. Deze problemen verdwijnen vaak na één tot twee weken. Anticholinergica kunnen de volgende bijwerkingen hebben: visusstoornissen, droge mond, mictiestoornissen, obstipatie, glaucoom, tachycardie, sufheid, duizeligheid, misselijkheid, braken, verergering van tardieve dyskinesie, eufore stemming (afhankelijkheid van anticholinergica). Bij een overdosering (die bij daarvoor gevoelige patiënten, vooral ouderen, snel kan optreden) kan een anticholinergsyndroom voorkomen. Dit is een delirante toestand met dysartrie, spiertrekkingen, insulten, snelle hartslag, wijde pupillen, warme, droge huid en slijmvliezen en koorts. Ondanks deze indrukwekkende lijst van bijwerkingen hebben veel patiënten baat bij het (tijdelijke) gebruik van een anticholinergicum naast een antipsychoticum.

4.12 Een vinger aan de pols...

Het is van belang het effect en de bijwerkingen van antipsychotica te blijven volgen. Dit vraagt samenwerking van artsen en verpleegkundigen. Terugkeer of verergering van psychotische symptomen vraagt aanpassing van de behandeling. Ook bij een toename van negatieve symptomen en/of depressieve verschijnselen moet de medicamenteuze behandeling worden geëvalueerd. Behandelaars moeten alert blijven op het optreden van bijwerkingen. Naar sommige bijwerkingen moet expliciet worden gevraagd (seksuele functiestoornissen), andere bijwerkingen ontstaan betrekkelijk geleidelijk maar hebben wel grote consequenties (gewichtstoename). Wij stellen voor in ieder geval jaarlijks het volgende te meten: bloeddruk, gewicht, buikomvang op navelhoogte, nuchter glucose en nuchter lipidenprofiel (cholesterol, HDL-cholesterol, LDL-cholesterol, triglyceriden).

4.13 Toekomstige ontwikkelingen

Voorlopig zullen nieuwe antipsychotica nog gericht zijn op het verminderen van de dopamineoverdracht. Een interessante ontwikkeling zijn de acetylcholinesteraseremmers. Deze hebben ook een antipsychotische werking bij patiënten met de ziekte van Alzheimer en de ziekte van Parkinson. Op dit moment zijn er onderzoeken gaande waarin deze middelen worden toegevoegd aan antipsychotica bij therapie-resistente patiënten. Aangezien ontregeling van de glutamaatoverdracht een rol lijkt te spelen bij schizofrenie, wordt er veel verwacht van middelen die de glutamaattransmissie verbeteren, zoals glycine of D-serine. Beide stoffen lijken in eerste klinische trials een therapeutisch effect te hebben, als zij in voldoende hoge dosering worden toegevoegd aan antipsychotica.

De latere leeftijd waarop bij vrouwen schizofrenie begint en de mildere symptomatologie worden vaak toegeschreven aan de beschermende werking van vrouwelijke geslachtshormonen, met name oestrogeen. In dier-experimenteel onderzoek vertoont oestrogeen ook kenmerken van een antipsychoticum. In enkele klinische studies is al een gunstig effect gevonden.

Misschien dat ook groeifactoren een rol zouden kunnen spelen. Op dit moment zijn er nog farmacologische belemmeringen, zoals het passeren van de bloed-hersenbarrière, die het verhinderen deze stoffen klinisch te testen. Ten slotte kunnen hier nog de omega-3-vetzuren vermeld worden. Deze worden ingezet vanuit de gedachte dat schizofrenie het gevolg is van een verstoring van de fosfolipidensamenstelling van de celmembraan. Hoewel een eerste studie waarin omega-3-vetzuren werden toegevoegd aan een neurolepticum positief was, konden deze resultaten niet bevestigd worden in een volgend onderzoek.

Naast de ontwikkeling van nieuwe antipsychotica, zijn er ook ontwikkelingen in de farmacogenetica. Hierbij probeert men onder andere verbanden te leggen tussen de genetische variatie van bepaalde receptoren en de respons op medicatie. Op grond van dergelijke verbanden zou in de toekomst farmacotherapie-op-maat mogelijk worden. Hierbij kan de respons dan zo goed mogelijk voorspeld worden en de bijwerkingen zoveel mogelijk vermeden.

4.14 Conclusie

Antipsychotica zijn effectief bij het verminderen van psychotische verschijnselen en bij de preventie van recidieven.

Antipsychotisch effect kan worden bereikt zonder ernstige of hinderlijke bijwerkingen. De meeste bijwerkingen kunnen verminderd worden door lagere dosering en/of overschakeling op een ander middel.

Sommige patiënten reageren onvoldoende of in het geheel niet op klassieke antipsychotica, of nieuwe antipsychotica. Clozapine biedt dan in een aantal gevallen uitkomst.

Een goede samenwerkingsrelatie vormt de basis voor therapietrouw. Verpleegkundigen vervullen een belangrijke rol in de behandeling met antipsychotica, omdat ze patiënten vaak goed kennen en een vertrouwensband met hen hebben. Zonder dit vertrouwen is het moeilijk voor patiënten medicatie te accepteren. Door het veelvuldige contact met patiënten kunnen verpleegkundigen problemen rond medicatie (niet-nemen van medicatie, onvoldoende effect en bijwerkingen) snel signaleren.

De behandeling met antipsychotica moet onderdeel zijn van een gevarieerd, individueel en uitgebreid hulpaanbod.

Tabel 4.1 geeft de affiniteit van de antipsychotica weer voor een aantal receptoren.

Tabel 4.1	Receptor-bindingsprofiel van de nieuwe atypische antipsychotica en haloperidol.							
	D_2	D_3	$5\text{-}HT_{2A}$	$5HT_{2C}$	$5HT_{1A}$	M_1	H_1	α_1
clozapine	+	+	+++	+++	+	+++	+++	+
olanzapine	+	+	+++	+++		+++	+++	+
quetiapine	+	+	+++			++	+++	+
ziprasidone	+++	++	+++	+++	+			++
risperidon	++++	++	+++					++
amisulpride	++	++					+	
aripiprazol	++++	+++	+++		+			
haloperidol	++++	+++						

++++ zeer hoge affiniteit; +++ hoge affiniteit; ++ matige affiniteit; + lage affiniteit. (Bewerkt naar Leysen e.a., 1998; Arnt en Skarfeldt, 1998.)

Literatuur

1 American Psychiatric Association Practice Guidelines: Workgroup on Schizophrenia. Practice Guideline for the treatment of patients with schizophrenia, second edition. *Am. J. Psychiatry 161* (Suppl.2), 1-56.
2 Haan, L. de & Kapur, S. (2003). Dopamine, importantie en psychose. *Maandblad Geestelijke volksgezondheid 58*, 228-235.
3 Knegtering, H., Slooff, C.J., Bruggeman, R. e.a. (2003). *Behandelprotocollen bij schizofrenie en verwante psychosen.* Assen: Van Gorcum.
4 Landelijke Stuurgroep Multidisciplinaire Richtlijnontwikkeling in de GGZ (2005). Multidisciplinaire richtlijn Schizofrenie. www.ggzrichtlijnen.nl.
5 Nederlandse Vereniging voor Psychiatrie (1998). *Richtlijn antipsychotica gebruik bij schizofrene psychosen.* Amsterdam: Boom.

5 Medicatietrouw

Drs. J. Dobber, dr. H. Boter en dr. B. van Meijel

Casus

Bij Erik – nu 24 jaar oud – is zes jaar geleden de diagnose schizofrenie gesteld. Kort daarvoor had hij een zeer ernstige psychotische episode doorgemaakt. Hij is toen intensief met antipsychotische medicatie behandeld. Nadien heeft hij nog drie keer een psychotische terugval gehad, maar deze waren minder hevig dan de eerste. Toch moest hij de laatste keer weer voor een korte periode klinisch worden opgenomen, waarbij het opnieuw instellen van de medicatie de belangrijkste doelstelling was. Ellen – zijn begeleidend verpleegkundige – heeft toen uitvoerig met Erik en met zijn ouders gesproken over de voorafgaande periode. Zij constateerde dat zich bij iedere psychose hetzelfde patroon lijkt af te tekenen: na het herstel van de psychose gebruikt hij zijn medicatie gedurende een aantal weken tot maanden volgens voorschrift. Maar na verloop van tijd vraagt hij zich af of hij die medicijnen nog wel nodig heeft, nu het herstel zo voorspoedig verloopt. Hij ondervindt ook een aantal hinderlijke bijwerkingen van de pillen: hij voelt zich suf, heeft helemaal geen zin meer in sporten en zijn gewicht neemt in snel tempo toe. Zijn vrienden ontraden hem de medicatie te gebruiken: het komt toch op hem zelf aan – zo stellen zij –, hij moet het op eigen kracht doen. Erik besluit helemaal met zijn medicijnen te stoppen. Hij verzwijgt dit voor zijn ouders en de behandelend psychiater uit angst slapende honden wakker te maken. Uiteindelijk belandt hij weer in een nieuwe psychose. Ellen concludeert dat het voor de toekomst belangrijk is om Erik in zijn medicatiegebruik beter te ondersteunen.

5.1 Introductie

Bij mensen met schizofrenie vormt medicatie een belangrijke pijler in de behandeling. De behandeling met antipsychotica is onder meer gericht op het bestrijden van de symptomen en de preventie van een psychotische terugval. Ondanks de bewezen effectiviteit van de medicatie blijkt 16 tot 50 procent van de patiënten binnen een jaar en 54 tot 81 procent binnen twee jaar een terugval te krijgen. (1,2) Een dergelijke gebeurtenis heeft grote nadelige gevolgen voor het welzijn van de patiënt en voor de mensen in zijn omgeving. Ook leidt het tot extra kosten in de zorg door inzet van meer mensen en middelen.

De belangrijkste oorzaak van terugval is het gebrek aan medicatietrouw. (3,4) Men spreekt van medicatieontrouw als een patiënt het antipsychoticum niet volgens voorschrift inneemt, het gebruik ervan vermindert of het geheel stopt.[1] 25-50 procent van de patiënten neemt binnen een jaar het antipsychoticum niet meer in volgens voorschrift en 53 tot 75 procent is binnen twee jaar medicatieontrouw. (5-9) Patiënten die medicatieontrouw zijn, hebben maar liefst een 2,5 tot 5 maal groter risico op een psychotische terugval. (1,2,10) Medicatieontrouw is verantwoordelijk voor ongeveer 40 procent van de kosten van heropnamen. (2)

Veel gezondheidswinst kan dus worden geboekt als zorgverleners de patiënten ondersteunen bij hun medicatie-inname en medicatieontrouw proberen te voorkomen. Daartoe zullen ze effectief gebleken interventies moeten kunnen toepassen. Door hun frequente contact met patiënten kunnen verpleegkundigen hierin een belangrijke rol spelen.

5.2 Beïnvloedende factoren

Grofweg zijn er vier categorieën van beïnvloedende factoren te onderscheiden, namelijk:
1 medicatiegerelateerde factoren;
2 patiëntgebonden factoren;
3 familie- en netwerkgebonden factoren;
4 factoren gerelateerd aan het zorgverleningssysteem. (11)

Door de verschillende factoren bij de individuele patiënt te schatten, verkrijgt men een idee over het draagvlak voor medicatie bij de patiënt. De factoren worden hierna besproken.

5.2.1 Medicatiegerelateerde factoren

Effecten van medicatie

Wanneer de patiënt positieve effecten van de medicatie ervaart, heeft dit meestal ook een positief effect op zijn medicatietrouw. (12) Als hij merkt dat

---

1 Medicatietrouw verwijst niet naar het gedrag van de patiënt als een passieve ontvanger van de zorg die moet gehoorzamen, maar benadrukt de actieve rol van de patiënt in het besluitvormingsproces. Medicatieontrouw is dan ook niet het probleem van de patiënt of de behandelaar maar een uiting van een discrepantie tussen de doelen van de patiënt en die van de behandelaar.

psychotische symptomen verminderen, als hij zich meer op zijn gemak voelt of een betere nachtrust geniet, kan hij dit toeschrijven aan de medicatie. Deze kortetermijneffecten van medicatie dragen bij aan een positief oordeel van de patiënt over zijn medicatiegebruik.

Om medicatietrouw op langere termijn te bevorderen, is het belangrijk dat de patiënt verwacht dat de medicatie ook in de toekomst positieve effecten heeft. Deze effecten van medicatie, ofwel indirecte voordelen, ervaart de patiënt minder direct en hij brengt ze niet altijd in verband met de medicatie. Een voorbeeld van indirecte voordelen van medicatie is dat de patiënt beter in staat is sociale contacten te onderhouden en dat psychotische terugval wordt voorkomen. Patiënten die deze effecten op de langere termijn onderkennen, lopen minder risico medicatieontrouw te worden. (13,14)

Bijwerkingen

Hinderlijke bijwerkingen van medicatie kunnen de patiënt doen besluiten het medicatiegebruik te staken. Niet bij elke patiënt is duidelijk welke bijwerkingen in het bijzonder bijdragen aan een lagere medicatietrouw. Het gaat vooral om bijwerkingen die door de patiënt als storend worden ervaren en hierin kunnen grote individuele verschillen bestaan. Het is mogelijk dat als bij verschillende patiënten dezelfde bijwerking wordt geobserveerd, een deel van de patiënten last heeft van de bijwerking en andere patiënten niet of veel minder. (15,16)

Gedachten over bijwerkingen kunnen de medicatietrouw beïnvloeden. Sommige patiënten hebben het idee dat de medicatie onveilig is en op de langere termijn ernstige lichamelijke schade (bijvoorbeeld kanker) kan veroorzaken. (17) Deze vrees berust niet altijd op reële risico's, maar de gevaarsbeleving van de patiënt kan wel zijn gedrag bepalen.

Ten slotte kan medicatie hinder veroorzaken doordat het de dagelijkse routines van de patiënt verstoort. (17) Patiënten kunnen het vervelend vinden dat ze hun medicatie moeten innemen in aanwezigheid van andere mensen. Een andere vorm van hinder is dat de medicatievoorschriften dwingen tot een andere dagindeling dan de patiënt zou willen, bijvoorbeeld omdat de medicatie op tijd moet worden ingenomen.

Toedieningswijze

Het is niet duidelijk of depotmedicatie tot hogere medicatietrouw leidt dan oraal ingenomen medicatie. Verschillende onderzoeken komen tot tegenstrijdige resultaten. (18) Patiënten die depotmedicatie gebruiken lijken minder risico op terugval hebben. (19) Dit kan erop wijzen dat depotmedicatie tot een hogere mate van medicatietrouw leidt.

5.2.2 Patiëntgebonden factoren

Autonomie

Met autonomie wordt het behoud van controle van de patiënt over zijn situatie, zijn leven en zijn lichaam bedoeld. De persoon is in staat te handelen volgens zijn eigen zienswijze. (20) Veel patiënten willen ook invloed uitoefenen op hun medicatiegebruik. Wanneer de patiënt van mening is dat hij zelf invloed heeft (gehad) op de medicatievoorschriften, dan kan dit het draagvlak voor medicatie verhogen, omdat de autonomie bevorderd wordt.

Sommige patiënten versterken hun gevoel van autonomie door zich voor te nemen met medicatie te stoppen wanneer zij zich beter voelen, of juist te stoppen wanneer zij zich slechter voelen. Wanneer een patiënt op die manier controle wil houden over zijn medicatiegebruik, betekent dit dat er meer kans is dat de patiënt er zelf voor zal kiezen zijn medicatiegebruik te beëindigen. (15,21)

Beleving van de patiënt van zijn medicatiegebruik

De beleving van het medicatiegebruik kan het risico van medicatieontrouw beïnvloeden. Zo kan het slikken van medicatie de patiënt elke keer met zijn aandoening confronteren, ook al voelt hij zich niet ziek. Deze confrontatie is soms moeilijk te verdragen. Het komt nogal eens voor dat mensen medicatiegebruik een teken van zwakte vinden of dat ze het onnatuurlijk vinden om medicatie in te nemen. Volgens deze opvattingen is stoppen met medicatie een teken van kracht; het wijst op succesvol functioneren. (15,21,22)

Veel patiënten wegen voor- en nadelen van medicatie tegen elkaar af. (22) Dit is meestal een niet volledig rationeel proces. (23) Zo kan de patiënt besluiten een duidelijk effectief medicijn in te ruilen voor een leven zonder medicatie, omdat het medicijn hem steeds in de ziekterol drukt. Het lijkt voor anderen logisch dat het beter is medicatie te gebruiken omdat hiermee een nieuwe psychose wordt voorkomen. De patiënt kan echter een volledig andere afweging maken en alles wat hij met de ziekterol associeert afwijzen.

Cognitief functioneren

Van de cognitieve functies spelen vooral de geheugenfuncties een belangrijke rol bij medicatietrouw. Is de patiënt vergeetachtig, dan kan dat tot gevolg hebben dat hij zijn medicatie gewoonweg vergeet in te nemen. (12,22)

Ziekte-inzicht

Gebrek aan ziekte-inzicht heeft vaak medicatieontrouw tot gevolg. (12,14,24) Als de patiënt van mening is dat hij geen psychiatrische ziekte heeft en als hij de symptomen van zijn ziekte niet als ziektesymptomen onderkent, zal hij van oordeel zijn dat hij dus geen behandeling en geen medicijnen nodig heeft. Het ziekte-inzicht van de patiënt kan binnen korte tijd sterk fluctueren. Dat maakt het in de praktijk in veel gevallen lastig om een goed beeld te krijgen van het ziekte-inzicht van de patiënt. Deze wisselingen maken het moeilijk om de consequenties van het huidige ziekte-inzicht voor de langere termijn goed in te schatten. (12,16,22,25)

Ziektekenmerken

Met ziektekenmerken worden de psychopathologie en aan ziekte gerelateerd gedrag bedoeld. Middelengebruik is een voorspeller van medicatieontrouw. (12,19) De drugs of alcohol worden soms als zelfmedicatie gebruikt, bijvoorbeeld om hinderlijke symptomen te onderdrukken. Sommige patiënten menen dat medicatie niet met alcohol en drugs samengaat en gebruiken dan liever alcohol of drugs dan medicatie. (12,26)

Patiënten die lijden aan grootheidswanen zijn vatbaarder voor medicatieontrouw. (12,14,17) Een verklaring hiervoor is dat patiënten liever hun grootheidswaan behouden dan dat ze zich door medicatie weer een 'gewoon' mens voelen. Bovendien zijn de grootheidsideeën moeilijk te rijmen met het beeld van psychiatrisch ziek-zijn en met afhankelijkheid van medicatie. Ook paranoïde gedachten kunnen bijdragen aan medicatieontrouw, wellicht vanuit de angst dat de medicijnverstrekker niet te vertrouwen is en dat de medicatie schade toebrengt. De onderzoeksresultaten over de invloed van paranoïde gedachten op medicatietrouw zijn echter niet eenduidig. (12,16)

Naarmate de psychotische symptomen ernstiger zijn, wordt de kans op medicatieontrouw groter. (12,22) Desorganisatie geldt als risicofactor, (12,14,22) omdat het denken bij deze patiënten niet meer georganiseerd verloopt. Het planmatig denken en doelgericht handelen, nodig voor adequaat medicatiegebruik, vermindert, waardoor niet-intentionele medicatieontrouw kan ontstaan.

Er is weinig onderzoek gedaan naar het verband tussen negatieve symptomen en medicatieontrouw. Waar dit wel is onderzocht, wordt er geen verband gevonden. (27) Van den Bosch (28) wijst erop dat negatieve symptomen en bijwerkingen van antipsychotische medicatie soms op elkaar lijken. Als de patiënt negatieve symptomen aanziet voor bijwerkingen van de medicatie, dan hangt het af van de mate van hinder die de patiënt ervan ervaart of dit invloed heeft op zijn medicatietrouw.

5.2.3 Familie/netwerkgebonden factoren

Sociale steun

Bij sociale steun gaat het om de aanwezigheid van personen in het netwerk van de patiënt die invloed uitoefenen op diens medicatietrouw. Als de patiënt niet alleen woont, is er iemand die het medicatiegebruik in de gaten kan houden. Dit bevordert medicatietrouw. (12,14,22)

Aan de andere kant kunnen personen uit het sociaal netwerk ook een nadelige invloed op de medicatietrouw uitoefenen. (15,22) Zo kan men medicatie gedurende een psychotische episode wel wenselijk vinden, maar kunnen in symptoomvrije perioden andere opvattingen over medicatie domineren. Dit kan ertoe leiden dat familieleden de patiënt waarschuwen voor medicijnverslaving of voor ernstige lichamelijke bijwerkingen. Het tijdig betrekken van familieleden bij de behandeling en goede voorlichting over medicatie kan deze negatieve invloed helpen voorkomen. (22)

5.2.4 Factoren gerelateerd aan het zorgverleningssysteem

Therapeutische relatie

De kwaliteit van de therapeutische relatie is belangrijk voor de therapietrouw. (12,14,17,19,23,29) Deze relatie wordt bevorderd wanneer de behandelaar (casemanager) optimistisch is over de positieve effecten van de (medicamenteuze) behandeling. Ook een actieve houding en interesse in het verhaal van de patiënt over de gevolgen van de ziekte voor zijn leven, dragen bij aan een goede relatie. (16,29)

De patiënt kan een meer of minder realistische verwachting hebben van de behandeling en de behandelaar. Een realistische verwachting bevordert de therapeutische relatie. (16,29) De patiënt weet wat hij van de behandelaar kan verwachten en wat niet. Het is dus verstandig om na te gaan of de verwachtingen die de patiënt over de behandeling heeft overeenkomen met die van de behandelaar.

Onderdeel van de therapeutische relatie is de verdeling van verantwoordelijkheid tussen patiënt en hulpverleners. Medicatietrouw wordt bevorderd wanneer de patiënt tevreden is over zijn invloed op de medicamenteuze behandeling en hiervoor (mede)verantwoordelijkheid draagt. Door mee te beslissen over doelen van de medicamenteuze behandeling, over de keuze van het medicijn en over het behandelregime (tijdstippen, doses) wordt recht gedaan aan deze invloed en verantwoordelijkheid. (14,19,30) Naast meebeslissen over gaat het ook om verantwoordelijkheid voor (de wijze van) het opvolgen van de medicatievoorschriften. Zo zou een deel van de patiënten zelf de medicijnvoorraad kunnen beheren en een belangrijke rol kunnen vervullen in vroegsignalering. (30) Deze actieve rol bevordert het gevoel van autonomie en controle van de patiënt, wat de medicatietrouw verhoogt. (30) Tenslotte moet de patiënt zich niet voortdurend gecontroleerd voelen over het deel waarvoor hij verantwoordelijk is.

Als de patiënt tevreden is over deze verantwoordelijkheidsverdeling is hij eerder geneigd medicatietrouw te zijn; het is immers ook *zijn* behandeling. (16,29,30)

5.2.5 Inschatten van factoren die medicatiegebruik beïnvloeden

Kennis van de factoren die medicatiegebruik beïnvloeden maakt het mogelijk om deze factoren bij de patiënt te inventariseren. De persoonlijke motieven om het medicatiegebruik al dan niet voort te zetten, kunnen per individu sterk verschillen. Ook per factor zijn er grote verschillen denkbaar tussen patiënten. Een zo goed mogelijke schatting vormt de basis voor (verpleegkundige) interventies om het medicatiegebruik te beïnvloeden. (19,30) Hierna bespreken we twee kwantitatieve en een kwalitatieve methode om de aanwezigheid van de beïnvloedende factoren in kaart te brengen.

Kwantitatieve methoden

Kwantitatieve methoden geven zicht op de aanwezigheid en omvang van factoren die medicatiegebruik beïnvloeden. Deze methoden bestaan meestal uit zelfrapportagelijsten. Dit zijn vragenlijsten met gesloten vragen die de patiënt zelf kan invullen. De antwoorden op de afzonderlijke vragen kunnen opgeteld worden tot een totaalscore, die een indicatie geeft voor de aanwezigheid en grootte van de factor. Verpleegkundigen zouden dergelijke vragenlijsten kunnen afnemen om deze factoren in te schatten. Van de meeste instrumenten is er een Nederlandstalige versie beschikbaar.

Hierna worden twee zelfrapportagelijsten besproken. De patiënt heeft ongeveer tien minuten nodig om de lijst in te vullen. Hierna kan de totaalscore worden berekend. Door naar de antwoorden op de afzonderlijke vragen te kijken, kan de verpleegkundige enig inzicht krijgen in de motieven voor medicatie(on)trouw van de patiënt.

Drug Attitude Inventory (DAI) De DAI (31) is gericht op de attitude van de patiënt ten opzichte van psychofarmaca. De patiënt reageert op stellingen door met 'eens' of 'oneens' te antwoorden. De totaalscore geeft een indicatie of de attitude van de patiënt positief of meer negatief is over psychofarmaca. De stellingen richten zich op de factoren 'Effecten van medicatie', 'Bijwerkingen', 'Beleving van medicatiegebruik' en 'Autonomie'.

> Drie stellingen als voorbeeld uit de DAI-10: (31,32)
> – Voor mij persoonlijk wegen de voordelen van medicatie op tegen de nadelen.
> – Ik neem medicijnen uit vrije wil.
> – Door medicatie voel ik me moe en duf.

Subjective Well-being under Neuroleptic Treatment (SWN) De SWN (33,34) meet het subjectieve welbevinden van de patiënt tijdens de behandeling met antipsychotica. De patiënt scoort twintig stellingen op een zes-puntsschaal en geeft daarmee de voordelen en nadelen van medicatie weer die hij ervaart. De stellingen richten zich op de factoren 'Effecten van medicatie', 'Bijwerkingen' en 'Autonomie'.

Kwalitatieve methoden

Bij kwalitatieve methoden worden de factoren niet in cijfers uitgedrukt, maar wordt de manier waarop de factoren bij de patiënt spelen in woorden beschreven. Het toepassen van kwalitatieve methoden neemt ongeveer één tot anderhalf uur in beslag. Om zicht te krijgen op de factoren voert de verpleegkundige één of meer gesprekken met de patiënt, afhankelijk van diens draagkracht en capaciteiten. Dit gesprek heeft de vorm van een semi-gestructureerd interview, aan de hand waarvan het perspectief van de patiënt op het gebruik van antipsychotica in kaart gebracht wordt. Voor het correct uitvoeren van de methode is meestal een korte scholing of instructie gewenst. Hierna wordt een kwalitatieve methode besproken.

Schatting Draagvlak Medicatie bij Schizofrenie (SDMS) De SDMS (35) is een methode die de verpleegkundige kan gebruiken. Via een semi-gestructureerd interview met de patiënt wordt nagegaan hoe groot het draagvlak bij de patiënt is voor het gebruik van antipsychotische medicatie. Het getrapte interviewschema (hoofdvraag, toelichting op de hoofdvraag, suggesties voor het doorvragen) helpt de verpleegkundige acht factoren te verduidelijken:
1 effect van de medicatie en bijwerkingen;
2 opvattingen van de cliënt over zijn medicatiegebruik;
3 cognitieve functies: geheugen;
4 ziekte-inzicht;
5 geschiedenis medicatietrouw;
6 ziektekenmerken;
7 sociale steun;
8 therapeutische relatie en verantwoordelijkheidsverdeling.

Factor 2: opvattingen van de cliënt over zijn medicatiegebruik	
Vraag:	**Specificatie:**
Vindt de cliënt dat het gebruik van medicatie zijn eigen keuze is of vindt hij dat dit gebruik door anderen aan hem opgelegd is? *Als de cliënt vindt dat hij medicijnen nodig heeft en invloed op het gebruik ervan kan uitoefenen, is dat bevorderlijk voor medicatietrouw **zolang** de cliënt vindt dat de medicatie effectief is.*	1. Ga na of de cliënt vindt dat het gebruik van medicatie zijn eigen keuze is Denk hierbij aan de volgende ideeën: • Idee invloed te hebben gehad op de keuze en dosering van de medicatie • Achter het medicatiegebruik staan • Het voornemen hebben om te stoppen met medicatie bij het zich beter voelen • Het voornemen hebben om te stoppen met medicatie bij het zich slechter voelen

Figuur 5.1
Voorbeeld van een vraag uit de handleiding van de SDMS.

5.3 Interventies

Vervolg casus Erik

Ellen vindt het belangrijk om Erik bij zijn medicatiegebruik beter te ondersteunen. Zij wil nagaan wat de achtergrond is van Eriks besluit met medicatie te stoppen. Ze besluit gebruik te maken van de SDMS. Na een gesprek met Erik is het Ellen duidelijk dat zijn motieven zich concentreren rond de bijwerkingen van medicatie, de opvattingen van Erik over het effect van medicatiegebruik op lange termijn en sociale steun. In mindere mate spelen ook ziekte-inzicht en de therapeutische relatie een rol. Doordat Erik in het recente verleden zijn medicatiegebruik gestaakt heeft, is de kans groter dat hij dat in de toekomst weer zal doen.

Dat Erik last heeft van bijwerkingen van medicatie is duidelijk. Hij voelt zich suf en heeft last van gewichtstoename. Dat zijn belangrijke nadelen van medicatiegebruik, waarmee Ellen iets zal moeten doen.

Erik vertelde dat hij medicatie ziet als iets wat hem beter maakt, maar als hij eenmaal beter is, heeft het vooral nadelen. Dat zijn niet alleen de bijwerkingen, maar ook dat hij er gezeur van zijn vrienden over krijgt. Eigenlijk vindt Erik dat zijn vrienden gelijk hebben: hij moet het op eigen kracht doen en niet zo'n slappeling zijn die afhankelijk van medicatie is. Als hij blijft slikken is hij over een tijd misschien wel verslaafd!

Erik is opgelucht dit eindelijk eens verteld te hebben. Eigenlijk zou hij het ook tegen zijn psychiater willen zeggen. Hij vindt het moeilijk hierover te beginnen. Hij denkt dat zijn psychiater wil dat hij zijn medicatie gewoon blijft gebruiken.

Alles overziend meent Ellen dat er twee opties zijn voor de begeleiding van Erik.

Scenario 1

Ellen besluit twee interventies te plannen: psycho-educatie en een combinatie van 'home visit' en 'clinical visit'.[1] Verder wil ze samen met Erik en zijn psychiater nagaan of een minimale onderhoudsdosering van de medicatie mogelijk is. Ze neemt zich voor als intermediair tussen Erik en de psychiater te fungeren, omdat er op dit punt besluiten en afspraken tussen Erik en zijn behandelaar gemaakt moeten worden.

---

1 'Home Visit' en 'Clinical Visit' zijn interventies waarbij het huisbezoek en het polibezoek op een specifieke manier worden ingevuld. Omdat vertaling met 'huisbezoek' en 'polibezoek' verwarring met gewone huisbezoeken en polibezoeken zou kunnen opleveren, wordt hier gekozen specifieke interventies uit de Engelstalige literatuur onvertaald te laten.

Door psycho-educatie te geven denkt Ellen dat Eriks opvattingen over de langetermijnvoordelen van medicatie worden beïnvloed. Ze hoopt onjuiste opvattingen te beperken en zijn inzicht in indirecte voordelen van medicatie te vergroten.

Door 'home visit' wil Ellen de sociale steun versterken die Erik van zijn ouders krijgt. Zij kunnen het best zien wanneer Erik het moeilijk heeft met medicatie en kunnen snel reageren op gesprekken van Erik hierover met zijn vrienden. Als Erik instemt met dit plan zal hij er waarschijnlijk ook meer voor openstaan. Tegelijk wil Ellen Erik ondersteunen bij het bespreken van zijn medicatieproblemen met de psychiater. Hiervoor dient de 'clinical visit', waarbij ze met Erik doorneemt hoe hij zijn problemen ter sprake kan brengen.

Met de psychiater bespreekt Ellen de mogelijkheid van een minimale onderhoudsdosering. Deze dosering moet de bijwerkingen van de medicatie beperken. Nadat de psychiater zich bereid heeft verklaard deze optie met Erik te bespreken, bereidt Ellen het gesprek hierover voor met Erik gedurende de 'clinical visit'. Dat helpt Erik om zijn vragen en zijn wensen over de dosering te formuleren.

Scenario 2

Ellen gelooft dat zolang Erik niet echt zelf kiest voor het gebruik van medicatie de problemen zich zullen blijven herhalen. Ze besluit om 'compliance therapy' aan Erik voor te stellen als interventie. Door eerst met hem na te gaan welke doelen hij heeft en welke problemen hij ervaart, kan hij zelf meer grip krijgen op de plaats die medicatie in zijn leven inneemt. Hiermee wil Ellen de situatie voor Erik omdraaien: de medicatie is niet een probleem maar onderdeel van de oplossing. Ellen hoopt dat Erik zijn opvattingen over medicatie hierdoor bijstelt. Als hij intrinsiek gemotiveerd kiest voor medicatie als hulpmiddel om zijn leven op te pakken, zal het draagvlak voor medicatie fors stijgen. In de 'compliance therapy' kan zij samen met Erik bespreken dat medicatiegebruik geen zwakte hoeft te zijn, maar juist onderdeel van een strategie die hij zelf kiest. Zoals een zonnebril tegen fel zonlicht beschermt, zo is medicatie eigenlijk ook een soort beschermlaag. Op deze manier maakt het hem juist sterker.

Wanneer Erik dit wil kan Ellen ook met hem bedenken hoe hij verstandig op zijn vrienden kan reageren wanneer zij hem adviseren de medicatie te stoppen. Als hij over een goede reactie beschikt, dan zal hij minder tegen het 'gezeur' van zijn vrienden opzien.

Er is geen standaardinterventie die voor elke patiënt geschikt is. Door de keuze van interventies te baseren op een individuele inschatting van beïnvloedende factoren, sluit de interventie aan bij de situatie van de patiënt. (12,19,30,36,37)

Hierna worden de volgende zeven interventies behandeld:
1 psycho-educatie;
2 compliance therapy;
3 Liberman-module medicatiemanagement;
4 home visit/clinical visit;
5 tailoring;
6 minimale onderhoudsdoseringen;
7 depotmedicatie of orale medicatie (toedieningsweg).

Voor deze interventies geldt dat ze in een multidisciplinair behandelplan ingepast moeten worden. Bij de uitvoering van deze interventies wordt in veel gevallen een rolverdeling tussen verpleegkundige en andere disciplines overeengekomen.

5.3.1 Psycho-educatie

Psycho-educatie is een vast onderdeel in de behandeling van schizofrenie. Elke patiënt heeft recht op informatie over zijn ziekte en over de voorgeschreven medicatie. (38)

In de verpleegkundige praktijk wordt psycho-educatie toegepast om het medicatiegebruik te verbeteren. Wat het effect van psycho-educatie op medicatiegebruik is, is echter niet duidelijk. (38) In enkele onderzoeken worden door toepassing van psycho-educatie bescheiden verbeteringen in de medicatietrouw gevonden. (39,40) In ander onderzoek leidt psycho-educatie over medicatie wel tot toename van kennis, maar niet tot toename van therapietrouw. (12,14,30,41) Als psycho-educatie de enige interventie is die wordt ingezet om het medicatiegebruik te bevorderen, is de kans op succes klein. Daarom is het beter deze interventie te combineren met andere, meer (cognitief-)gedragsmatige interventies. (19)

5.3.2 Compliance therapy

Compliance therapy (42) is een kortdurende interventie, gericht op het verhogen van medicatietrouw van schizofrene patiënten. Het bestaat uit een combinatie van motiverende gespreksvoering (23) en cognitief-gedragstherapeutische technieken. De compliance therapy beschouwt intrinsieke motivatie als een fundament voor langduriger therapietrouw. De hulpverlener probeert de motivatie zo te beïnvloeden dat de patiënt er zelf voor kiest zijn therapietrouw te verhogen. Daarbij wordt ingegaan op drie kritische componenten van motivatie: 'willen', 'kunnen' en 'er klaar voor zijn'. (23)

Compliance therapy bestaat uit drie fasen: (42)
1 verhelderen van het standpunt van de patiënt over de behandeling;
2 exploratie van ambivalentie over de behandeling;

3 het volhouden van de behandeling.

Deze fasen passeren hierna de revue.

1 Verhelderen van het standpunt van de patiënt over de behandeling

In deze fase wordt veel aandacht besteed aan het opbouwen van een therapeutische relatie. De patiënt wordt uitgenodigd zijn ziektegeschiedenis te vertellen. Een empathische houding en reflectief luisteren bevorderen de therapeutische relatie. De hulpverlener probeert zicht te krijgen op het probleem dat de patiënt ervaart en gaat na of de patiënt zijn gedrag wil veranderen.

Het probleem dat de patiënt ervaart, kan een ander probleem zijn dan wat de hulpverleners als probleem zien. Zo kan een patiënt zijn problemen als volgt beschrijven: 'Ik ben het slachtoffer van de kwade geesten in huis.' (42) Maar ook het feit dat het maar niet lukt een opleiding af te ronden kan een patiënt als een probleem ervaren. Het medische probleem dat de hulpverleners constateren (er is een ernstige hersenziekte, waarvoor langdurig medicatie moet worden gebruikt) onderschrijft de patiënt meestal niet. (42) In de volgende fase probeert de hulpverlener de patiënt een relatie tussen zijn problemen en medicatiegebruik te laten leggen.

Het kan voorkomen dat de patiënt helemaal geen probleem ervaart en geen reden tot verandering ziet.

2 Exploratie van ambivalentie over de behandeling

Als de patiënt geen probleem ziet of meent dat het slechts een klein probleem is, ligt het voor de hand dat hij niet wil veranderen. Als een patiënt niet wil veranderen, ervaart hij geen verschil ('discrepantie') tussen zijn huidige toestand en zijn doelen voor de toekomst. Medicatiegebruik speelt daarin althans geen rol. Daarom zal de hulpverlener proberen de klachten of problemen die de patiënt wel ervaart te koppelen aan het medicatiegebruik. Door op deze manier discrepantie te ontwikkelen, probeert hij verandering uit te lokken. Zo kan medicatie een rol spelen bij het verminderen van de last die de patiënt van kwade geesten heeft. Als dat lukt, voelt de patiënt zich ambivalent over wat hij eigenlijk wil en gaat hij nadenken over gedragsverandering. Samen met de hulpverlener onderzoekt de patiënt zijn ambivalentie, bijvoorbeeld door de voordelen en nadelen van medicatiegebruik op een rijtje te zetten. Vervolgens wordt geprobeerd de ambivalentie op te lossen door samen met de patiënt te kijken naar zijn redenen om medicatietrouw te zijn en te blijven. De patiënt vindt dan zelf dat medicatie helpt bij het oplossen van zijn problemen en bij het werken aan langetermijndoelen (opleiding afronden). Compliance therapy is een directieve methode. In deze fase zal de hulpverlener soms moeten sturen. Hij mag medicatie niet opdringen, de keuze voor medicatie moet echt de keuze van patiënt zelf zijn; het gaat immers om intrinsieke motivatie. Dat betekent dat de patiënt er ook voor kan kiezen dat medicatie geen deel uitmaakt van de oplossing van zijn problemen.

Deze fase van compliance therapy is niet eenvoudig om uit te voeren. Veel hulpverleners hebben de gewoonte informatie te geven wanneer zij een kennistekort of onjuiste kennis constateren. Bij compliance therapy mag er wel informatie gegeven worden, maar niet te veel tegelijk en alleen als de patiënt deze informatie ook wil ontvangen. Een andere valkuil is de neiging de patiënt te vertellen wat de beste oplossing is. Bij compliance therapy is het belangrijk dat de patiënt zelf zegt dat hij medicatie de beste oplossing vindt, zodat het zijn oplossing en zijn overtuiging is.

3 Het volhouden van de behandeling

Als duidelijk is dat de patiënt medicatie wil gebruiken, zullen de patiënt en de hulpverlener samen nagaan of de patiënt zelf denkt hiertoe in staat te zijn. Samen zoeken ze naar een manier waarvan de patiënt meent dat deze werkt en die hij zelf kan uitvoeren (*self-efficacy*). De hulpverlener kan ingaan op successen en barrières in het verleden.

Om tot daadwerkelijke verandering te komen, zal deze verandering voldoende prioriteit moeten hebben voor de patiënt. Hier is in de vorige fasen al aan gewerkt door een relatie te leggen tussen de klachten die de patiënt ervaart en medicatietrouw.

In deze fase zal de hulpverlener benadrukken dat medicatiegebruik een strategie is die de patiënt zelf kiest om zijn eigen doelen te bereiken. Hierbij wordt benadrukt dat medicatie als een soort beschermlaag gezien kan worden, of als iets wat helpt helder te denken. Juist de indirecte voordelen van medicatie kunnen belangrijke voordelen voor de patiënt zijn.

In alle fasen gebruikt de hulpverlener cognitief-gedragstherapeutische technieken, wanneer dat bijdraagt aan de drie kritische componenten van motivatie: 'willen', 'kunnen' en 'er klaar voor zijn'.

5.3.3 Liberman-module medicatiemanagement

De trainingsmodule *Omgaan met antipsychotische medicatie* – ontwikkeld door Robert Paul Liberman en zijn collega's aan de Universiteit van Columbia (Los Angeles) – heeft ook in Nederland intussen een brede toepassing gevonden. (43) De training wordt meestal in groepen aangeboden en bestaat uit vier zogeheten vaardigheidsdomeinen. De patiënt leert allereerst informatie te verzamelen over antipsychotische medicatie met als belangrijkste doel dat hij leert wat medicatie voor hem zou kunnen betekenen. Vervolgens leert hij de voorgeschreven medicatie correct te gebruiken en de effecten ervan te evalueren. Het derde vaardigheidsdomein richt zich op de herkenning van bijwerkingen van de medicatie en op het vragen om hulp om deze bijwerkingen te overwinnen. In het verlengde hiervan richt het vierde vaardigheidsdomein zich op het bespreken van problemen die de patiënt heeft met medicatie: de patiënt leert hoe hij hulp kan vragen aan de juiste hulpverlener en hoe hij op een effectieve manier zijn behoeften duidelijk kan maken.

Tijdens de training worden diverse leeractiviteiten aangeboden, waaronder videodemonstraties, rollenspellen, praktische oefeningen en huiswerkopdrachten.

Als een rode draad door deze vier vaardigheidsdomeinen loopt de 'techniek voor het oplossen van problemen'. In zeven stappen leert de patiënt met problemen om te gaan bij het aanleren en uitvoeren van de verschillende vaardigheden en hij leert te anticiperen op onverwachte situaties.

Onderzoek (44) laat zien dat de training leidt tot een toename van kennis over en vaardigheden voor het omgaan met antipsychotische medicatie. Tevens zijn er aanwijzingen dat de medicatietrouw na de training toeneemt en dat er minder psychotische terugvallen optreden (vooral bij patiënten die slecht zijn ingesteld op medicatie). Het overtuigende wetenschappelijke bewijs is hier echter nog niet geleverd.

Meer informatie over de Liberman-modules is te verkrijgen via www.liberman.nl.

5.3.4 Home visit/clinical visit

Kelly en Scott (45) beschrijven twee kortdurende interventies die elk op zichzelf en gecombineerd medicatietrouw bevorderen. 'Home visit' bestaat uit twee of drie huisbezoeken. In deze huisbezoeken ontwerpen de hulpverlener en een familielid van de patiënt een op het individu toegesneden medicatieplan. Dit plan helpt de familie om de patiënt te ondersteunen bij zijn medicatietrouw.

Bij 'clinical visit' heeft de hulpverlener onmiddellijk voorafgaand aan de eerste twee poliklinische afspraken met de psychiater een gesprek met de patiënt. In dat gesprek helpt de hulpverlener de patiënt zijn gespreksonderwerpen, vragen en problemen die van belang zijn voor het bezoek aan de arts te verhelderen en te formuleren.

5.3.5 Tailoring

Tailoring is een herinneringstechniek waarbij de medicatie-inname van de patiënt aan zijn dagritme of dagelijkse routine wordt gekoppeld. Zo kan medicatie bijvoorbeeld altijd na het tanden poetsen worden ingenomen, zodat dit een routine wordt. De medicijnvoorraad op een plaats neerzetten die goed in het zicht is (naast de tandpasta!), is een variant hierop. (12)

5.3.6 Minimale onderhoudsdoseringen

In de Nederlandse schizofrenierichtlijn (46) wordt benadrukt dat de (duur van de) medicamenteuze behandeling na een psychotische fase in het licht van de bijdrage aan rehabilitatie moet worden bezien. De Amerikaanse schizofrenierichtlijn (19) geeft aan dat arts en patiënt de voor- en nadelen van medicatiedoseringsstrategieën moeten afwegen. Hierbij legt de richtlijn de nadruk op de voordelen van een continu lage, maar effectieve dosering tegen terugvalrisico en de effecten ervan op het sociaal functioneren van de patiënt.

Medicatiedosering is een interventie die door artsen kan worden uitgevoerd. De psychiater kan afspraken maken over aangepaste dosering van de medicatie in de vorm van: (47)
- intermitterende medicatiestrategie: medicatie wordt voorgeschreven bij toename van de symptomen. Deze strategie is toepasbaar na een eerste psychotische episode, maar niet geschikt voor patiënten die verschillende psychotische episoden hebben doorgemaakt. (48)
- lage onderhoudsdosering: de medicatie wordt in een zo laag mogelijke dosering voorgeschreven, zodat bijwerkingen beperkt blijven.

Deze doseringsstrategieën mogen niet te vroeg worden ingezet, omdat het terugvalrisico dan te groot is. In de stabiele fase kan het voordeel van een lage dosering worden afgewogen tegen het verhoogde risico van psychotische terugval. (15,19,49)

Verpleegkundigen kunnen de rol van intermediair tussen psychiater en patiënt vervullen bij het onderhandelen over een zowel therapeutische als voor de patiënt acceptabele dosis. (36) Indien een minimale onderhoudsdosering wordt voorgeschreven, zullen de behandelend arts en de verpleegkundige de conditie van de patiënt nauwkeurig moeten monitoren, zodat snel ingegrepen kan worden bij een toename van symptomen.

5.3.7 Depotmedicatie of orale medicatie (toedieningsweg)

Door rekening te houden met de voorkeur van de patiënt kan de kans op medicatietrouw worden verhoogd. Patiënten kunnen een voorkeur hebben voor orale medicatie, omdat dit het gevoel van zelfcontrole versterkt. (36) Hulpverleners hebben een voorkeur voor depotmedicatie, vooral bij aanhoudende medicatieontrouw, omdat dit hún gevoel van controle over het medicatiegebruik vergroot. Onderzoek lijkt erop te wijzen dat patiënten die depotmedicatie gebruiken minder risico op terugval hebben dan patiënten met orale antipsychotica. (19) Intentionele medicatieontrouw (het is de bedoeling van de patiënt zijn medicatie niet meer in te nemen) wordt bij depotmedicatie eerder opgemerkt. Niet-intentionele medicatieontrouw – de medicatie wordt vergeten in te nemen – wordt voorkomen met depotmedicatie. Ook het contact met de psychiatrisch verpleegkundige bij het injecteren van het depot, kan bijdragen aan medicatietrouw. Patiënt en verpleegkundige kunnen de afspraak gebruiken om twijfels en onzekerheden over het medicatiegebruik te bespreken. (36)

5.4 Besluit

Medicatieontrouw bij mensen met schizofrenie komt veel voor. De verergering van de symptomen en de sterk vergrote kans op een psychotische terugval vormen een belangrijk risico voor de gezondheid van patiënten en het welzijn van hun naasten. In de patiëntenzorg hebben verpleegkundigen een belangrijke rol bij het vaststellen van medicatieontrouw, de aanwezige risicofactoren en het uitvoeren van interventies die uit deze factoren voortvloeien.

In tegenstelling tot de grote hoeveelheid medisch onderzoek naar het effect van verschillende soorten antipsychotica, staat het onderzoek naar interventies of zorgprogramma's die medicatietrouw bevorderen nog in de kinderschoenen. Dat neemt niet weg dat verpleegkundigen veel aandacht moeten hebben voor het verschijnsel 'medicatieontrouw' en dit probleem bespreekbaar moeten maken met hun patiënt. Uitgangspunten voor de verpleegkundige zijn het perspectief van de patiënt en de redenen die de patiënt aangeeft om medicatie niet volgens voorschrift in te nemen. Ter bevordering van de medicatietrouw zal de verpleegkundige vanuit dit perspectief met de patiënt werken aan de benodigde voorwaarden, de mogelijkheden van de patiënt en diens intrinsieke motivatie.

Literatuur

1 Robinson, D., Woerner, M.G., Alvir, J.M., Bilder, R., Goldman, R., Geisler, S., Koreen, A., Sheitman, B., Chakos, M., Mayerhoff, D. & Lieberman, J.A. (1999). Predictors of relapse following response from a first episode of schizophrenia or schizoaffective disorder. *Archives of General Psychiatry 56*, 241-247.

2 Weiden, P.J. & Olfson, M. (1995). Cost of relapse in schizophrenia. *Schizophrenia Bulletin 21*, 419-429.

3 Green, J.H. (1998). Frequent rehospitalization and noncompliance with treatment. *Hospital & Community Psychiatry 39*, 963-966.

4 Ayuso-Gutierrez, J.L. & Rio Vega, J.M. (1997). Factors influencing relapse in the long-term course of schizophrenia. *Schizophrenia Research 28*, 199-206.

5 Dolder, C.R., Lacro, J.P., Dunn, L.B. & Jeste, D.V. (2002). Antipsychotic medication adherence: is there a difference between typical and atypical agents? *American Journal of Psychiatry 159*, 103-108.

6 Novak-Grubic, V. & Tavcar, R. (2002). Predictors of noncompliance in males with first-episode schizophrenia, schizophreniform and schizoaffective disorder. *European Psychiatry 17*, 148-154.

7 Robinson, D.G., Woerner, M.G., Alvir, J.M., Bilder, R.M., Hinrichsen, G.A. & Lieberman, J.A. (2002). Predictors of medication discontinuation by patients with first-episode schizophrenia and schizoaffective disorder. *Schizophrenia Research 57*, 209-219.

8 Verdoux, H., Lengronne, J., Liraud, F., Gonzales, B., Assens, F., Abalan, F. & Os, J. van (2000). Medication adherence in psychosis: predictors and impact on outcome. A 2-year follow-up of first-admitted subjects. *Acta Psychiatrica Scandinavica 102*, 203-210.

9 Weiden, P., Rapkin, B., Mott, T., Zygmunt, A., Goldman, D., Horvitz-Lennon, M. & Frances, A. (1994). Rating of Medication Influences (ROMI) scale in schizophrenia. *Schizophrenia Bulletin 20*, 297-310.

10 Gilmer, T.P., Dolder, C.R., Lacro, J.P., Folsom, D.P., Lindamer, L., Garcia, P. & Jeste, D.V. (2004). Adherence to treatment with antipsychotic medication and health care costs among medicaid beneficiaries with schizophrenia. *American Journal of Psychiatry 161*, 692-699.

11 Dobber, J., Meijel, B. van & Winter, C.P. de (2004). Medicatie-compliance bij mensen met schizofrenie. Een literatuurstudie naar de bijdrage van verpleegkundigen. *Verpleegkunde 19*(4), 183-299.

12 Fenton, W.S., Blyler, C.R. & Heinssen, R.K. (1997). Determinants of medication compliance in schizophrenia: emperical and clinical findings. *Schizophrenia Bulletin 23*, 637-651.

13 Bunn, M.H., O'Connor, A.M., Tansey, M.S., Jones, B.D.W. & Stinson, L.E. (1997). Characteristics of clients with schizophrenia who express certainty or uncertainty about continuing treatment with cepot neuroleptic medication. *Archives of Psychiatric Nursing 11*, 238-248.

14 Gray, R., Wykes, T. & Gournay, K. (2002). From compliance to concordance: a review of the literature on interventions to enhance compliance with antipsychotic medication. *Journal of Psychiatric and Mental Health Nursing 9*, 277-284.

15 Munich, R.L. (1997). Contemporary treatment of schizophrenia. *Bulletin of the Menninger Clinic 61*, 189-221.

16 Olfson, M., Mechanic, D., Hansell, S., Boyer, C.A., Walkup, J. & Weiden, P.J. (2000). Predicting medication noncompliance after hospital discharge among patients with schizophrenia. *Psychiatric Services 51*, 216-222.

17 Fleischhacker, W.W., Oehl, M.A. & Hummer, M. (2003). Factors influencing compliance in schizophrenia patients. *Journal of Clinical Psychiatry 64*(suppl 16), 10-13.

18 Larco, J.P., Dunn, L.B., Dolder, C.R., Leckband, S.G. & Jeste, D.V. (2002). Prevalence of and risk factors for medication nonadherence in patients with schizophrenia: A comprehensive review of recent literature. *Journal of Clinical Psychiatry 63*, 892-909.

19 APA (2004). *Practice guideline for the treatment of patients with schizophrenia*. Arlington: American Psychiatric Association.

20 Pool, A. (1999). Autonomie en autoriteit in de verpleegkundige zorg, In: A. Pool, J. Lambregts (red.), *Verpleegkundige zorgverlening aan chronisch zieken* (p. 237-252). Utrecht: Lemma.

21 Thompson, K., Kulkarni, J. & Sergejew, A.A. (2000). Reliability and validity of a new Medication Adherence Raring Scale (MARS) for psychoses. *Schizophrenia Research 42*, 241-247.

22 Marder, S.R. (1998). Facilitating compliance with antipsychotic medication. *Journal of Clinical Psychiatry 59*(suppl 3), 21-25.

23 Miller, W.R. & Rollnick, S. (2002). *Motivational interviewing: preparing people for change*. 2nd ed. New York/London: The Guilford Press.

24 Lysacker, P.H., Bell, M.D., Bryson, G.J. & Kaplan, E. (1998). Insight and interperson function in schizophrenia. *The Journal of Nervous and Mental Disease 186*, 432-436.

25 Birchwood, M., Smith, J., Drury, V., Healy, J., Macmillan, F. & Slade, M. (1994). A self-report insight scale for psychosis: reliability, validity and sensitivity to change. *Acta Psychiatrica Scandinavica 89*, 62-67.

26 George, R.D. & Howell, C.C. (1996). Clients with schizophrenia and their caregivers perceptions of frequent psychiatric rehospitalisations. *Issues in Mental Health Nursing 17*, 573-588.

27 Smith, T.E., Hull, J.W., Goodman, M., Hedayat-Harris, A., Willson, D.F., Israel, L.M. & Munich, R.L. (1999). The relative influences of symptoms, insight, and neurocognition on social adjustment in schizophrenia and schizoaffective disorder. *The Journal of Nervous and Mental Disease 187,* 102-108.

28 Bosch, R.J. van den (2000). Schizofrenie en andere psychotische stoornissen. In: W. Vandereyken, C.A.L. Hoogduin & P.M.G. Emmelkamp (red), *Handboek psychopathologie deel 1.* 3de druk. Houten: Bohn Stafleu van Loghum.

29 Frank, A.F. & Gunderson, J.G. (1990). The role of the therapeutic alliance in the treatment of schizophrenia: relationship to course and outcome. *Archives Gen. Psychiatry 47,* 228-236.

30 Marland, G.R. (1999). Atypical neuroleptics: autonomy and compliance? *Journal of Advanced Nursing 29,* 615-622.

31 Hogan, T.P., Awad, A.G. & Eastwood, R. (1983). A self-report scale predictive of drug compliance in schizophrenics: reliability and discriminative validity. *Psychol. Med. 13,* 177-183.

32 Boter, H., Gamel, C., Machielsen, J.E.K.M. & Weldam, S. (2004). *Nederlandse vertaling DAI-10.* www.kenniscentrumschizofrenie.nl.

33 Naber, D. (1995). A self-rating to measure subjective effects of neuroleptic drugs, relationships to objective psychopathology, quality of life, compliance and other clinical variables. *Int. Clin. Psychopharmacol. 10,* 133-138.

34 Haan, L. de, Weisfelt, M., Dingemans, P.M.A.J., Linszen, D.H. & Wouters, L. (2002). Psychometric properties of the Subjective Well-Being Under Neuroleptics scale and the Subjective Deficit Syndrome Scale. *Psychopharmacology 162,* 24-28.

35 Dobber, J., Meijel, B. van & Winter, C.P. de (2002). *Schatting van Draagvlak Medicatie bij Schizofrenie (SDMS).* Bijlage bij doctoraalscriptie gezondheidswetenschappen, verplegingswetenschap. Maastricht/Utrecht.

36 Marland, G.R. & Sharkey, V. (1999). Depot neuroleptics, schizophrenia and the role of the nurse: is practice evidence based? A review of the literature. *Journal of Advanced Nursing 30,* 1255-1262.

37 Mahone, I.H. (2004). Medication decision-making by persons with serious mental illness. *Archives of Psychiatric Nursing 18,* 126-134.

38 Pekkela, E., & Merrinder, L. (2003). Psychoeducation for schizophrenia (Cochrane Review). In: *The Cochrane Library,* Issue 4, Chichester, UK: John Wiley & Sons, Ltd.

39 Herz, M.I. (1996). Psychosocial treatment. *Psychiatric Annals 26,* 531-535.

40 Bauml, J., Kissling, W. & Pitschel-Walz, G. (1996). Psychoedukative Gruppen für Scizophrene Patienten: Einfluss auf Wissensstand und Compliance. *Nervenheilkunde 15,* 145-150.

41 Macpherson, R., Jerrom, B. & Hughes, A. (1996). A controlled study of education about drug treatment in schizophrenia. *British Journal of Psychiatry 168,* 709-717.

42 Kemp, R., David, A. & Hayward, P. (1996). Compliance therapy: An intervention targeting insight and treatment adherence in psychotic patients. *Behavioural and Cognitive Psychotherapy 24,* 331-350.

43 Liberman, R.P. (1996). *Trainingsmodule Omgaan met antipsychotische medicatie. Vaardigheidstraining voor een zelfstandig leven.* Leuven/Apeldoorn: Garant.

44 Arends, J., Vleugel, B. van der & Meijel, B. van (2000). De Liberman-modules: een beschrijving van de mogelijkheden van zelfmanagement. In: G. Pieters & M. van der Gaag (red.), *Rehablitatiestrategieën bij schizofrenie en langdurig zorgafhankelijke patiënten*. Houten/Diegem: Bohn Stafleu van Loghum.
45 Kelly, G.R. & Scott, J.E. (1990). Medication compliance and health education among outpatients with chronic mental disorders. *Medical Care 28*, 1181-1197.
46 Landelijke Stuurgroep Multidiscplinaire Richtlijnontwikkeling in de GGZ (2005). *Multidisciplinaire richtlijn Schizofrenie*. Utrecht: Trimbos-instituut.
47 Corrigan, P.W., Liberman, R.P. & Engel, J.D. (1990). From noncompliance to collaboration in the treatment of schizophrenia. *Hospital and Community Psychiatry 41*, 1203-1211.
48 Gaebel, W., Jänner, M., Frommann, N., Pietzcker, A., Köpcke, W., Linden, M., Müller-Spahn, F. & Tegeler, J. (2002). First vs multiple episode schizophrenia: two-year outcome of intermittent and maintenance medication strategies. *Schizophrenia Research 53*, 145-159.
49 Carpenter, W.T. (1996). Maintenance therapy of persons with schizophrenia. *Journal of Clinical Psychiatry 57*(suppl 9), 10-18.

6 Crisisinterventie bij psychose

F.J. van Oenen, Y. Nijssen, A. Achilles en C. Bernardt

6.1 Inleiding

In dit hoofdstuk bespreken we crisisinterventie bij patiënten die aan een psychose[1] lijden. We onderscheiden allereerst een aantal aandachtspunten met betrekking tot realiteitsbeleving.

Ten eerste wijkt de *realiteit van de psychotische patiënt* af van de onze: op het moment van de psychose heeft hij meestal ziektebesef noch -inzicht. (1,2) We moeten ons dus in een andere realiteit verplaatsen om een werkrelatie met de psychotische patiënt op te bouwen en hem van het belang van behandeling te overtuigen. Aangezien een crisisaanmelding voor een psychotische patiënt in de meeste gevallen het begin van een langdurig hulpverleningstraject betekent, is de bejegening in het eerste contact cruciaal voor een goed verloop van de verdere hulpverlening. (3,4)

Ten tweede hebben de familieleden vaak een specifieke, eigen omgangsvorm met de patiënt ontwikkeld. (5) We moeten ons dus inleven in de *realiteit van de familieleden* om hen te kunnen ondersteunen en om van hen te kunnen leren: wat betekent het voor hen dat hun familielid in crisis is en zich zo wonderlijk gedraagt? Ten derde moeten we de realiteit van de patiënt toetsen aan de *realiteitsbeleving van onszelf en de maatschappij*. We moeten steeds beoordelen of er sprake is van verloedering of gevaar, waardoor ingrijpen noodzakelijk wordt.

Omdat de problemen van de psychotische patiënt niet los gezien kunnen worden van diens omgeving, zal de zorg voor de patiënt zich moeten uitstrekken tot familie en overige betrokkenen. Ondersteuning van de familie verbetert aantoonbaar de perspectieven van de patiënt: er is minder psycho-

---

1 We spreken hier van 'psychose' en niet van 'schizofrenie' omdat psychotische belevingen in de praktijk altijd de aanleiding voor een crisisaanmelding vormen en in de acute fase de diagnose 'schizofrenie' vaak (nog) niet gesteld is. Bij een aanzienlijk deel van de patiënten die in een acute psychotische crisis worden aangemeld, blijkt (uiteindelijk) echter sprake te zijn van een schizofrene stoornis.

tische terugval en de medicatie- en therapietrouw verbeteren. (6,7) We werken daarom vanuit een systemisch georiënteerde visie.

Crisissituaties brengen vaak hectiek en chaos mee en de problemen betreffen dikwijls vele levensterreinen. Het is in dat licht belangrijk dat we methodisch te werk gaan. Dat wil zeggen dat we taken en verantwoordelijkheden zorgvuldig definiëren en volgens een systematisch model handelen. We baseren ons hierbij op het Steun-Stress-Kracht-Kwetsbaarheid (sskk-)model. (8)

Ten slotte streven we ernaar de patiënt zoveel mogelijk *ambulant* te behandelen en eventuele opnamen zo kort mogelijk te houden.

6.2 Ambulante crisisinterventie

Casus

Sanya, een 32-jarige vrouw, slaapt al wekenlang nauwelijks. Ze is angstig en onrustig en ziet in de kranten allerlei voortekenen van een groot naderend onheil. Ze is al maanden bezig met een groot afstudeerproject dat niet wil vlotten. Aanleiding voor de aanmelding is dat ze naakt, met alleen een regenjas aan, over straat naar een tante is gerend. Ze heeft eenmaal eerder een periode van verwardheid doorgemaakt, die toen vanzelf overging. Nu lijkt het echter steeds erger te worden. Ze woont alleen; haar naaste familie woont in Suriname.

De crisisinterventor spreekt met Sanya en twee tantes en een nicht van haar. Hij stelt vast dat Sanya aan een psychose lijdt en geeft haar en de familieleden hierover enige uitleg. Gezamenlijk wordt het volgende crisisplan opgesteld.

Sanya verklaart zich bereid om medicijnen te slikken om de slapeloosheid, angst en onrust te bestrijden. Ze zal de komende nacht bij een tante logeren, omdat ze niet alleen durft te blijven en de familie bang is dat ze in haar eentje weer gekke of gevaarlijke dingen zal doen, zoals bloot naar buiten rennen.

De volgende dag wordt een plan voor de komende week opgesteld. Omdat ze rusteloos is en tegen de dagen opziet, wordt er een schema gemaakt waarin precies is vastgelegd wat ze de komende week elke dag gaat doen en op welke tijden. Dagelijks is er tijd ingeruimd voor afleiding, fysieke inspanning en een korte bezinning op de problemen die Sanya stress bezorgen, zoals het afstuderen. Ze zal dagelijks tijd besteden aan haar hobby schilderen, waarin ze heel goed is. Sanya mist haar familie erg. Haar moeder zal overkomen uit Suriname en een tijdje blijven logeren, ook om de tantes te ontlasten.

De tantes zullen enkele praktische zaken die Sanya stress bezorgen, regelen, zoals een conflict met de huisbaas over lekkages en de afhandeling van enkele administratieve procedures.

> Over twee dagen wordt bekeken of deze afspraken bijgesteld moeten worden.

6.2.1 Steun-Stress-Kracht-Kwetsbaarheid

De psychotische ontregeling van de patiënt duidt op een verstoring van het vóór de crisis bestaande evenwicht. Deze verstoring kan een gevolg zijn van verminderde steun uit de omgeving, van toegenomen stress uit de omgeving, van verminderde kracht van de patiënt, of van toegenomen kwetsbaarheid van de patiënt (sskk-model). De crisisinterventie kan dan ook de volgende vier doelstellingen hebben:
1 versterken van de steun uit de omgeving;
2 verminderen van de stress uit de omgeving;
3 vergroten van de (draag)kracht van de patiënt;
4 verminderen van de kwetsbaarheid van de patiënt.

Om deze doelstellingen te realiseren zijn verschillende interventies mogelijk. Zo kunnen we familie of vrienden laten inschakelen om de omgevingssteun te versterken, kunnen we voorlichting geven over hoe stress verminderd kan worden en hierover concrete afspraken maken, kunnen we de kracht van de patiënt vergroten door uitputting te bestrijden en de algemene conditie te verbeteren, en kunnen we medicijnen voorschrijven om de kwetsbaarheid te doen afnemen.

We bespreken deze mogelijkheden met patiënt en familie en stellen op basis hiervan een crisiszorgplan op. In dit plan zijn alle maatregelen en afspraken opgenomen die op korte termijn de genoemde doelen kunnen dienen. Ook worden de taken en verantwoordelijkheden betreffende de uitvoering van het plan besproken en verdeeld.

In een crisisplan besteden we aandacht aan de volgende elementen: (9)
– gezinsbegeleiding en netwerkreconstructie
– steun
– structuur
– rust en afleiding
– coördinatie
– afspraken noodscenario
– voorlichting
– praktische en basale ondersteuning (bad, bed, brood, lichamelijke zorg)
– medicatie
– beveiliging en bescherming.

We bespreken deze elementen hierna, gerangschikt naar de vier doelstellingen.

6.2.2 Versterken van steun

Netwerkreconstructie

Sommige patiënten zijn door hun psychose in een sociaal isolement geraakt. Voor hen is het van belang dat het netwerk rond hen zo snel mogelijk wordt gereconstrueerd. (16)

Vaak blijken zich meer mensen om de patiënt te bekommeren dan het zich in eerste instantie laat aanzien. In veel gevallen is het vooral de patiënt die het contact afhoudt vanuit zijn psychotische belevingen. Zo heeft de patiënt soms waanideeën dat de familie hem heeft mishandeld, misbruikt of bedrogen.

Soms zijn betrokkenen uitgeput geraakt door het vreemde en ontmoedigende gedrag van de patiënt en hebben daarom hun bemoeienis gestaakt. Wanneer er uitzicht op verandering is, zijn zij vaak zeer wel bereid hulp te bieden. (17)

Systeembegeleiding

Soms, als de problematiek al langer bestaat, is de steun aan de patiënt in de loop der tijd uitgedund tot slechts enkele sleutelfiguren (vaak de ouders). Voordat een nieuw of intensiever beroep op hen gedaan kan worden, is het zaak het steunsysteem uit te breiden en opvang en steun voor deze sleutelfiguren te waarborgen.

Emotionele (en soms praktische) ondersteuning dient zo nodig door een aparte familieconsulent plaats te vinden.

Ook is het van belang zo snel mogelijk voorlichting en steun in groepsverband aan te bieden, zodat de betrokkenen hun ervaringen en gevoelens van rouw kunnen delen met anderen. In groepsverband blijkt vaak dat familieleden bijzondere vaardigheden hebben ontwikkeld ten aanzien van onder andere vroegtijdige signalering van terugval, empathische ondersteuning en activering van de patiënt. Deze eigen competenties kunnen in de groep geëxpliciteerd en versterkt worden. (14)

Regelmatig komen er conflicten voor tussen de steunende familieleden onderling. Dit is niet verwonderlijk, gezien de zware wissel die de psychotische patiënt trekt op de omgeving en de verwarring en schuldgevoelens die het psychotische gedrag vaak oproept bij vooral de ouders.

Een goede timing van de interventies in de totale, systemische context is dan van groot belang. (18)

6.2.3 Verminderen van stress

Structuur, rust en afleiding

Veel patiënten hebben in de crisisfase moeite met plannen, zijn onrustig, hebben geen duidelijke daginvulling, draaien hun dag-nachtritme om en hebben moeite afspraken te onthouden.

Daarom is het van belang samen met de patiënt een weekprogramma op te stellen, waarin is vastgelegd wat hij elke dag gaat doen en op welke tijden. Dagelijks kan er dan tijd worden ingeruimd voor afleiding, fysieke inspanning en – als de patiënt daartoe in staat is – aanpak van de acute problemen die hem stress bezorgen. Ook het eventueel overnemen van bepaalde taken of beslissingen (ziekmelden, uitstellen van keuringen, opschuiven van deadlines) kan op korte termijn voor rust zorgen.

Coördinatie

Wanneer er sprake is van multipele problematiek en de patiënt te maken heeft met verschillende instellingen of behandelaars, is het noodzakelijk afspraken te maken over de coördinatie van activiteiten, om chaos en onrust te voorkomen. Zo nodig kan hiervoor een beraad of zorgconferentie met alle betrokkenen worden bijeengeroepen.

Ook kunnen dan afspraken worden gemaakt over een noodscenario: wat te doen als de gemaakte afspraken niet werken en de situatie uit de hand dreigt te lopen? In dit noodscenario dient ook de 24-uursbereikbaarheid geregeld te worden.

6.2.4 Vergroten van kracht

Voorlichting

Nadat de diagnose is gesteld en medegedeeld, kan aan zowel de patiënt als de familie voorlichting worden gegeven over het ziektebeeld en de behandelmogelijkheden.

Desgewenst kunnen patiënt en familie vervolgens in afzonderlijke gesprekken een aantal aspecten van de ziekte uitvoeriger bespreken. Dit heeft als voordeel dat de patiënt niet overmatig belast wordt met de emoties van de gezinsleden en de familie wat vrijer het hart kan luchten. Zeker wanneer de inzichten en belangen uiteenlopen en de emoties hoog oplopen, verdient het de voorkeur hiervoor twee verschillende hulpverleners in te zetten. Op die manier kunnen beide partijen op een eigen vertrouwenspersoon terugvallen.

Vaak zal de patiënt in de acute fase maar beperkt behoefte hebben aan psycho-educatie. Al naargelang zijn wensen kan er bijvoorbeeld een brochure of boekje worden meegeven dat naar eigen behoefte kan worden ingezien. In deze fase is het weinig zinvol uitgebreid op de langetermijnconsequenties van de ziekte in te gaan, aangezien over de prognose in het individuele geval weinig valt te zeggen (12) en de patiënt daar meestal nog niet aan toe is.

De familie heeft wel vaak behoefte aan uitgebreide informatie en heeft daar ook recht op. Wanneer de patiënt in de eigen omgeving wordt behandeld, doet dit een groot beroep op de directbetrokkenen. (13) Van hen wordt immers gevraagd begrip op te brengen voor het vreemde gedrag van de patiënt en er een manier van mee omgaan voor te vinden.

Wil de thuisopvang kans van slagen hebben, dan is het belangrijk dat er aandacht en zorg wordt besteed aan het begeleiden van de betrokkenen in de omgang met de patiënt. Het sskk-model kan als basis dienen voor deze voorlichting en educatie. Daarbij moet er, juist in de crisisfase, actief voor worden gewaakt dat er schuldgevoelens bij de familie worden opgeroepen. Uitleg over het concept 'Expressed emotion', dat verwijst naar de negatieve gevolgen van vijandigheid, emotionele overbetrokkenheid en kritiek van de familie naar de patiënt toe, kan onbedoeld schuldgevoel oproepen en daardoor tot defensieve reacties leiden. Benadrukt dient te worden dat de kwetsbaarheid van de patiënt het centrale probleem is en dat het lastig is voor de omgeving hierop goed te reageren. Een metafoor kan hier goede diensten bewijzen: de patiënt 'kookt' en 'bevriest' sneller dan een gemiddeld mens, de uitdaging voor de familie is daarom de emotionele temperatuur 'lauw' te houden. (14)

Praktische maatregelen en begeleiding

Er moet een inventarisatie worden gemaakt van de acute problemen waarmee de patiënt kampt en welke praktische steun op korte termijn nodig is bij het aanpakken van deze problemen. Als de patiënt niet in staat is de problemen zelf aan te pakken, wordt er gekeken wie dit wel kan. Wanneer huisuitzetting, grote inkomensproblemen of afsluiting van gas en licht dreigen, kunnen hulpverleners eventueel zelf actie ondernemen of bijvoorbeeld een maatschappelijk werkende inschakelen. Ook dienen er zo nodig maatregelen genomen te worden om vermoeidheid, vermagering, vitaminegebrek of lichamelijke kwalen bij de patiënt te bestrijden.

Een aandachtig en luisterend oor is hier van groot belang. Van patiënten die aan wanen lijden is een veelgehoorde klacht dat hulpverleners nog maar weinig belangstelling tonen voor de feitelijke inhoud van de gedachten, zodra ze deze als 'waan' gekwalificeerd hebben. Het is belangrijk om niet alleen naar vorm en inhoud van wanen en hallucinaties te informeren, maar ook naar de betekenis en de consequenties ervan voor de patiënt. Bij patiënten bij wie de waan snel verbleekt, dient tijd en ruimte te worden genomen om de verbijstering en rouw over wat hen is overkomen te bespreken. Het proces van verwerking van de psychotische belevingen vraagt vanzelfsprekend veel tijd: het gaat hier om een mix van rouw, posttraumatische stress, depressie en het ontwikkelen van nieuwe copingmechanismen. (15)

De familieleden moeten worden geholpen bij het vinden van een wijze van omgaan met de patiënt. De hulpverlener ondersteunt en stimuleert het eigen 'copinggedrag' van familie en betrokkenen. Waar nodig worden adviezen gegeven voor de wijze van communicatie en hoe de 'emotionele temperatuur' te reguleren. Vaak zijn familieleden (vooral ouders) dag en nacht waakzaam, gaan niet op vakantie en verwaarlozen hun sociale leven als gevolg van hun betrokkenheid bij de patiënt. Zij dienen daarom gesteund te worden bij het bewaken van hun eigen grenzen.

6.2.5 Verminderen van kwetsbaarheid

Medicatie

Gezien het belang van medicamenteuze behandeling (10) stellen we alles in het werk om de patiënt te bewegen antipsychotische medicijnen in te nemen. Meestal kunnen familieleden die de patiënt vertrouwt hiertoe de meest effectieve druk uitoefenen. Soms kan het gezag van de dokter of de invloed van een vertrouwde hulpverlener de patiënt over de streep trekken. In alle gevallen moet er voorzichtig gemanoeuvreerd worden tussen de noodzaak van snelle symptoomvermindering enerzijds en het versterken van de broze werkrelatie anderzijds. Soms is het beter wat meer tijd te nemen en in het begin niet te veel druk uit te oefenen. Dat betekent wel dat de overige te treffen maatregelen des te belangrijker worden.

Er wordt in de regel gestart met de laagst mogelijke dosis antipsychotica waarvan effect mag worden verwacht. Orale medicatie verdient in dit stadium meestal de voorkeur, omdat de dosering hiervan sneller bijgesteld kan worden dan bij de intramusculair toegediende vorm. Bovendien kan er gemakkelijk worden overgestapt op een ander middel, wanneer er sprake is van overgevoeligheidsreacties of uitblijven van resultaat.

Niet zelden bestaat er onduidelijkheid over de diagnose. (11) Wanneer er een sterk vermoeden bestaat dat er sprake is van psychotische belevingen, kan er worden gestart met neuroleptica bij wijze van 'proefmedicatie'. Een positieve reactie van de patiënt hierop (bijvoorbeeld: 'Ik voel minder chaos in mijn hoofd') is een goede indicatie dat er inderdaad sprake is van een psychose.

Bijna altijd moeten er afspraken worden gemaakt met iemand uit de omgeving van de patiënt om de medicijnen te beheren en toezicht te houden op de inname. Als de familie de ervaring heeft dat de patiënt het moeilijk vindt pillen daadwerkelijk door te slikken (en ze bijvoorbeeld later uitspuugt), kan er voor een smelttablet worden gekozen. Dit wordt zeer snel opgenomen. Zowel de patiënt als de familie wordt gevraagd goed op te letten welke veranderingen ze waarnemen na de start van de medicijnen.

Beveiliging en bescherming

Zijn er gevaarlijke gedragingen en suïcidale uitlatingen van de patiënt die voortkomen uit psychotische ideeën ('door mijn huis in brand te steken, zal de wereld gered worden'), dan is het zaak maximale veiligheid te garanderen. Als er een stevig steunsysteem aanwezig is, minimaal twee mensen (liefst meer) die continu toezicht kunnen garanderen, valt ambulante begeleiding te overwegen. Wel is het dan noodzakelijk dat de patiënt zich bereid verklaart medicatie te gebruiken (antipsychotica en sedativa). Daarnaast vindt er minimaal eenmaal per dag een beoordeling en inschatting plaats van de toestand van de patiënt en de familie. Kan aan een van deze voorwaarden niet worden voldaan, dan zal de patiënt moeten worden opgenomen (zie

par. 6.3). Stemt de patiënt niet in met opname, dan is het noodzakelijk een geneeskundige verklaring voor een inbewaringstelling (IBS) te schrijven. De volgende overwegingen kunnen enig houvast geven bij deze moeilijke beslissing:
- Het begrip 'gevaar' is voor ruime interpretatie vatbaar. Wanneer hulpverleners de situatie onverantwoord of inhumaan vinden, is dit uit te leggen als 'gevaar voor het individu'.
- Hulpverleners hoeven niet op de stoel van de burgemeester of de rechter te gaan zitten. De beslissing om daadwerkelijk tot dwangopname over te gaan is niet aan de hulpverleners: zij hebben slechts de plicht naar eer en geweten vast te stellen of er een geestesstoornis is en of deze de een of andere vorm van gevaar oplevert die niet af te wenden is. Bij gebrek aan een wettelijk omschreven 'bestwil'-criterium dienen hulpverleners af te wegen in hoeverre de mogelijke schade voor de patiënt als 'gevaar' kan worden aangemerkt.

6.3 Klinische crisisinterventie

Vervolg casus

Sanya is vier maanden na het begin van haar psychose weer nagenoeg de oude. Ze heeft haar studie en haar sociale leven weer opgepakt. Ze verhuist naar een andere wijk. Door administratieve problemen loopt de overdracht naar de nieuwe hulpverlener daar mis. Als haar medicijnen op zijn, besluit Sanya te stoppen met de antipsychotica, 'het is immers over'. Ze vertelt dit echter niet aan haar familie. Een maand later raakt ze weer verward. Haar tantes en nichtje zijn op dat moment in Suriname. Sanya wordt opnieuw door de crisisdienst gezien, nadat ze door de politie andermaal schaars gekleed, op straat is aangetroffen. Omstanders hebben gezien dat er mannen waren die duidelijk seksuele toenadering zochten. Sanya verzet zich hevig tegen medeneming door de politie. De dienstdoende hulpverlener kan aanvankelijk slecht contact met haar maken en overweegt het aanvragen van een IBS. Na een pauze in het gesprek, in verband met overleg met de achterwacht, is Sanya echter toeschietelijker. Ze accepteert de aangeboden medicatie en gaat akkoord met een opname in een psychiatrisch ziekenhuis.

    De medicatie wordt daar voortgezet. Op de afdeling komt Sanya tot rust. In een gesprek met haar verpleegkundig begeleider vertelt ze hoe angstig ze zich voelde en ze spreekt er haar teleurstelling over uit dat ze opnieuw verward is geraakt. Na twee weken is haar familie weer terug. Met hen wordt gesproken en Sanya is bereid tezamen met familie, kliniek en ambulante behandelaar een signaleringsplan op te stellen, om het risico op een nieuwe psychotische decompensatie zo klein mogelijk te maken. Daarna gaat ze met ontslag.

6.3.1 Opname-indicaties en functies van opnameafdelingen

Ondanks inspanningen om te komen tot realistische alternatieven voor (acute) opnamen, zoals psychiatrische intensieve thuiszorg, acute dagbehandeling of mobiele crisisteams, blijft de (gesloten) opnameafdeling toch in bepaalde situaties noodzakelijk. (7,19,20) Uit de Cochrane-review van Joy e.a. (21) blijkt dat bij 45 procent van de patiënten die in verband met een crisis psychiatrische intensieve thuiszorg ontvingen, binnen een jaar een opname toch onvermijdelijk was. Door de ambulantisering en transmuralisering is de functie van een opname wel veranderd. Vroeger was het het centrale element in (crisis)behandeling, nu is het een onderdeel in een keten van hulpverlening, waarbij geprobeerd wordt het accent op de thuissituatie te leggen.

Er is zeer weinig literatuur met een beschrijving van opname-indicaties. De grote Amerikaanse handboeken zeggen er eigenlijk niets over, (22) afgezien van een tabel uit 1953. (23) De inhoud van deze tabel is desondanks toch nog informatief. Als mogelijke opname-indicaties worden genoemd:
- De patiënt heeft beperkt of geen inzicht in zijn ziekte.
- Er is sprake van beperkte of geen bereidheid om samen te werken in de behandeling.
- Er is sprake van gevaar voor zichzelf en/of voor anderen.
- Dagelijkse activiteiten zijn in belangrijke mate aangetast of beïnvloed door psychose of psychopathologie
- Toezicht en observatie zijn noodzakelijk.
- Het gedrag van de patiënt is dermate abnormaal en ongecontroleerd dat er noodzaak voor beheersing van buitenaf bestaat.
- De thuissituatie of woonomgeving is niet (meer) gunstig voor de patiënt of de patiënt is dak-/thuisloos.

Behalve ernstige psychopathologie en gedragsstoornissen wordt lichamelijke comorbiditeit ook wel genoemd als een indicatie voor opname (19)

Het komt erop neer dat de situatie thuis of buiten de kliniek hoe dan ook als onhoudbaar en als niet langer verantwoord wordt gekwalificeerd. Deze indicatie is dus niet specifiek voor mensen met een psychose. Opname wordt als enig overgebleven alternatief gezien en daarmee is er sprake van een 'negatieve' indicatie. Een enkele maal zal het lukken om tot een positieve opname-indicatie te komen, waarbij iemand instemt met een behandelplan. Dit behandelplan moet aansluiten bij het eerdergenoemde crisisplan uit de ambulante situatie en bevat een omschrijving van de problemen, doelstellingen en activiteiten, alsmede wat mag worden verwacht van patiënt en hulpverleners. Steeds vaker worden patiënten echter onvrijwillig opgenomen op gesloten opnameafdelingen.

De (gesloten) opnameafdeling biedt in principe dezelfde behandelingsmodaliteiten als ambulante behandeling, met dien verstande dat in de kliniek intensievere observatie en bescherming mogelijk zijn en dat het thuisfront tijdelijk meer ontlast kan worden.[1]

We kiezen bij voorkeur voor een gesloten setting als er sprake is van impulsief gedrag, suïcidaal gedrag of verstorend gedrag, waarbij de patiënt niet aanspreekbaar is op dit gedrag, bijvoorbeeld omdat het voortkomt uit een psychose.

6.3.2 Voor- en nadelen van een opname

De voordelen van een opname vloeien rechtstreeks voort uit de opname-indicaties.

Allereerst is het voor ontredderde, psychotische mensen soms prettig in een veilige en zorgzame omgeving op adem te kunnen komen en even verlost te zijn van de stressoren in de thuissituatie.

Doordat de patiënt 24 uur per etmaal in uiteenlopende situaties wordt geobserveerd, kan een korte opname soms meer diagnostische helderheid verschaffen dan een langdurig ambulant contact. De verpleegkundigen en de ergotherapeuten spelen hierin een belangrijke rol.

Verder is specialistisch beeldvormend onderzoek, zoals CT-scan, MRI- of psychologisch onderzoek, in de kliniek veel eenvoudiger te realiseren.

Er zitten echter aan een opname ook aanzienlijke nadelen, die merkwaardigerwijs in de literatuur weinig worden beschreven. Zo worden patiënten tijdens een opname geconfronteerd met medepatiënten die net zo in de war, angstig, vereenzaamd, agressief, depressief of suïcidaal zijn. (20,26) In een kliniek wordt ook regelmatig gedrag van patiënten toegelaten dat buiten een kliniek absoluut niet zou worden getolereerd (bijvoorbeeld schelden en dreigen). Aan zwaardere vormen van grensoverschrijdend gedrag, bijvoorbeeld mishandeling, verkrachting, brandstichting en handel in verdovende middelen, worden doorgaans wel grenzen gesteld, maar vaak toch op mildere wijze dan buiten de kliniek. Daardoor ervaren patiënten een afdeling soms als een 'vrijplaats' waar alles kan. Deze situatie is voor een aantal kwetsbare patiënten niet gunstig of zelfs duidelijk ongewenst.

Door een verblijf op een gesloten afdeling kan het gevoel verantwoordelijk te zijn voor eigen leven en gedrag soms sterk afnemen. Veel wordt immers vanzelfsprekend geregeld: voor zijn natje en droogje, boodschapjes en het maken van een praatje hoeft de patiënt zelf weinig moeite te doen. Met andere woorden: het verblijf op een klinische afdeling kan sterk hospitaliserend werken, zeker naarmate de opname langer duurt.

Ten slotte is in de kliniek het risico groter dat we 'de ziekte' gaan behandelen, in plaats van 'het zieke individu in zijn sociale context'. Het is ook moeilijker een gezinssysteem tot actieve betrokkenheid of gedragsverandering te

---

[1] In sommige delen van Nederland functioneren crisiscentra. Deze centra komen wat betreft hun functie overeen met een open afdeling van een psychiatrisch ziekenhuis.

bewegen, wanneer de patiënt is opgenomen. Het zieke familielid 'is immers in goede handen' en men is eindelijk even van de ellende af.

6.3.3 Organisatorische voorwaarden

Op (gesloten) opnameafdelingen is een multidisciplinair team werkzaam. Door middel van individuele begeleiding en het afdelingsprogramma wordt een gestructureerd behandelklimaat gecreëerd. In het behandelplan zijn problemen opgenomen die te maken hebben met de zelfzorg van de patiënt en het hanteren van relaties, cognities, emoties en impulsen. De doelen van opname moeten in meetbare termen worden omschreven, zodat alle leden van het team vooruitgang kunnen observeren.

Over de 'ideale' personeelsformatie of ruimtelijke omgeving voor de (gesloten) opnameafdeling is geen empirisch onderzoek beschikbaar. Een ruime personele formatie biedt meer mogelijkheden voor een-op-een contacten met patiënten en voor een snellere respons bij calamiteiten. De vormgeving van het afdelingsmilieu en de werkwijze hierin worden vooralsnog bepaald door 'lokale' inzichten en opinies. (27) Dat geldt ook voor de toepassing van dwang en drang. In tegenstelling tot de ons omringende landen wordt in Nederland vaak gesepareerd, circa 18.000 keer per jaar. Er zijn echter geen eenduidige indicaties voor separatie en de effectiviteit van separatie is niet aangetoond. Herhaaldelijk bestempelen buitenlanders onze praktijk dan ook als onverantwoord en zelfs barbaars. (28) Recentelijk zijn wel kwaliteitscriteria ontwikkeld voor de toepassing van dwang en drang (29) en ook voor de zorg in ruimere zin op gesloten opnameafdelingen. (30)

6.3.4 Wat helpt?

Er kan op basis van de onderzoeksliteratuur geen uitspraak worden gedaan of een opname op een gesloten afdeling heilzaam is voor een patiënt met een psychose of schizofrenie en welke factoren verantwoordelijk zijn voor een eventueel heilzaam effect. Er is echter ook geen bewijs voor de stelling dat de GGZ zonder acute bedden zou kunnen. (19) Over het algemeen bestaat er consensus over de noodzaak van onvrijwillige opnamen in bepaalde situaties en daarmee over de noodzaak van (gesloten) opnameafdelingen.

In onderzoek uit jaren zeventig is aan artsen en aan patiënten de vraag voorgelegd welke ingrediënten van een opname het beste helpen. (23) De artsen vonden vooral de 'nieuwe' omgeving en de medicatie van nut. De patiënten vonden het fijn 'een tijdje in een nieuwe omgeving zijn', maar hechtten vooral belang aan de interactie met de verpleging en met medepatiënten. Ook in recente onderzoeken wordt de 'therapeutische relatie' tussen patiënt en persoonlijk begeleider cruciaal genoemd. (31,32) Wetenschappelijk onderzoek zal moeten uitwijzen welke ingrediënten voor welke soorten patiënten het meest effectief zijn.

| 6.4 | **Ethisch dilemma: respecteren van autonomie en privacy versus goed hulpverlenerschap**

Het devies bij een psychotische patiënt in crisis luidt: betrek altijd het natuurlijk netwerk bij de aanpak. (33) Wanneer de patiënt hiervoor geen toestemming geeft, ontstaat er een dilemma.

De wet gebiedt de hulpverleners de autonomie van de patiënt te respecteren. In crisissituaties is het echter van (levens)belang voor de patiënt contact te krijgen met betrokken netwerkleden. Hier conflicteren het recht van de patiënt om autonoom te kunnen beslissen en de wgbo die hulpverleners gebiedt te doen wat zij in het belang van de patiënt achten. Ook de privacywetgeving is in het geding, als we bijvoorbeeld zonder toestemming van de patiënt aan familie of partner vertellen over de situatie waarin de patiënt zich bevindt. Voor het maken van een afweging kan de volgende richtlijn behulpzaam zijn.

Autonomie en privacy worden gerespecteerd zolang de patiënt in staat is duidelijk te maken dat hij de eventuele ernst en zorgelijkheid van de eigen situatie onderkent en van zins is een bijdrage te leveren aan een plan dat deze ernst kan verminderen. Is de patiënt hiertoe niet in staat en is er grote zorg omtrent zijn gezondheid of functioneren, dan wordt het systeem uitgenodigd, ook als de patiënt daarvoor geen toestemming geeft.

De vuistregel luidt dus: 'Goed hulpverlenerschap gaat boven privacy'.

Literatuur

1 Amador, X.F., Flaum, M., Andreasen, N., Strauss, D.H., Yale, S.,A., Clark, S.C. & Gorman, J.M. (1994). Awareness of illness in schizophrenia and schizoaffective and mood disorders. *Arch. Gen. Psychiatry 51*, 826-836.
2 Haan, L.de, Peters, B., Dingemans, P., Wouters, L. & Linszen, D. (2002). Attitudes of patients toward the first psychotic episode and the start of treatment. *Schizophrenia Bulletin 28*(3), 431-442.
3 Frank, A.F. & Gunderson, J.G. (1990). The role of the therapeutic alliance in the treatment of schizophrenia. *Archives of general psychiatry 47*, 228-235.
4 Appelo, M.T. (1997). De chronische valkuil. *Tijdschrift voor psychiatrie 39*(4), 321-333.
5 Dingemans, P.M. & Pater-Zijlstra, M. de (1998). *Gezinsbegeleiding bij psychotische patiënten: een transmurale hulpverlening.* Houten/Diegem: Bohn Stafleu van Loghum.
6 Pilling, S., Bebbington, P., Kuipers, E., e.a. (2002). Psychological treatments in schizophrenia: Meta-analysis of family intervention and cognitive behaviour therapy. *Psychological medicine 32*, 763-782.
7 *Multidisciplinaire richtlijn schizofrenie* (2005). Utrecht: cbo/Trimbos instituut.
8 Jonghe, F. de, Dekker, J. & Goris, A.C. (1997). *Steun, stress, kracht en kwetsbaarheid in de psychiatrie.* Assen: van Gorcum.
9 Jenner, J.A. (2003). *Directieve interventies in de acute en sociale psychiatrie.* Assen: van Gorcum.
10 Sadock, B.J. & Sadock, V.A. (2005). *Kaplan & Sadock's comprehensive textbook of psychiatry.* Philadelphia: Lippincott, Williams and Wilkins.

11 Schwartz, J.E., Fennig, S., Wanenberg-Karant, M., e.a. (2000). Congruence of diagnoses two years after a first-admission diagnosis of psychosis. *Archives of General Psychiatry* 57(6), 593-600.

12 Vlaminck, P. (2002). Schizofrenie ontmanteld. *Maandblad Geestelijke volksgezondheid* 57(4), 342-363.

13 Schene, A.H., Wijngaarden, B. van & Koeter, M.W. (1998). Family caregiving in schizophrenia: domains and distress. *Schizophrenia Bulletin* 24, 609-618.

14 Oenen, F.J. van, Bernardt, C., Peen, J. & Dekker, J. (2004). Psycho-educatie in groepsverband voor familie van patiënten met schizofrenie. *Maandblad Geestelijke volksgezondheid* 59, 510-523.

15 Birchwood, M. (2000). The critical period for early intervention. In: M Birchwood, D. Fowler & C. Jackson (eds), *Early intervention in psychosis: a guide to concepts, evidence and interventions* (pp 29-63). Chichester: Wiley & Son.

16 Oenen, F.J. van, Bernardt, C. & Post, L. van de (1995). Zorgwekkende zorgmijders. *Maandblad Geestelijke volksgezondheid* 50(6), 595-608.

17 Kwekkeboom, M.H. (2000). *De zorg blijft* (nr. 62). Den Haag: Sociaal en Cultureel Planbureau.

18 Oenen, F.J. van, Seur, H.C. & Hommersom, H.W.J. (1992). Gezinstherapie: Rechttoerechtaan de cirkel rond. *Systeemtherapie* 2(4), 66-83.

19 Thornicroft, G. & Tansella, M. (2004). Components of a modern mental health service: a pragmatic balance of community and hospital care. Overview of systematic evidence. *British Journal of Psychiatry* 185, 283-290.

20 Nijssen, Y.A.M. (2000). *Kwaliteit kortgesloten. Het beoordelen van de kwaliteit van zorg op gesloten psychiatrische opname-afdelingen*. Proefschrift. Amsterdam: Universiteit van Amsterdam.

21 Joy, C.B., Adams, C.E. & Rice, K. (2004). Crisis intervention for people with severe mental illnesses. *The Cochrane Database of Systematic Reviews* Issue 4. Art. No. CD 001087. DOI: 10.1002/14651858.CD001087.pub2.

22 Tasman, A., Kay, J. & Lieberman, J.A. (2003). *Psychiatry*. Londen: John R. Wiley and Sons.

23 Kaplan, H.I. & Sadock, B.J. (1995). *Kaplan & Sadock's comprehensive textbook of psychiatry*. Baltimore: Willams and Wilkins.

24 Post, L. van der, Peen, J., Schoevers, R.A. & Dekker, J. (2004). Psychiatrische behandeling na een inbewaringstelling. *Tijdschrift voor psychiatrie* 46(4), 209-217.

25 Salize, H.J. & Dressing, H. (2004). Epidemiology of involuntary placement of mentally ill people cross the European Union. *British Journal of Psychiatry* 184, 163-168.

26 Perquin, L. (2003). *Dagbehandeling in plaats van psychiatrische opname*. Proefschrift. Amsterdam: Vrije Universiteit van Amsterdam.

27 Crowhurst, N. & Bowers, L. (2002). Philosophy, care and treatment on the psychiatric intensive care unit: themes, trends and future practice. *J. Psychiatr. Ment. Health Nurs.* 9(6), 689-695.

28 Abma, T., Widdershoven, G. & Lendemeijer, B. (2005). *Dwang en drang in de psychiatrie. Kwaliteit van vrijheidsbeperkende interventies*. Utrecht: Lemma.

29 Berghmans, R., Elfahmi, D., Goldsteen, M. & Widdershoven G. (2001). *Kwaliteit van dwang en drang in de psychiatrie*. Utrecht/Maastricht: GGZ Nederland, Universiteit Maastricht.

30 Nijssen, Y.A.M., Schene, A.H. & Koeter, M.W.J. (2002). *Openheid over kwaliteit. Een onderzoek naar de kwaliteit van zorg op 21 gesloten psychiatrische opname-afdelingen.* Amsterdam: AMC/De Meren.
31 Quirk, A. & Lelliott, P. (2001). What do we know about life on acute psychiatric wards in the UK? A review of the research evidence. *Social Science & Medicine 53*(12), 1565-1574.
32 Higgins, R., Hurst, K., & Wistow, G. (1999). *Psychiatric nursing revisited: The care provided for acute psychiatric patients.* Londen: Whurr.
33 *Betrokken omgeving. Modelregeling relatie GGZ-instelling-naastbetrokkenen* (2004). Utrecht: participerende organisaties/GGZ-Nederland.

7 Psycho-educatie

Drs. H. van Peperstraten

Casus

Karel, 26 jaar, wordt in ernstig verwarde toestand en met grootheidsideeën met een inbewaringstelling (IBS) opgenomen. Op zijn werk op de tuinderij lukte het hem niet meer om zich aan de dagelijkse structuur van werkzaamheden te houden. Met behulp van antipsychotische medicatie verdwenen zijn grootheidsideeën snel, maar de chaos bleef. De diagnose schizofrenie vond hij nietszeggend. We konden zoveel vinden. Hij vond de opname wel prima. De afdelingsregels en het behandelprogramma vond hij vooral voor anderen van toepassing.

Na verloop van tijd wilde hij naar huis en weer aan het werk. Op het moment dat er concrete stappen in die richting gezet moesten worden, gaf hij schoorvoetend toe dat hij er ook bang voor was. Hij had gemerkt dat hij ondanks de medicatie 'psychotische uitstapjes' kon maken. Tijdens deze kortdurende psychotische belevingen verdween hij in de plezierige wereld van belangrijkheid en status. Ondertussen kwam hij nergens meer toe. Hij wist eigenlijk niet zeker of hij meer wilde weten over de oorsprong van die 'uitstapjes'. Om zijn goede wil te tonen zou hij één zitting van het psycho-educatieprogramma bijwonen. Hij volgde al luisterend het collegedeel van dit programma. Hij deed zijn mond open wanneer hem iets werd gevraagd, maar verder was hij zwijgzaam aanwezig. Op de unit stelde hij de dienstdoende verpleegkundigen voortdurend vragen over alles wat in de psycho-educatie aan de orde was geweest. In individuele begeleidingsgesprekken wilde hij discussiëren over zijn psychotische belevingen, over hoe hij schizofrenie gekregen zou kunnen hebben, over het stigma dat hij ervoer en uiteraard over wat hij zelf aan zijn ziekte zou kunnen doen om weer een zo normaal mogelijk leven te leiden. Dat laatste bleek hem erg zwaar te vallen. Plannen bedenken ging hem goed af, ze uitvoeren lukte echter een stuk minder. Hij raakte snel het overzicht kwijt en was erg geneigd het er dan maar bij te laten zitten. Een periode van somberheid diende zich aan. Hij begon te beseffen wat er met hem aan de hand was.

7.1 Inleiding

Het is momenteel (gelukkig) eerder regel dan uitzondering dat mensen te horen krijgen aan welke ziekte ze lijden en welke behandelmogelijkheden er zijn. Zo ook bij mensen met schizofrenie. Dit is in de geestelijke gezondheidszorg niet altijd zo geweest. Aanvankelijk concentreerde de voorlichting zich vooral op de familieleden. Sinds het eind van de jaren tachtig bestaan er in de zorg voor mensen met schizofrenie zogeheten steunende gezinsbegeleidingsgroepen. Deze groepen waren bedoeld om familieleden van patiënten te informeren over de ziekte van hun familielid en hun advies te geven hoe ze het beste met hun zieke familielid konden omgaan. Dit zou de stabiliteit van het zieke gezinslid ten goede komen en leiden tot een afname van het aantal psychosen. Deze pragmatische benadering kon totstandkomen omdat de strijdbijl tussen de verschillende ideologische stromingen werd begraven. Het ontstaan van schizofrenie lag niet aan de moeder, niet aan de maatschappij en een psychose was zeker geen reis door het onbewuste op weg naar een beter leven.

Begin jaren negentig ontstonden de eerste initiatieven om niet alleen familieleden te informeren, maar ook de mensen met schizofrenie zelf. Tegenstanders riepen dat het aantal suïcides zou stijgen wanneer mensen met schizofrenie hun diagnose te horen zouden krijgen en dat mensen met schizofrenie niet in staat zouden zijn om de informatie op te nemen en ervan te leren. Voorstanders riepen echter dat het toch wel raar was om familieleden wel te informeren, maar patiënten niet.

Openheid over de diagnose werd zo steeds belangrijker gevonden. Alleen het recht op het horen van de diagnose werd echter als bijzonder karig gezien. Men zou mensen met schizofrenie wel erg in kou laten staan door hun alleen te vertellen dat ze schizofrenie hadden en dat ze ermee moesten leren leven.

De vraag rees hoe adequate voorlichting aan mensen met schizofrenie zou kunnen worden gegeven. Wat geef je precies, wanneer je voorlichting geeft? Een boek, een folder, kennis, informatie? En wat zouden mensen die de voorlichting hebben gekregen moeten doen met dat boek, die folder, die kennis en de gegeven informatie? Leidt meer kennis ook tot gedragsverandering? Betekent weten ook doen? Is voorlichting altijd eenrichtingsverkeer of is het een wederkerig proces? Hoe kan de voorlichter aansluiting vinden bij de vragen en de leefwereld van de patiënt? Met andere woorden: hebben de patiënten zelf invloed op de informatie die ze krijgen? En is alleen het geven van voorlichting voldoende?

Wanneer de laatste vraag bevestigend beantwoord zou worden, konden we na het stellen van de diagnose volstaan met een informatieboekje en er desgevraagd nog een gesprek ter verduidelijking aan vastknopen. Met deze handelwijze zouden we echter volledig voorbijgaan aan de feitelijke gevolgen van schizofrenie voor de persoon zelf.

Een eenduidige omschrijving van het begrip voorlichting bestaat niet. Geelen (1993) stelt dat 'grofweg driekwart van alles wat er gebeurt in de geestelijke gezondheidszorg voorlichting genoemd zou kunnen worden'. Volgens hem is 'voorlichting een middel dat in de therapie ingezet kan worden, waarbij de therapie zelf gericht is op het wegnemen van oorzaken, symptomen en/of gevolgen van de problematiek. Voorlichting is een onderdeel van deze therapie waarmee de motivatie voor de therapie of het inzicht van de patiënten in hun problematiek vergroot wordt'.

De Leeuw (1) omschrijft patiëntenvoorlichting als 'het geven van informatie en/of instructie en/of educatie aan patiënten over onderwerpen die voor en volgens hen in het kader van verblijf of behandeling relevant zijn, door middel van een planmatig communicatieproces met als doel de autonomie te versterken'.

Er kan echter worden gesteld dat de huidige behandeling in de psychiatrie niet automatisch impliceert dat er keuzevrijheid bestaat ten aanzien van het verblijf in het instituut en op de afdeling, de samenstelling van het behandelprogramma, de behandeling als geheel en de manier van omgaan met de aandoening. (2)

Voorlichting richt zich op informatieoverdracht ten einde keuzen te kunnen maken, de zelfstandigheid te bevorderen en de autonomie te versterken. In het verlengde hiervan kan psycho-educatie worden omschreven als een voorlichtingsactiviteit die het maken van verantwoorde keuzen door patiënten zelf bevordert. Psycho-educatie is geen middel om mensen bijvoorbeeld te dwingen hun antipsychotische medicatie te gebruiken of om adequaat met crises om te gaan. Wel is psycho-educatie een hulpmiddel om mensen te ondersteunen bij hun medicatiegebruik en om crisissituaties in de toekomst te voorkomen.

Voorlichtingsactiviteiten gaan uiteindelijk altijd over gedrag en over het beïnvloeden van gedrag. Bijvoorbeeld: voorlichtingscampagnes over de nadelige gevolgen van het gebruik van tabak hebben geholpen om het tabaksgebruik te laten dalen. Verhoging van de prijs en het instellen van een rookverbod voor publieke ruimten hebben mede het (rook)gedrag van veel mensen beïnvloed.

Meer gericht op de psychiatrie gaat voorlichting over drie 'gebieden':
1 Mensen worden geïnformeerd over het reilen en zeilen in een instelling of op een afdeling.
2 Er wordt aan patiënten informatie verstrekt over de behandeling: hoe het (psychiatrisch) onderzoek wordt uitgevoerd, hoe het behandelprogramma eruitziet, welke effecten de behandeling kan hebben en wat er wordt verwacht van cliënten.
3 Voorlichting wordt ook gegeven om mensen te leren omgaan met hun (psychiatrische) ziekte.

7.2 Voorlichting en psycho-educatie

Psycho-educatie is een mengvorm van facetten uit de voorlichtingskunde, de gedragstherapie en de didactiek.

Het model van Kok (3) geeft aan welke stappen doorlopen moeten worden om via voorlichting tot gedragsverandering te komen. De eerste twee stappen, aandacht en begrip, hebben betrekking op de wijze waarop de doelgroep aangesproken moet worden. Om daadwerkelijk aandacht en begrip voor de inhoud van de voorlichting te krijgen dient aansluiting te worden gezocht bij het (cognitieve) niveau van functioneren en bij de belevingswereld van de patiënt. De derde stap, attitudeverandering, heeft betrekking op de bereidheid om de voor- en nadelen van gedrag af te wegen. Het gaat hier om de houding die iemand aanneemt ten opzichte van de gepresenteerde informatie. De volgende stap, de intentieverandering, geeft de bereidheid aan om daadwerkelijk nieuw gedrag uit te proberen. De laatste twee stappen, gedragsverandering en gedragsbehoud, hebben betrekking op het daadwerkelijk verwerven en behouden van nieuw gedrag.

Psycho-educatie begint met het overdragen van informatie. Informatie leidt pas tot daadwerkelijke gedragsverandering, wanneer de persoon de informatie tot zich kan laten doordringen, zijn houding ten opzichte van de informatie heeft bepaald en mogelijkheden ziet tot verandering van gedrag.

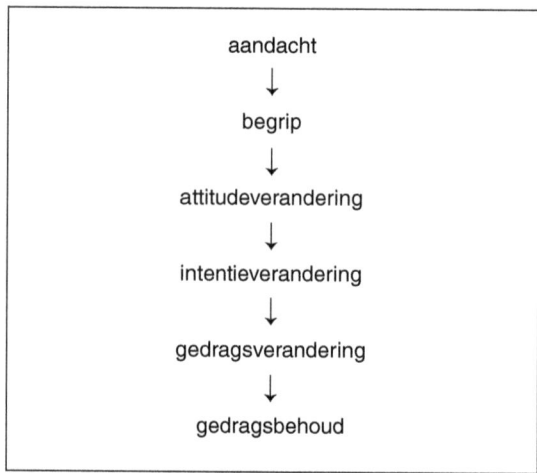

Figuur 7.1
Het model van Kok.

7.2.1 Gedragstherapie

Bij het ontwikkelen van het psycho-educatieprogramma in Parnassia Psycho-medisch Centrum te Den Haag is aansluiting gezocht bij de op de leertheorie gebaseerde gedragstherapeutische groepen (Koch, 1993). Gedragstherapie is probleem- en doelgericht. Het doel is, algemeen geformuleerd, het streven naar autonomie door middel van het verstrekken van informatie en probleemoplossende copingstrategieën. Deze uitgangspunten gelden ook voor de psycho-educatiegroepen.

De methodische aspecten van het programma zijn: structuur, gedragstherapeutische technieken, groepsdynamiek en de rol van de therapeut.

Het bieden van *structuur* is een belangrijk middel om een leerklimaat in een groep te creëren. Hoe groter de veiligheid die door het bieden van structuur ontstaat, hoe sterker het vermogen tot leren kan worden aangesproken. Structuur wordt geboden door het geven van overzicht over opzet en werkwijze van de groepen, een stapsgewijze benadering in de uitvoering van het programma, de wijze waarop de groep is samengesteld en door de regelmaat van bijeenkomsten. Veelgebruikte *gedragstherapeutische technieken* in het psycho-educatieprogramma zijn herhaling, prompting en bekrachtiging. Onder *groepsdynamiek* wordt verstaan het gebruikmaken van interacties en processen in de groep met als doel verandering te bewerkstelligen van het probleemgedrag. Inspelen op spontane interacties, bewust sturen van interacties en onderstrepen van voorbeeldgedrag zijn hiervan voorbeelden. Voor de *rol van de therapeut* gelden drie fundamentele taken:
1 het vormen en instandhouden van de groep;
2 cultuurvorming;
3 het activeren en belichten van het hier en nu.

Alle drie genoemde taken dienen om een optimaal leerklimaat te scheppen, waarbij de situaties in de groep gebruikt kunnen worden als oefenmateriaal voor vaardigheden in het dagelijks leven.

7.2.2 Didactiek

'Leren leven met de ziekte' is een belangrijk onderdeel in de behandeling van mensen met schizofrenie. Betekent het 'leren' dat er in de psychiatrie nieuwe verhoudingen ontstaan tussen patiënt en hulpverlener? Wordt de een leerling en de ander leraar? Zowel de 'leraar' als de 'leerling' kan verschillende posities innemen met betrekking tot het 'leren'.

Tabel 7.1 (4) laat zien dat leren niet alleen maar informatieverwerking is, maar dat leren ook een proces van zingeving is. Het biedt mogelijkheden om ervaringen uit te wisselen en te leren door praktisch oefenen.

Vanuit systeemtheoretisch oogpunt heeft de gekozen positie van de één automatisch consequenties voor de positie van de ander. Wanneer de leraar de positie inneemt van expert, dwingt hij de 'leerlingen' in de positie van informatieverwerkers. Wanneer de leraar de positie inneemt van communicator, plaatst hij de 'leerlingen' in de positie van ervaringsdeskundigen en zijn de ervaringen van de 'leerlingen' het uitgangspunt voor het leren: leren van elkaars ervaringen door middel van een dialoog.

Psycho-educatie is een voorlichtingsacitiveit en geen vaardigheidstraining. De rol van 'ingenieur' als degene die het goede voorbeeld geeft in het aanleren en toepassen van vaardigheden komt in de psycho-educatie minder aan de orde. Deze rol komt meer naar voren als begeleider tijdens bijvoorbeeld de Liberman-trainingen. Dit zijn vaardigheidstrainingen met het oog op een zelfstandiger leven.

Tabel 7.1	Verschillende culturen met betrekking tot leren.			
kenmerken van educator	expert	ingenieur	profeet	communicator
leerconcept	cognitieve informatieverwerking	vaardigheden	waardeoriëntatie	ervarend leren
metafoor	open en dynamische bibliotheek	leerwerkplaats	tempel of kerk	agora of forum
middel	kennisoverdracht	het goede voorbeeld	dialoog/consensus	dialoog/consensus
positie lerenden	informatieverwerker probleemoplosser	doener	zinzoeker	ervaringsdeskundige

Uit: Leirman, W.(1993). Vier culturen van educatie: expert, ingenieur, profeet, communicator.

Wanneer we het model van Kok in figuur 7.1 en het model van tabel 7.1 samenvoegen, hebben we een aantal bouwstenen in handen waarmee we een psycho-educatieprogramma kunnen vormgeven.

Begeleiders van een voorlichtingsprogramma, zoals een psycho-educatieprogramma, kunnen kiezen uit verschillende posities. De keuze voor één of verschillende posities beïnvloedt hoe er geleerd kan worden. Het betekent dat begeleiders verschillende rollen vervullen. Ze zijn 'expert', 'profeet' en 'communicator' en in mindere mate 'ingenieur' (zie tabel 7.1).

Voorlichting impliceert een grote mate van individualisering. Er zal op zoek moeten worden gegaan naar wat deelnemers aan een voorlichtingsprogramma beweegt, welke levenservaringen zij hebben, wat hun doelen en wensen zijn.

Dit impliceert een keuze voor kleine groepen. In deze kleine groepen is het van belang dat de begeleider als communicator en profeet aandacht en begrip heeft voor de leefwereld van deelnemers. Voorafgaand aan de start van een psycho-educatieprogramma moet de begeleider zich op de hoogte stellen van de voorgeschiedenis en het levensverhaal van de (aspirant-)deelnemers en moet hij proberen zich in te leven in hun verschillende situaties.

Begeleiders dienen nieuwsgierig te zijn wat deelnemers beweegt en welke vragen zij zichzelf stellen én met welke antwoorden zij gediend zijn.

Het leereffect wordt verhoogd door de wijze van aanspreken en door rekening te houden met de leerbeperkingen van de patiënt. Het is niet erg effectief gebleken om algemene vragen in de groep te stellen ('Wie van jullie kan, weet, heeft…'). Beter is het om deelnemers bij de naam te noemen en dan een concrete vraag te stellen. 'Karel, welk cijfer tussen de 1 en de 10 heb jij je draagkracht gegeven?' of: 'Karel, op welke van de vier behandelpijlers – op de sheet – zou bij jou de behandeling gericht moeten zijn?'

De leerbeperkingen kunnen zeer uiteenlopen. Bij het samenstellen van de groepen is het raadzaam om te streven naar een min of meer gelijk niveau van de deelnemers. Ook dient variatie te worden aangebracht in het aanbieden van de 'lesstof'. Informatie kan worden afgewisseld met vragen stellen, laten voorlezen uit het werkboek, kijken naar video's en laten invullen van vragenlijsten.

Wil men enig effect bereiken, dan moet de voorlichtingsboodschap (i.c. 'Leren leven met schizofrenie doe je zo…') aan de betreffende personen op maat worden aangeboden. Dit kan onder andere door de deelnemers persoonlijk te 'verleiden' om naar de psycho-educatiebijeenkomsten te (blijven) komen en bijvoorbeeld bij de deur te staan om deelnemers te verwelkomen. Zij kunnen individueel gemotiveerd worden door hun te vertellen dat zij kunnen leren leven met de aandoening ('Ben je nieuwsgierig hoe je dat zou kunnen leren?'). Deelnemers kan zekerheid en veiligheid worden geboden door een vaste structuur in het programma, zodat ze weten hoe iedere bijeenkomst zal verlopen.

Voor het werken aan attitude-, intentie- en gedragsverandering moeten cliënten en hulpverleners met elkaar bespreken hoe patiënten hun chronisch ziek-zijn ervaren. Uitwisseling van ervaringen (ook van patiënten onderling) speelt hierbij een belangrijke rol. De voorlichter zal zich moeten opstellen als profeet/communicator om te werken aan de intentieverandering van de patiënt. Deelnemers worden tijdens de psycho-educatiebijeenkomsten uitgedaagd antwoorden te zoeken op vragen waardoor ze over zichzelf gaan nadenken. 'Wat vind jij belangrijk?', 'Zou je willen leren hoe je…?', 'Welke mensen zouden je kunnen helpen bij…?'

Met betrekking tot het laatste deel van de voorlichtingsboodschap ('… doe je zo…') zal de hulpverlener zich meer moeten opstellen als een ingenieur. Met name de gedragsverandering en het gedragsbehoud kunnen vorm krijgen in doelgerichte trainingen in het omgaan met de ziekte en met de gevolgen ervan.

De rol van expert komt tijdens het psycho-educatieprogramma naar voren in de deskundigheid van de hulpverlener op het gebied van schizofrenie en de behandeling ervan.

7.3 Doelen van psycho-educatie voor mensen met schizofrenie

In Parnassia Psycho-medisch Centrum is een psycho-educatieprogramma ontwikkeld dat rekening houdt met de eerdergenoemde aspecten uit de voorlichtingskunde, de gedragstherapie en de didactiek.

Er bestaan vele doelstellingen van psycho-educatie. Dit psycho-educatieprogramma kent de volgende vier doelstellingen:
1 de kennis over schizofrenie vergroten;
2 toekomstverwachtingen bijstellen;
3 zingeving hervinden;
4 een begin maken met het leren van (nieuwe) vaardigheden.

De psycho-educatie kan daarnaast een aanzet geven tot het verwerken van het chronisch ziek-zijn. Het programma is niet alleen voor patiënten ontwikkeld, maar ook voor familieleden en andere verwanten. Ook voor hen is het belangrijk informatie te krijgen over de ziekte, steun te ontvangen en te leren hoe zij met het zieke familielid en met de gevolgen van zijn ziekte kunnen omgaan.

Het psycho-educatieprogramma bestaat uit twee onderdelen: een collegedeel en een werkgroepdeel.

Het doel van het collegedeel is het vergroten van kennis over de ziekte schizofrenie en hoe men met schizofrenie kan leren leven.

In een cyclus van tien weken komen de volgende thema's aan bod:
1 Doel en werkwijze van psycho-educatie
2 Wat is schizofrenie: de symptomen
3 Wat is schizofrenie: de oorzaken
4 Wat is schizofrenie: beloop en beloopbepalende factoren I
5 Wat is schizofrenie: beloop en beloopbepalende factoren II
6 Het kwetsbaarheid-stress-copingmodel
7 Behandel(on)mogelijkheden bij schizofrenie
8 Medicatie
9 Alcohol en drugs
10 Kennismaking met een ervaringsdeskundige

Vervolg casus

Karel ging aanvankelijk alleen naar de psycho-educatie om ons een plezier te doen. In individuele begeleidingsgesprekken vertelde hij dat hij bang was dat hem zijn psychotische uitstapjes zouden worden afgenomen. Na verloop van tijd begreep hij echter dat geen van de deelnemers om zijn belevenissen belachelijk werd gemaakt, dat iedereen op zijn eigen manier zijn verhaal mocht vertellen en dat het erom ging iets bij te leren en niet om iemand iets af te nemen. Hij mocht zelf beslissen wat hij met die psychotische uitstapjes zou doen. Geleidelijk was hij meer bereid om samen naar de toekomst te kijken en zich daarbij te laten adviseren hoe hij zaken als wonen en werken het beste zou kunnen aanpakken.

De groep die de colleges bijwoont is een open groep met maximaal twaalf deelnemers. De deelnemers kunnen 'starters' in de psychiatrie zijn, maar ze kunnen ook al langer bekend zijn met schizofrenie.

Voorwaarde voor deelname aan de colleges is dat met de deelnemer in individuele gesprekken gesproken is over de (vermoedelijke) diagnose. Daarnaast dient behalve het volgen van de colleges ook in individuele contacten aandacht te blijven bestaan voor psycho-educatie.

De colleges duren een uur en worden onderbroken door een koffiepauze. Door de deelnemers actief te betrekken bij de leerstof en veel afwisseling aan te brengen in de wijze van presenteren (gebruik van videomateriaal, sheets, whiteboard en posters), blijkt een uur goed vol te houden.

In de werkgroepen wordt aandacht besteed aan de persoonlijke houding van de deelnemers tegenover hun ziekte. Tevens wordt een aanzet gegeven om tot gedragsverandering te komen. Voor de training in verandering van gedrag is aansluiting gezocht bij de vaardigheidstrainingen die worden aangeboden (o.a. de Liberman-trainingen 'Omgaan met psychotische symptomen' en 'Omgaan met antipsychotische medicatie').

Het werkgroepdeel bestaat uit de volgende tien wekelijkse bijeenkomsten:
1 Ervaringen met schizofrenie en de gevolgen ervan
2 Hoe ziet schizofrenie er voor jou uit?
3 (Hoe) accepteer je dat je schizofrenie hebt?
4 Wat zijn voor jou bronnen van stress?
5 Het vinden van evenwicht tussen draagkracht en draaglast
6 Hoe ga je om met blijvende symptomen? I (cognitief niveau)
7 Hoe ga je om met blijvende symptomen? II (praktisch niveau)
8 Het herkennen van waarschuwingssignalen
9 Wat vertel je anderen over je ziekte?
10 Evaluatie en afsluiting

De werkgroep is een gesloten groep met maximaal zes deelnemers. Deelname aan de werkgroep is minder vrijblijvend dan aan de colleges. In de eerste plaats worden de groepen doelgerichter samengesteld met betrekking tot de ernst van de ziekte en de ziekteduur. In de werkgroep staan namelijk persoonlijke ervaringen, herkenning en van elkaar leren centraal. Er wordt wel van de deelnemers verwacht dat zij (een groot deel van) de colleges hebben gevolgd. Kennis gaat immers vooraf aan houdings- en gedragsverandering.

In de werkgroepen vindt de vertaling van informatie uit de colleges plaats naar de persoonlijke situatie. De deelnemers wisselen onderling ervaringen uit. Ook worden kenmerken van de patiënt in kaart gebracht aan de hand van vragenlijsten; bijvoorbeeld draagkracht en bronnen van stress. Deze gegevens vormen de basis voor een eerste exploratie van mogelijke gedragsverandering.

> **Vervolg casus**
>
> Karel heeft de eerste zes werkgroepbijeenkomsten gevolgd. Toen vond hij het wel genoeg. Via een vriend heeft hij een huis gevonden en hij wilde liever daaraan zijn energie besteden. Hij had het meest gehad aan bijeenkomsten over stress en de verhouding tussen draagkracht en draaglast. Het gaf hem een goed inzicht in de momenten waarop de behoefte aan de psychotische uitstapjes de kop opstak. Hij wilde wel aan de Liberman-training 'Omgaan met psychotische symptomen' deelnemen, maar pas na de verhuizing en de inrichting van zijn nieuwe woning. Daar zou hij beter kunnen leren een volgende psychose vroegtijdig te herkennen.

Het gehele psycho-educatieprogramma wordt uitgevoerd aan de hand van een draaiboek, waarin gedetailleerd staat omschreven welke handelingen moeten worden verricht, wat moet worden besproken en wat moet worden gevraagd aan de deelnemers.

7.4 Plaats van psycho-educatie in de behandeling

Er moet een aantal stappen gezet worden, voordat mensen psycho-educatie kunnen krijgen. In het gesprek over de diagnose komen woorden als schizofrenie, psychose en duur van het medicatiegebruik aan de orde. Vaak is een aantal gesprekken nodig. In deze gesprekken wordt ook het volgen van psycho-educatie aan de orde gesteld. Er zijn natuurlijk altijd mensen die zeggen dat ze er niets mee te maken willen hebben. Leren onder dwang gaat slecht. Meestal is het dan een kwestie van het juiste moment afwachten.

Psycho-educatie is een van de behandelmogelijkheden naast medicatie, cognitieve gedragstherapie, Liberman-trainingen, steun bij rouw en acceptatie, activiteiten gericht op sociale (re-)integratie en gezinsbegeleiding. Psycho-educatie kan gevolgd worden in een groep, maar kan ook individueel worden gegeven. Het voordeel van psycho-educatie in een groep is de onderlinge herkenning.

Wanneer alle bij de behandeling betrokken hulpverleners op de hoogte zijn van de inhoud van het psycho-educatieprogramma, kan er in de individuele begeleidingsgesprekken met cliënten worden ingegaan op de vorderingen die hij persoonlijk maakt in het 'leren leven met schizofrenie'. Er moet wel rekening mee gehouden worden dat leren langzaam gaat en een proces is van vallen en opstaan. Veranderingen in gedrag voltrekken zich nu eenmaal langzaam.

7.5 Effecten van psycho-educatie

In een periode van twintig weken kunnen mensen met schizofrenie het gehele psycho-educatieprogramma doorlopen. Het is niet realistisch te verwachten dat mensen met schizofrenie in deze relatief korte periode klaar zijn met 'leren leven met schizofrenie'. Dat zou (te) hoge eisen stellen aan de deelnemers aan dit programma. 'Leren leven met schizofrenie' is een langzaam proces.

Wat nu precies het effect is van psycho-educatie is moeilijk vast te stellen, omdat psycho-educatie moeilijk te isoleren is van andere behandelvormen. In Parnassia heeft psycho-educatie aan mensen met schizofrenie intussen een vaste plaats in het totale behandelprogramma gekregen. De psycho-educatie maakt het eenvoudiger om met patiënten te onderhandelen over de behandel(on)mogelijkheden en te kiezen uit de verschillende onderdelen van de behandeling.

Psycho-educatie heeft niet primair als doelstelling symptomen te reduceren. Wel kan het mensen helpen hun gedrag zodanig aan te passen dat ze meer controle krijgen over hun symptomen.

Vervolg casus

Karel is intussen acht jaar verder. Hij woont samen met een partner en heeft een baan. Hij haalt zijn antipsychotische medicatie via de huisarts. Heel af en toe belt hij om te vertellen hoe het gaat. Hij maakt geen psychotische uitstapjes meer. Van de psycho-educatie kan hij zich nog herinneren dat het hem door een moeilijke periode heen heeft geholpen. Het staat hem niet meer bij wat nu het onderscheid was tussen wat in de groep gebeurde en wat hij individueel besprak.

Over het hebben van schizofrenie: 'Ach, er zijn zoveel mensen die dat hebben. Bij Anoiksis heb ik gezien dat het bij iedereen weer anders is. In mijn grootheidsfantasieën had ik me een heel ander leven voorgesteld, maar ik ben erg tevreden over hoe het nu gaat.'

Literatuur

1 Leeuw, M.G.C. de (1993). *Het lichtend pad; patiëntenvoorlichting in de chronische psychiatrie*. Den Dolder: H.C. Rümke-groep, Lokatie Willem Arntz Hoeve.

2 Peperstraten, J.J. van & Aalders, H.C.W.M. (2003). *Psycho-educatie voor mensen met schizofrenie of verwante psychose*. Handleiding en werkboek. Den Haag/Assen/Groningen: Kenniscentrum Schizofrenie.

3 Kok, G.J., Meertens, R.W. & Wilke, H.A.M. (1987). *Voorlichting en verandering*. Groningen: Wolters-Noordhoff.

4 Leirman, W. (1993). *Vier culturen van educatie: expert, ingenieur, porfeet, communicator*. Leuven/Apeldoorn: Garant.

5 Damoiseaux, V. (1990). Gezondheidsvoorlichting. In: *Voorlichting, theorieën, werkwijzen en terreinen*, 158-72. Houten/Zaventem: Bohn Stafleu Van Loghum.

8 Preventie van psychotische terugval door vroegsignalering en vroege interventie

Dr. B. van Meijel

Casus

Arjen de Boer is de persoonlijk begeleider van Gert Minkert. Zij kennen elkaar al vanaf de eerste opname van Gert, een jaar of zes geleden, toen hij met een ernstige psychose werd opgenomen op de acute-opnameafdeling. Zij hebben beiden nog levendige herinneringen aan deze tijd. Gert had zich – voordat hij werd opgenomen – dagenlang opgesloten op zijn kamer waar hij als student woonde. Hij werd geplaagd door hevige angsten, af en toe omslaand in regelrechte paniek. Hij liep toen met de gedachte rond dat bewoners van omringende appartementen hem wilden vernietigen door met laserstralen zijn hersenen te verpulveren. Hij hoorde hen praten en zag hun gezichten voor de ramen. Hij deed zijn behoeften op een emmer, omdat hij meende dat zij hem ook te pakken zouden kunnen nemen via de rioolafvoerbuis van het toilet. Spiegels werden verbrijzeld vanwege de angstaanjagende taferelen die hij daarin waarnam. Toen hij midden in de nacht in paniek gillend de straat op rende, is hij door de politie opgepakt en naar het psychiatrisch ziekenhuis overgebracht. Daar is hij met succes behandeld met antipsychotische medicatie en ontving hij verpleegkundige begeleiding. Na een aantal weken ging hij met ontslag en kreeg hij nazorg van een sociaal-psychiatrisch verpleegkundige op de polikliniek.

In de jaren die volgden is hij nog twee keer psychotisch geweest, waarvoor hij klinisch moest worden opgenomen. Bij de laatste opname heeft Arjen de situatie eens grondig met Gert besproken. Wat opviel was dat Gert er in het verleden niet in slaagde om tijdig aan de bel te trekken wanneer het mis dreigde te gaan. Hij bemerkte wel wanneer het minder goed met hem ging, maar zag hier dan onvoldoende aanleiding in om naar de hulpverlening te stappen. Na verloop van een aantal dagen verslechterde zijn situatie zo dat hij zelfs niet meer in staat was om hulp in te roepen. Arjen bespreekt met Gert het belang van vroegtijdige signalering van psychotische terugval. Gert ziet het belang hier wel van in, maar weet niet goed hoe hij dit moet doen. Arjen stelt voor om met Gert een signaleringsplan op te stellen.

8.1 Psychosen bij schizofrenie

Schizofrenie heeft een zeer variabel beloop. Sommige patiënten maken slechts één of een beperkt aantal episodes door en herstellen hiervan relatief goed. Bij een ander deel van de patiënten verloopt de ziekte veel minder voorspoedig. Hun kwetsbaarheid is bijzonder groot, waardoor zij keer op keer worden geconfronteerd met een nieuwe psychotische episode, veelal met onvolledig herstel. Zij hebben vaak aanhoudend psychotische symptomen.

Zoals uit de casus blijkt, kan de psychose tot hevige angsten leiden en zo traumatische gevolgen hebben voor de patiënt. (1) Dat wat in de voorgaande periode is opgebouwd, kan door de psychose in korte tijd weer worden verwoest. De studie wordt afgebroken of het werk kan niet worden voortgezet, mantelzorgers raken overbelast en sociale relaties worden soms duurzaam verstoord. Het herstel van een psychose duurt gemiddeld wel een jaar. (2) Ook moet niet worden vergeten dat de behandeling van psychosen een zeer groot beslag legt op de beschikbare middelen voor geestelijke gezondheidszorg. (3,4)

Het is dus niet voor niets dat in de bestaande richtlijnen en behandelprogramma's voor schizofrene patiënten veel nadruk wordt gelegd op de preventie van psychotische terugval. (5,6) Deskundigen zijn het erover eens dat er op het gebied van de preventie van terugval nog wel de nodige winst te behalen valt. (7-11) Geschat wordt dat ongeveer een derde deel van de patiënten met schizofrenie, zo'n 35 procent, jaarlijks een psychotische episode doormaakt. Bij optimale behandeling met medicatie en goede psychosociale ondersteuning zou dit percentage teruggedrongen kunnen worden tot 15 à 20 procent.

De vroegtijdige onderkenning van een psychotische terugval moet standaard deel uitmaken van de psychosociale begeleiding. Vooral verpleegkundigen kunnen hierin een belangrijke rol spelen. Door het frequente en intensieve contact dat zij onderhouden met de patiënt, kunnen zij de toestand van de patiënt goed observeren. Zij kunnen eventuele waarschuwingssignalen van een psychose onderkennen en preventief actie ondernemen, zodat verdere verslechtering van de conditie van de patiënt wordt voorkomen. (12)

8.2 Kwetsbaarheid, stress en coping

Wanneer we meer willen leren over hoe een psychotische terugval ontstaat en over de factoren die hierop van invloed zijn, dan kan het zogenaamde kwetsbaarheid-stress-copingmodel ons daarbij helpen. (13-17) De kwetsbaarheid van de patiënt neemt in dit model een centrale plaats in. Inmiddels is uit wetenschappelijk onderzoek bekend dat deze kwetsbaarheid sterk genetisch is bepaald en hiermee als een min of meer constante factor aanwezig is. Een tweede factor die van belang is, is de hoeveelheid stress waaraan de patiënt met schizofrenie is blootgesteld. Deze stress kan verschillende bronnen hebben. Ze kan in de patiënt zelf liggen, bijvoorbeeld doordat deze overspannen en dus niet-realistische eisen aan zichzelf stelt. Of ze wordt veroorzaakt door gedachten en belevingen die psychotisch zijn gekleurd: de patiënt die achterdochtig is ervaart veel stress door het vermeende onrecht dat hem wordt aangedaan (of dreigt te worden). Maar de stressbronnen kunnen ook in de omgeving van de patiënt liggen, bijvoorbeeld wanneer de mensen in de omgeving van de patiënt voortdurend negatief reageren op het teruggetrokken en weinig sociale gedrag van de patiënt. Een derde factor in dit model is de 'coping' van de patiënt. Wanneer de patiënt met problemen in zijn dagelijks leven wordt geconfronteerd of wanneer hij ervaart dat zijn situatie aan het verslechteren is, zal hij zelf allerlei strategieën inzetten om de belastende situatie te verlichten. Uit de literatuur blijkt dat patiënten dan een breed arsenaal aan acties inzetten om zo goed mogelijk met de ontstane situatie om te gaan. Ze proberen bijvoorbeeld situaties te negeren door afleiding en ontspanning te zoeken of door hulp vanuit de omgeving in te roepen. (18-21) De ondersteuning vanuit de omgeving is als vierde factor in het model opgenomen. Men gaat ervan uit dat deze ondersteuning als een buffer tegen stress kan fungeren en zo het risico van een psychotische terugval vermindert.

Op het niveau van de individuele patiënt speelt zich een ingewikkeld samenspel af tussen deze vier factoren. Deze interactie is bepalend voor het optreden van een psychotische terugval. Wanneer de patiënt erg kwetsbaar is, kunnen de gevolgen ervan beperkt worden door de stress waaraan de patiënt wordt blootgesteld te beperken en door optimale ondersteuning te bieden vanuit de omgeving (familie en hulpverlening). Het kan ook zijn dat de kwetsbaarheid van de patiënt veel minder groot is, maar dat het risico van een psychotische terugval toch sterk is verhoogd door de hevige stress waaraan de patiënt is blootgesteld, in combinatie met beperkte copingvaardigheden om effectief met deze stress om te gaan.

Het kwetsbaarheid-stress-copingmodel kan zo worden gebruikt om inzicht te verkrijgen in de factoren die bij de individuele patiënt bijdragen aan het risico van een psychotische terugval. Het model kan ook bijdragen aan de keuze van acties die uitgevoerd kunnen worden om dit risico te verlagen. Deze acties zijn dan gericht op het verminderen van de kwetsbaarheid (bijvoorbeeld met behulp van antipsychotische medicatie), het verminderen van stress, het versterken van de copingvaardigheden van de patiënt of het organiseren van ondersteuning en bescherming vanuit de omgeving.

8.3 Het proces van psychotische terugval

In de meeste gevallen ontstaat een psychose geleidelijk. Dit is een belangrijke constatering vanuit het oogpunt van preventie. Bij een zeer acuut optredende terugval is er immers nauwelijks gelegenheid om preventief in te grijpen. Onderzoek van Herz en Melville (22) laat zien dat bij ongeveer 10 procent van de patiënten de psychose zo acuut optrad dat preventief ingrijpen niet mogelijk was. Bij de overige patiënten was er een geleidelijker ontstaan zichtbaar en ging hier een aantal dagen, weken of zelfs maanden overheen.

Docherty en zijn collega's (23) beschreven een aantal fasen in het ontstaan van een psychotische terugval. Zij deden dit op basis van gevalsstudies en fenomenologisch onderzoek in de literatuur. Zij gingen uit van de fase 0 waarin de patiënt relatief goed in evenwicht is en waarin hij goed in staat is zich aan te passen aan de eisen die de omgeving hem stelt. In fase 1 ervaart de patiënt een gevoel van (cognitieve) overbelasting die gepaard gaat met onder meer angstbeleving, irritatie, gebrek aan concentratie en slechter algeheel functioneren. In fase 2 verergert deze overbelasting verder. Het bewustzijn van de patiënt is verengd, wat uitmondt in apathisch en sociaal terugtrekgedrag. Gevoelens van hopeloosheid, eenzaamheid en afhankelijkheid worden in deze fase frequent gerapporteerd door de patiënt. Fase 3 wordt de fase van ontremming genoemd. De patiënt kan seksueel ontremd gedrag vertonen, hij kan woede-uitbarstingen hebben of zich onverantwoord gedragen, bijvoorbeeld door excessief veel geld uit te geven. Fase 4 kenmerkt zich door de psychotische desorganisatie, uiteindelijk uitmondend in de totale fragmentatie van het zelf en in verlies van zelfcontrole. In deze fase is er dus een psychotische crisis, waarin de psychotische symptomen en gedragingen in alle hevigheid zichtbaar zijn. In de laatste fase 5 kan er een reorganisatie van het psychotische bewustzijn optreden, waarin de controle hervonden wordt en de angst gereduceerd. Deze reorganisatie kan bijvoorbeeld plaatsvinden in de vorm van een paranoïde waansysteem. De belevingen van de patiënt corresponderen hierbij niet met de werkelijkheid, maar het denken en doen van de patiënt is wel redelijk georganiseerd. De orde is enigszins hersteld, ook al is het geen orde die wat de inhoud betreft door de meeste andere mensen wordt gedeeld.

Vanzelfsprekend is dit prototypische beloop niet bij alle patiënten in deze vorm herkenbaar. De beschrijving doet niet in alle opzichten recht aan de variatie die in de psychiatrische praktijk wordt aangetroffen. (24) Toch is het model wel nuttig. Het kan enige orde aanbrengen in het complexe proces van psychotische terugval. Vele verschijnselen die deze auteurs beschrijven komen in latere literatuurbronnen terug in de hoedanigheid van vroege voortekenen van een psychose.

8.4 Vroege voortekenen

Uit het voorgaande mogen we concluderen dat bij de meeste psychosen een voorfase herkenbaar is, waarin voortekenen optreden die erop wijzen dat de toestand van de schizofrene patiënt aan het verslechteren is. Deze worden ook wel de vroege voortekenen van een psychose genoemd. (25,26) In deze voorfase kan worden waargenomen dat de beleving van de patiënt verandert, dat zijn denkpatronen veranderen en dat hij zich anders gaat gedragen. Het is hierbij natuurlijk altijd de vraag wanneer er nog sprake is van vroege voortekenen en wanneer van psychotische symptomen. (27-29) In de praktijk is het onderscheid moeilijk te maken: de vroege voortekenen gaan vaak geleidelijk over in eerst milde, en daarna meer uitgesproken psychotische symptomen. Bijvoorbeeld: lichte achterdocht en betrekkingsideeën veranderen geleidelijk in beangstigende paranoïde wanen met hallucinatoire belevingen.

Voor de praktijk is het onderscheid minder relevant: als hulpverleners proberen we zo vroeg mogelijk te interveniëren in het proces van het ontstaan van een psychose.

De variatie aan vroege voortekenen is zeer groot. (22, 25, 28, 30-34) Birchwood e.a. (26) trachtten enige orde in deze veelheid aan te brengen door de vroege voortekenen onder te brengen in vier clusters. Zie hiervoor ook de Early Signs Scale (ESS), die zij ontwikkelden voor het meten van vroege voortekenen.

Het eerste cluster bevat vroege voortekenen die samenhangen met *angst en agitatie*. Bijvoorbeeld:
– De patiënt is toenemend angstig en gespannen.
– De patiënt slaapt onrustiger dan normaal en heeft regelmatig nachtmerries.

Het tweede cluster omvat *depressie en terugtrekgedrag*. Voorbeelden van vroege voortekenen zijn hier:
– De patiënt voelt zich meer dan anders somber en ongelukkig.
– De patiënt is stil en trekt zich meer dan anders terug.
– De zelfverzorging van de patiënt is verslechterd.

Het derde cluster bevat voortekenen die verwijzen naar *ontremming en impulsief gedrag*, zoals:
– De patiënt is veel actiever dan normaal.
– De patiënt drinkt overmatig en gebruikt veel drugs.
– De patiënt gedraagt zich agressief en gewelddadig.

Het vierde cluster omvat voortekenen die wijzen op een *beginnende psychose*.
– De patiënt voelt zich meer dan anders verward.
– De patiënt lacht of praat in zichzelf.
– De patiënt ervaart de wereld als vreemd en onwerkelijk.

Naast deze algemene vroege voortekenen is het van belang aandacht te hebben voor de *idiosyncratische voortekenen*. (27, 35-37) Het gaat hier om kenmerkend en zeer excentriek gedrag van de patiënt dat optreedt in de periodes waarin de patiënt psychotisch is of dreigt te worden. De patiënt hult zich bijvoorbeeld in allerlei vreemde gewaden of voert magische rituelen uit.

Voor mensen in de omgeving van de patiënt zijn dit vaak onmiskenbare tekenen dat de patiënt psychotisch is en dat er ingegrepen dient te worden.

8.5 Methodieken voor vroegsignalering en vroege interventie

Zowel patiënten, familieleden als hulpverleners zijn impliciet eigenlijk altijd bezig met vroegsignalering en vroege interventie. Patiënten nemen hun eigen conditie waar en proberen zo goed en zo kwaad als het gaat in te grijpen wanneer hun situatie verslechtert. Hulpverleners informeren bij de patiënt hoe deze zich voelt. Zij willen weten of het beter of slechter met hem gaat. Zij adviseren de patiënt wat te doen (en wat niet), wanneer er een verslechtering van zijn toestand optreedt. Zo maken vroegsignalering en vroege interventie integraal deel uit van het professionele handelen van de hulpverlener. Recent ontwikkelde methodieken trachten hier meer systematiek in aan te brengen.

Liberman en zijn collega's (38) ontwikkelden de trainingsmodule *Omgaan met psychotische symptomen*. Deze module wordt meestal in groepsverband aangeboden aan patiënten met een psychotische stoornis. De leerstof richt zich op de preventie van psychotische terugval en wordt aangereikt in vier zogenaamde vaardigheidsdomeinen:
1 herkennen van waarschuwingssignalen;
2 omgaan met waarschuwingssignalen;
3 omgaan met blijvende symptomen;
4 vermijden van drugs.

Onderzoek naar de effecten van deze module laat zien dat er een toename van kennis over en vaardigheden met het omgaan met psychotische symptomen optreedt. (39,40) Of de toepassing van deze module ook echt leidt tot een afname van psychoserecidieven staat niet vast. Onderzoek van Stenberg e.a. (41) laat zien dat de patiënten die de training volgden niet minder, maar wel veel kortere heropnames doormaakten dan patiënten die de training niet hadden gevolgd. Dit wijst erop dat patiënten die de training volgden in vergelijking minder ernstige psychosen doormaakten.

In veel onderzoeken zijn methoden van vroegsignalering en vroege interventies toegepast in combinatie met andere soorten interventies, veelal medicamenteuze interventiestrategieën. (12) Het probleem hierbij is dat het onduidelijk blijft of eventuele effecten nu toe te schrijven zijn aan de medicatie of aan de toegepaste methoden van vroegsignalering en vroege interventie.

Dit probleem is ook aan de orde in het onderzoek van Herz e.a. (42) Zij ontwikkelden een programma voor terugvalpreventie bij schizofrenie, waarvan ook de actieve monitoring van waarschuwingssignalen en vroege interventie deel uitmaakten. Verder bestond het programma uit psycho-educatie voor de patiënt en de familie en uit ondersteunende groeps- en individuele bijeenkomsten gericht op de training van copingvaardigheden van de patiënt. Na een follow-up van anderhalf jaar bleken de patiënten die dit programma volgden significant minder psychosen en heropnames te hebben doorgemaakt, vergeleken met de patiënten die dit programma niet volgden. Maar ook hier gaat het dus om een samengesteld interventiepakket, waarvan het niet duidelijk is welke onderdelen van het pakket nu verantwoordelijk zijn voor de opgetreden effecten.

Van Meijel e.a. (12) ontwikkelden en testten in de verpleegkundige praktijk een interventieprotocol gericht op de vroegtijdige onderkenning van psychotische terugval bij patiënten met schizofrenie. De waarde van het protocol werd in diverse kwalitatieve onderzoeken aangetoond, maar een kwantitatief effectonderzoek leverde geen significante effecten op. In de experimentele groep maakte 12,5 procent een psychotische terugval door, in de controlegroep ruim 26 procent .

We mogen hier concluderen dat in de professionele praktijk het belang van de toepassing van methoden voor vroegsignalering en vroege interventie breed wordt ondersteund, maar dat het wetenschappelijk onderzoek op dit gebied nog in de kinderschoenen staat.

8.6 Een methode nader belicht

In de volgende paragrafen wordt een beknopte uitwerking gegeven van het protocol voor vroegsignalering en vroege interventie dat is ontwikkeld en getest door Van Meijel e.a. (2003).[1] (12) Dit protocol is in de Nederlandse praktijk ontwikkeld, waarbij de toepassing in de verpleegkundige praktijk centraal stond. Het reikt een aantal logische stappen aan, waarmee de hulpverlener samen met de patiënt een op de individuele situatie toegesneden signaleringsplan kan opstellen. In een signaleringsplan staat omschreven welke de belangrijkste voortekenen van de patiënt zijn en welke maatregelen genomen moeten worden in het kader van vroege interventie.

Het doel van het protocol is te komen tot een plan-op-maat, dat realistisch is en dat optimaal aansluit bij de beleving, de capaciteiten, de wensen en de behoeften van de patiënt. Het opstellen van en het werken met het signaleringsplan wordt zo veel mogelijk opgepakt als een gezamenlijke activiteit van de patiënt, de hulpverlener en de leden van het sociaal netwerk. Het uitgangspunt is echter dat het een plan van de patiënt is. Hij voert er dus in principe de regie over; het moet bijdragen aan zijn vaardigheden tot 'self-management' van zijn ziekte.

Het protocol wordt in vier fasen uitgevoerd:
Fase A: De voorbereidingsfase.
Fase B: De inventarisatie van vroege voortekenen.
Fase C: De monitoring van vroege voortekenen.
Fase D: Het actieplan.

---

[1] *Het volledig instructie- en werkprotocol, inclusief informatiefolder voor patienten en familieleden, is te downloaden via www.kenniscentrumschizofrenie.nl.*

8.6.1 Fase A: De voorbereidingsfase

Een goede voorbereiding is essentieel, voordat met het opstellen van het signaleringsplan kan worden gestart. De patiënt en de netwerkleden dienen goed geïnformeerd te worden over wat het werken met een signaleringsplan inhoudt en hoe het kan bijdragen aan de preventie van terugval. Gezamenlijk kan onderzocht worden wat de relevantie en betekenis ervan zijn voor de patiënt.

> **Vervolg casus**
>
> Arjen bespreekt met Gert hoe het werken met een signaleringsplan behulpzaam kan zijn bij de vroegtijdige onderkenning van een mogelijke psychotische terugval in de toekomst. Gert heeft er wel oren naar. Hij wil er alles aan doen om te voorkomen dat hij weer dezelfde angsten moet doorstaan als in het verleden. Ook wil hij in de nabije toekomst opnieuw werk gaan zoeken. Stabiliteit is hiervoor belangrijk. Arjen probeert ál te overspannen verwachtingen over het signaleringsplan te temperen: het is een hulpmiddel om tijdig te interveniëren, maar het biedt geen garanties. Arjen legt verder uit wat ieders bijdrage aan het signaleringsplan zou kunnen zijn. Zij besluiten ook met de ouders van Gert een overleg te plannen, om hun voornemens kenbaar te maken en de medewerking van de ouders te vragen.

Het doel van deze voorbereidingsfase is dus in eerste instantie informatie bieden en draagvlak creëren voor samenwerking.

Een volgende stap is dat de hulpverlener bij de individuele patiënt onderzoekt welke factoren in positieve en welke in negatieve zin van invloed zijn op het werken met een signaleringsplan. Uit onderzoek is een goed inzicht verkregen in deze factoren. (43, 44) Het protocol biedt een overzicht van deze factoren en geeft tevens aanwijzingen hoe zij onderzocht kunnen worden: de hulpverlener onderzoekt onder meer hoe het gesteld is met de motivatie van de patiënt om aan een dergelijk plan mee te werken, of de patiënt over voldoende ziekte-inzicht beschikt, of ernstige rouwreacties ten aanzien van de ziekte schizofrenie het werken met een signaleringsplan niet te veel belemmeren, hoe nog aanwezige ziektesymptomen het werken met een signaleringsplan beïnvloeden, in welke mate eventuele verslavingsproblematiek de samenwerking hindert en over welke cognitieve vaardigheden de patiënt beschikt. Met betrekking tot het sociaal netwerk onderzoekt de hulpverlener de omvang ervan, evenals de bereidheid en capaciteiten van de afzonderlijke netwerkleden om aan het werken met een signaleringsplan bij te dragen.

Deze analyse vormt de basis voor de volgende fasen. De hulpverlener vervolgt zijn onderzoek door na te gaan op welke wijze deze factoren gunstig kunnen worden beïnvloed.

> **Vervolg casus**
>
> Erover doorpratend komt Arjen erachter dat Gert toch wel erg hoge verwachtingen heeft van het signaleringsplan. Gert gelooft dat het signaleringsplan hem nu volledig beschermt tegen psychosen en dat hij hierdoor zelfs zijn medicatie op korte termijn kan staken. Arjen voert hierover overleg met de behandelend psychiater. Zij besluiten dat zij gezamenlijk twee gesprekken voeren met Arjen en zijn ouders, om hen nader te informeren over de ziekte schizofrenie, het beloop ervan, het belang van medicatie en over de plaats van het signaleringsplan in deze behandeling.

Vervolgens overweegt de hulpverlener of dit het juiste moment is om met het opstellen van het signaleringsplan te beginnen of dat het wellicht beter is hiermee nog even te wachten (bijvoorbeeld totdat de psychotische symptomen beter onder controle zijn). Het gaat hier dus om een geschikte 'timing'. Tevens is het van belang dat de hulpverlener de bijdragen vaststelt van de patiënt en van de leden van het sociaal netwerk aan het werken met het signaleringsplan. Hierop dient de hulpverlener zijn eigen inspanningen af te stemmen. Grotere beperkingen van de patiënt leiden tot grotere compenserende inspanningen van de hulpverlener en eventueel van de leden van het sociaal netwerk.

8.6.2 Fase B: De inventarisatie van vroege voortekenen

Het doel van deze tweede fase is dat er een individueel profiel van vroege voortekenen van de betreffende patiënt wordt opgesteld. Birchwood (45) noemt dit een 'relapse signature'. De aanname hierbij is dat er bij opeenvolgende psychosen steeds een vergelijkbaar patroon van vroege voortekenen bij de individuele patiënt is te zien. Op basis van dit karakteristieke patroon van vroege voortekenen kan er dus een persoonlijke 'handtekening' van vroege voortekenen worden opgesteld. Wanneer een dergelijk profiel zorgvuldig wordt opgesteld, waarin zowel de meer algemene als ook de idiosyncratische voortekenen worden opgenomen, neemt de voorspellende kracht van het profiel toe. Als de voortekenen uit het profiel zichtbaar zijn, is het risico op een psychotische terugval ook daadwerkelijk verhoogd.

De hulpverlener voert in deze fase een of meer gesprekken met de patiënt en eventueel met de leden van het sociaal netwerk, waarbij het proces van eerdere psychotische terugvallen zo nauwkeurig mogelijk wordt gereconstrueerd. Voor de overzichtelijkheid is het zinvol in eerste instantie één specifieke periode van terugval uit het verleden centraal te stellen, bijvoorbeeld de meest recente of de terugval die de patiënt zich het meest levendig herinnert. De hulpverlener informeert naar de allereerste tekenen die wezen op een terugval en vraagt vervolgens naar het verdere verloop van de psychotische terugval. Ook kan andersom worden gewerkt: er wordt dan gestart bij de psychotische crisis en vervolgens teruggeredeneerd naar het moment van de eerste voortekenen. Zo wordt het proces van terugval nauwkeurig gereconstrueerd. Uit onderzoek blijkt overigens dat een grote meerderheid van de patiënten en familieleden goed in staat is de vroege voortekenen uit eerdere psychotische crises te reconstrueren. (22, 31)

Vanzelfsprekend is het hier van belang om de draagkracht van de patiënt en van de netwerkleden goed in het oog te houden. Het intensief spreken over eerdere psychosen ervaren sommige patiënten als erg belastend. Ze kunnen het echter ook als een opluchting ervaren, wanneer zij in de gelegenheid worden gesteld eens uitvoeriger te praten over een gebeurtenis in hun leven die grote indruk heeft gemaakt. Afhankelijk van de capaciteiten en draagkracht van de patiënt kunnen ook huiswerkopdrachten worden gegeven. De eerste aanzet om te komen tot een overzicht van vroege voortekenen kan door de patiënt – eventueel in samenspraak met netwerkleden – thuis verder worden uitgewerkt. Het protocol bevat een 'checklist vroege voortekenen', die voor sommige patiënten ondersteunend kan zijn. Deze lijst bevat een overzicht van de meest voorkomende voortekenen.

Op deze wijze wordt een eerste overzicht samengesteld van maximaal vijf vroege voortekenen.

Vervolg casus

Arjen slaagt er in twee gesprekken in samen met Gert – aangevuld met huiswerkopdrachten – een eerste overzicht op te stellen van de belangrijkste vroege voortekenen. Zij hebben dit overzicht voorgelegd aan zijn ouders met de vraag of zij aanvullingen hadden. Dit bleek niet het geval. Zij bereiken overeenstemming over de volgende voortekenen die in het signaleringsplan worden opgenomen: 1) toenemende angst en spanning; 2) ontregeling van het slaappatroon; 3) toename van alcoholgebruik en 4) toename van achterdocht.

Een volgende stap is de afzonderlijke voortekenen nader uit te werken in verschillende niveaus van ernst. Het is immers belangrijk om onderscheid te kunnen maken tussen de normale situatie en de situatie waarin er reden is tot bezorgdheid. De 'normale situatie' wil overigens niet zeggen dat het voorteken of symptoom geheel afwezig is. Veel patiënten vertonen aanhoudend symptomen die dan ook als 'baseline' (niveau 1) dienen te worden aangemerkt.

De afzonderlijke voortekenen worden in maximaal drie niveaus van ernst uitgewerkt:
– niveau 1: de situatie is normaal/stabiel;

- niveau 2: het voorteken is licht tot matig aanwezig;
- niveau 3: het voorteken is in ernstige mate aanwezig.

> **Vervolg casus**
>
> Arjen en Gert werken het vroege voorteken 'toename van alcoholgebruik' als volgt uit:
> Niveau 1: Ik drink nauwelijks, hooguit een of twee biertjes wanneer ik in het weekend bij mijn ouders ben.
> Niveau 2: Ik drink dagelijks wel zes biertjes, vooral 's avonds als ik mij het meest angstig voel.
> Niveau 3: Ik begin al vroeg in de middag met bier drinken en stop er niet meer mee totdat ik ga slapen. Dit loopt op tot een halve krat bier per dag.

Merk op dat de uitwerking in de 'ik-taal' staat geformuleerd in de bewoordingen van de patiënt. Het taalgebruik is bondig en zo concreet mogelijk. Dit alles verhoogt de herkenbaarheid voor de patiënt.

8.6.3 Fase C: De monitoring van vroege voortekenen

In deze fase leren de patiënt, de betrokken netwerkleden en de hulpverlener de voortekenen te observeren en te registreren. Onderling worden afspraken gemaakt over ieders betrokkenheid hierbij. Ook hier geldt weer dat naar wens, capaciteiten en draagkracht bijgedragen wordt aan de monitoring, waarbij de regie zo veel mogelijk bij de patiënt wordt gelegd.

De monitoring geschiedt door periodiek de aanwezigheid en de ernst van de vroege voortekenen te registreren op scoreformulieren. Scores op niveau 1 duiden op stabiliteit, scores op de niveaus 2 en 3 vragen om een nauwgezette evaluatie van de toestand van de patiënt en eventueel om preventief ingrijpen om verdere verslechtering van zijn toestand te voorkomen. De beoordeling is niet altijd eenvoudig: wanneer gaat het nu om natuurlijke, lichte fluctuaties en is het beter geen onnodige onrust te zaaien? En wanneer is de grens overschreden en dient er besloten te worden tot intensievere acties? Het is van belang hierin voldoende ervaring op te doen door vooral in de beginfase zeer regelmatig de voortekenen te beoordelen en te scoren. Hierdoor leren de betrokkenen de voortekenen goed kennen en kan er beter overeenstemming worden bereikt over de vraag wanneer er nu echt aanleiding is tot preventief ingrijpen.

8.6.4 Fase D: Het actieplan

In het actieplan staan de acties omschreven die uitgevoerd kunnen worden wanneer vroege voortekenen optreden. Ook hier geldt weer het principe dat de patiënt de regisseur is van zijn actieplan. Hij bepaalt zo veel mogelijk de inhoud van het actieplan, hierbij ondersteund door de hulpverlener en eventueel door de leden van het sociaal netwerk.

Gezien het belang van heldere samenwerkingsafspraken, worden de acties vanuit verschillende perspectieven geformuleerd: vanuit de patiënt, vanuit de netwerkleden en vanuit de hulpverlening. Concreet betekent dit dat er afgestemd, onderhandeld, geïnformeerd en gemotiveerd moet worden voordat het actieplan zijn (voorlopig) definitieve vorm kan krijgen. De ervaring is dat het opstellen van een actieplan een uitstekende manier is om impliciete verwachtingen, oordelen en acties te expliciteren, waardoor er een veel sterker draagvlak gecreëerd kan worden voor toekomstige samenwerking tussen de genoemde partijen in het kader van terugvalpreventie. Wie doet wat, op welk moment en waarom? Dit zijn de kernvragen die beantwoord worden in het actieplan.

Acties geformuleerd vanuit het perspectief van de patiënt gaan vooral over de vraag hoe stress kan worden voorkomen (door zich bijvoorbeeld niet in stressvolle situaties te begeven) en hoe coping kan worden bevorderd (door bijvoorbeeld cognitieve strategieën toe te passen bij gevoelens van achterdocht). Vanuit het perspectief van de netwerkleden wordt beschreven wat zij kunnen doen ter ondersteuning van de patiënt (bijvoorbeeld bepaalde taken overnemen die stress-inducerend zijn). Hieraan wordt ook toegevoegd wat zij beter *niet* kunnen doen in geval van dreigende terugval, omdat dit voor de patiënt meer stress dan verlichting oplevert (de patiënt bijvoorbeeld te dicht op de huid zitten en voortdurend informeren hoe het met hem gaat). De acties vanuit het hulpverlenersperspectief worden vanuit drie invalshoeken beschreven: 1) acties die de hulpverlener uitvoert vanuit zijn eigen professionele expertise (bijvoorbeeld bespreken van medicatietrouw met de patiënt); 2) acties die de hulpverlener uitvoert op verzoek van netwerkleden (bijvoorbeeld periodiek informeren van de familieleden over de toestand van de patiënt); en 3) acties van de hulpverlener op verzoek van de patiënt zelf (bijvoorbeeld ondersteuning bieden bij het opzetten van een dagstructuur die rust en regelmaat biedt).

Het resultaat van het onderhandelingsproces dat in deze fase plaatsvindt, is een goed uitgewerkt actieplan dat ondersteund wordt door alle bij het signaleringsplan betrokken personen. Het is vanzelfsprekend belangrijk dat de patiënt en de overige betrokkenen ook altijd terechtkunnen bij de hulpverlening in tijden van dreigende crisis. Vandaar dat de 24-uurs bereikbaarheid van de hulpverlening op het signaleringsplan staat vermeld en dat het signaleringsplan deel uitmaakt van het dossier van de patiënt.

8.7 Besluit

Het werken met signaleringsplannen in de hulpverleningspraktijk lijkt veelbelovend. Er bestaat consensus in professionele kringen over het nut van het werken met deze plannen en het beperkt beschikbare wetenschappelijk onderzoek lijkt dit nut te bevestigen, ook al is de effectiviteitsvraag nog niet definitief beantwoord. De schematische weergave van het opstellen van een signaleringsplan suggereert een zekere eenvoud. Realiteit is echter dat de praktijk complex en weerbarstig is. Van een rechtlijnig proces is slechts zelden sprake. Eerder is het een zaak van 'trial and error' en van voor- en tegenspoed. De inspanningen lijken echter te worden beloond, wanneer uiteindelijk een signaleringsplan beschikbaar komt dat door de patiënt, de netwerkleden en de hulpverleners beschouwd wordt als een praktisch instrument, dat enige helderheid en structuur biedt in tijden van (dreigende) crisis. Het vereist een hoog niveau van deskundigheid van de hulpverlener om tot een inhoudelijk goed en werkbaar signaleringsplan te komen dat gedragen wordt door alle betrokkenen.

Vervolg casus

Gert werkte aanvankelijk intensief met zijn signaleringsplan en leerde de inhoud ervan goed kennen. In tijden van relatieve rust borg hij het op in zijn kast en keek er niet meer naar. Maar in perioden dat hij zich minder goed voelde, werd het plan (soms met lichte aandrang van de hulpverlener) toch weer tevoorschijn gehaald en werd het actieve monitoren van de vroege voortekenen hervat. Geleidelijk leerde hij beter welke acties hem behulpzaam waren om stress te verminderen en welke zo bijdroegen aan het herstel van zijn evenwicht. Tijdens het werken met het signaleringsplan kwam ook herhaaldelijk zijn (gebrek aan) medicatietrouw ter sprake en werden er maatregelen genomen om deze medicatietrouw te bevorderen. Het werken met het signaleringsplan heeft het gevoel van controle over zijn ziekte en over zijn leven doen toenemen. Maar hij is zich ook bewust geworden van zijn blijvende kwetsbaarheid.

Literatuur

1 Shaw, K., McFarlane, A. & Brookless, C. (1997). The phenomenology of traumatic reactions to psychotic illness. *The Journal of Nervous and Mental Disease 185*, 434-441.
2 Hert, M.A.F. de & Slooff, C.J. (2000) Psychopharmacologische behandeling van schizofrenie en aanverwante psychosen. In G. Pieters e.a. (red.), *Rehabilitatiestrategieën bij schizofrenie en langdurig zorgafhankelijke patiënten* (p. 70-84). Houten/Diegem: Bohn Stafleu van Loghum.
3 Evers, S.M.A.A., Wiersma, D. & Ament, A.J.H.A. (1995). Kosten van schizofrenie in Nederland. In: P.M.A.J. Dingemans e.a. (red.), *Schizofrenie. Onderzoek en implicaties voor de behandeling* (p. 290-299). Houten/Diegem: Bohn Stafleu van Loghum.
4 Novacek, J. & Raskin, R (1998). Recognition of warning signs: A consideration for cost-effective treatment of severe mental illness. *Psychiatric Services 49*, 376-378.
5 American Psychiatric Association (2004). *Practice guideline for the treatment of patients with schizophrenia* (tweede editie). APA.
6 Landelijke Stuurgroep Multidisciplinaire Richtlijnontwikkeling in de GGZ (2005). *Multidisciplinaire richtlijn schizofrenie*. Utrecht: Trimbos-instituut.

7 Ayuso-Gutierrez, J.L. & Rio Vega, J.M.D. (1997). Factors influencing relapse in the long-term course of schizophrenia. *Schizophrenia Research 28*, 199-206.
8 Kissling, W. (1991). *Guidelines for neuroleptic relapse prevention in schizophrenia.* Heidelberg: Springer-Verlag.
9 Kissling, W. (1992). Ideal and reality of neuroleptic relapse prevention. *British Journal of Psychiatry 161*(suppl. 18), 133-139.
10 Liberman, R.P. & Kopelowicz, A. (1995). Basic elements in biobehavioral treatment and rehabilitation of schizophrenia. *International Clinical Psychopharmacology 9*, 51-58.
11 Tarrier, N. (1997). Family interventions and schizophrenia. In: G. Haddock & P.D. Slade (red.). *Cognitive-behavioural interventions with psychotic disorders* (p. 212-234). Londen: Routledge.
12 Meijel, B. van (2003). Relapse prevention in patients with schizophrenia. A nursing intervention study. Proefschrift. Utrecht: Universiteit Utrecht, Vakgroep Verplegingswetenschap.
13 Zubin, J. & Spring, B. (1977). Vulnerability. A new view of schizophrenia. *J. Abnorm. Psychol. 86*, 103-126.
14 Zubin, J., Steinhauer, S.R. & Condray, R. (1992). Vulnerability to relapse in schizophrenia. *British Journal of Psychiatry 161*, 13-18.
15 Nuechterlein, K.H. & Dawson, M.E. (1984). A heuristic vulnerability/stress model of schizophrenic episodes. *Schizophr. Bull. 10*, 300-312.
16 Nuechterlein, K.H., Dawson, M.E., Gitlin, M., Ventura, J., Goldstein, M.J., Snyder, K.S., Yee, C.M. & Mintz, J. (1992). Developmental processes in schizophrenic disorders: longitudinal studies of vulnerability and stress. *Schizophr. Bull. 18*, 387-425.
17 Nuechterlein, K.H., Dawson, M.E., Ventura, J., Gitlin, M., Subotnik, K.L., Mintz, J. & Bartzokis, G. (1994). The vulnerability/stress model of schizophrenic relapse: a longitudinal study. *Acta Psychiatr. Scand. 89*, 58-64.
18 Falloon, I.R.H. (1987). Cognitive and behavioural interventions in the self control of schizophrenia. In: Strauss e.a. (red.), *Psychosocial treatment of schizophrenia* (p. 180-190). Toronto: Hans Huber Publishers.
19 Westacott, M. (1995). Strategies for managing auditory hallucinations. *Nurs. Times 3*, 35-37.
20 Holmes, H., Ziemba, J., Evans, T. & Williams, C.A. (1994). Nursing model of psychoeducation for the seriously mentally ill patient. *Issues in Mental Health Nursing 15*, 85-104.
21 McCandless-Glimcher, L., McKnight, S., Hamera, E., Smith, B.L., Peterson, K.A. & Plumlee, A.A. (1986). Use of symptoms of schizophrenics to monitor and regulate their illness. *Hospital and Community Psychiatry 37*, 929-933.
22 Herz, M.I. & Melville, C. (1980). Relapse in schizophrenia. *Am. J. Psychiatry 7*, 801-805.
23 Docherty, J.P., Kammen, D.P., Siris, S.G. & Marder, S.R. (1978). Stages of onset of schizophrenic psychosis. *Am. J. Psychiatry 135*, 420-426.
24 Vries, M.W. de & Delespaul, Ph. (1988). Variabiliteit in schizofrenie symptomatologie. In: R.J. van den Bosch e.a. (red.), *Schizofrenie: recente ontwikkelingen in onderzoek en behandeling* (p. 203-228). Deventer: Van Loghum Slaterus.
25 Heinrichs, D.W. & Carpenter, W.T. (1985). Prospective study of prodromal symptoms in schizophrenic relapse. *Am. J. Psychiatry 3*, 371-373.

26 Birchwood, M., Smith, J., Macmillan, F., Hogg, B., Prasad, R., Harvey, C. & Bering, S. (1989). Predicting relapse in schizophrenia: the development and implementation of an early signs monitoring system using patients and families as observers, a preliminary investigation. *Psychol. Med. 19*, 649-656.
27 Norman, R.M.G. & Malla, A.K. (1995). Prodromal symptoms of relapse in schizophrenia: A review. *Schizophr. Bull. 4*, 527-539.
28 Tarrier, N., Borrowclough, C. & Bamrah, J.S. (1991). Prodromal signs of relapse in schizophrenia. *Social Psychiatry and Psychiatric Epidemiology 26*, 157-161.
29 Bustillo, J., Keith, S.J. & Lauriello, J. (2000). Schizophrenia: psychosocial treatment. In: B.J. Sadock e.a. (red.), *Comprehensive textbook of psychiatry* (p. 1210-1217). Philadelphia: Lippincott Williams & Wilkins.
30 O'Connor, F.W. (1991). Symptom monitoring for relapse prevention in schizophrenia. *Archives of Psychiatric Nursing 5*, 193-201.
31 Kumar, S., Thara, R. & Rajkumar, S. (1989). Coping with symptoms of relapse in schizophrenia. *Eur. Arch. Psychiatr. Neurol. Sci. 239*, 213-215.
32 Hamera, E., Peterson, K.A., Young, L.M. & McNary Schaumloffel, M. (1992). Symptom monitoring in schizophrenia: potential for enhancing self-care. *Archives of Psychiatric Nursing 6*, 324-330.
33 Subotnik, K.L. & Nuechterlein, K.H. (1988). Prodromal signs and symptoms in schizophrenic relapse. *J. Abnorm. Psychol. 97*, 405-411.
34 Kennedy, M.G., Schepp, K.G. & O'Connor, F.W. (2000). Symptom self-management and relapse in schizophrenia. *Archives of Psychiatric Nursing 14*, 266-275.
35 Herz, M.I. & Lamberti, J.S. (1995). Prodromal symptoms and relapse prevention in schizophrenia. *Schizophr. Bull. 4*, 541-551.
36 Bustillo, J., Buchanan, R.W. & Carpenter, W.T. (1995). Prodromal symptoms vs. early warning signs and clinical action in schizophrenia. *Schizophr. Bull. 4*, 553-559.
37 Campo, J. & Merckelbach, H. (1996). Schizofrene patiënten en haardracht. *Tijdschrift voor Psychiatrie 9*, 690-694.
38 Liberman, R.P. (z.j.). Module *Omgaan met psychotische symptomen*. Tilburg: Stichting Liberman Modules.
39 Arends, J., Vleugel, B. van der & Meijel, B. van (2000). De Liberman-modules: een beschrijving van de mogelijkheden tot zelf-management. In: G. Pieters & M. van der Gaag (red.), *Rehabilitatiestrategieën bij schizofrenie en langdurig zorgafhankelijk patiënten* (p. 109-120). Houten/Diegem: Bohn Stafleu van Loghum.
40 Stichting Liberman Modules (2005). www.liberman.nl.
41 Stenberg, J.H., Jaaskelainen, I.P. & Royks, R. (1998). The effect of symptom self-management training on rehospitalization for chronic schizophrenia in Finland. *International Review of Psychiatry*, 58-61.
42 Herz, M.I., Lamberti, J.S., Mintz, J., Scott, R., O'Dell, S.P., McCartan, L. & Nix, G. (2000). A program for relapse prevention in schizophrenia: a controlled study. *Archives of General Psychiatry 57*, 277-283.
43 Meijel, B. van, Gaag, M. van der, Kahn, R.S. & Grypdonck, M. (2002a). The practice of early recognition and early intervention to prevent psychotic relapse in patients with schizophrenia: an exploratory study (Part 1). *Journal of Psychiatric and Mental Health Nursing 9*(3), 347-355.

44 Meijel, B. van, Gaag, M. van der, Kahn, R.S. & Grypdonck, M. (2002b). The practice of early recognition and early intervention to prevent psychotic relapse in patients with schizophrenia: an exploratory study (Part 2). *Journal of Psychiatric and Mental Health Nursing 9*(3), 357-363.

45 Birchwood, M. (1992). Early intervention in schizophrenia: theoretical background and clinical strategies. *Br. J. of Clin. Psychology 31*, 257-278.

9 Cognitieve gedragstherapie bij persisterende symptomen

Dr. M. van der Gaag

Casus

Jan wordt achtervolgd. Al jaren. Het is begonnen nadat hij omver was gelopen door een roofovervaller die de sigarenwinkel kwam uitgerend. Voordat hij zich realiseerde dat hij op de grond lag, was de overvaller alweer overeindgekomen en weggerend. Hij had gezien dat het om een overvaller ging met een donkere huidskleur. De winkelier vloekte en vroeg hem waarom hij hem had laten gaan. De agenten namen hem mee naar het bureau voor verhoor over medeplichtigheid en om een getuigenverklaring af te leggen. Op het bureau hoorde hij dat twee agenten die wat verderop met elkaar stonden te praten, dachten dat het om een vuurgevaarlijke verdachte ging. Jan dacht dat hij ternauwernood aan een gewelddadige dood was ontsnapt. Thuisgekomen dacht hij dat de overvaller hem wel eens zou kunnen zoeken om hem als getuige te intimideren of zelfs uit de weg te ruimen. Jan raakte op zijn hoede. Thuis sloot hij de voordeur met de sloten af. Overdag hield de vitrage blikken buiten, maar zo snel het wat donkerder werd en hij het licht moest aandoen, sloot hij ook de gordijnen. Voordat hij de straat op ging, keek hij de straat rond of er geen donkere mannen waren. In het centrum van Den Haag kun je dan vaak niet naar buiten. Hij begon de straat zo veel mogelijk te vermijden. Omdat hij werkloos was, viel het in het begin niet erg op dat hij de dagen grotendeels thuis doorbracht. Door zijn raam spiedend trof hij veel andere verdachten aan. Aan de overkant woonde een Antilliaanse man die ook vaak op straat op een bankje voor zijn huis zat. Zou hij ingehuurd zijn om Jan in de gaten te houden? Hij keek verdacht vaak omhoog naar Jans raam, die dan snel moest wegduiken. Het was niet ondenkbaar dat de overvaller vrienden en familieleden zou inschakelen om Jan te schaduwen. Omdat de ene verdachte figuur na de andere het leven van Jan binnentrad, raakte hij er helemaal van overtuigd dat er inmiddels een goed georganiseerd complot tegen hem gaande was. Ook taxichauffeurs waren in dit complot betrokken en reden vaak door zijn straat. Soms toeterden ze om hem te waarschuwen: 'We weten waar je zit en op een dag rijden we je dood.' Ze zullen het doen voorkomen of het een ongeluk was en niemand wordt dan na zijn dood opgepakt. Ze wachten op het geschikte moment.

Op een dag rukt Jan de deur van een stilstaande politiewagen open, springt op de achterbank en duikt: 'Pas op, hij rijdt ons dood!' De taxi passeert en de agenten geloven Jans verhaal niet meteen. Hij wordt naar de crisisdienst gebracht. Jan is zo opgewonden, boos en verontwaardigd dat niemand reageert op zijn aangifte van poging tot moord, dat hij na enige tijd met een inbewaringstelling wordt opgenomen. De diagnose wordt gesteld op schizofrenie, paranoïde type en hij wordt ingesteld op antipsychotische medicatie. Die behandeling neemt angst en opwinding weg en hij kan behandelstaf en medepatiënten vertrouwen. Op het ziekenhuisterrein voelt hij zich eveneens veilig. Ook van de donkergekleurde patiënten denkt hij dat het medepatiënten zijn die geen deel hebben aan het complot. Naar huis durft hij echter niet, want daar wachten ze op hem en dan gaat het alsnog mis. Ook het feit dat hij geprobeerd heeft om aangifte te doen zullen ze nu wel weten en dat maakt ze extra kwaad. Hij gaat voor geen goud de binnenstad meer in.

Hij wil wel praten met iemand over het complot en het gevaar dat hem bedreigt. De cognitief-gedragstherapeut maakt de afspraak het met elkaar over het complot te hebben en te kijken hoe Jan ermee kan omgaan, zodat hij niet voortdurend doodsangst hoeft uit te staan. Dit kunnen zijn hart en gezondheid niet langer verdragen. Dat is Jan met de cognitief-gedragstherapeut eens. Zo kan het niet veel langer doorgaan. Hij slaapt slecht, valt af en krijgt af en toe bijna een infarct van schrik. De therapeut legt hem uit dat presidenten, prinsen en ministers ook heel vaak met het leven bedreigd worden, maar dat een goede risicoanalyse de relatief ongevaarlijke momenten kan scheiden van de momenten met een hoog risico. Op die manier hoeft iemand niet voortdurend op zijn hoede te zijn en kan er ook af en toe gerelaxt worden en gelachen. Je moet niet bang zijn op momenten dat er niets aan de hand is. Dat is zonde van de energie. Bovendien beschermt het stresshormoon cortisol je tegen een acute hartdood, maar beschadigt het wel de gezondheid op de wat langere termijn. Het is zaak om de bedreiging en de angst die daaruit voorvloeit onder controle te krijgen.

Jan is in zijn basisschooltijd ook al eens bedreigd geweest door jongens uit zijn klas. Die gaven hem de schuld van propjes gooien, wat ze zelf deden als de meester niet keek. Omdat hij bleef ontkennen, hebben ze hem na schooltijd op het plein een keertje helemaal in elkaar geslagen. Vrienden zijn ze nooit meer geworden. Ze bleven tegen hem samenspannen en zo kreeg hij vaak de schuld van iets in de klas. Nooit heeft hij over het complot durven spreken. Hij was bang nog een pak slaag te krijgen, maar meer nog dat de meesters, juffen en zijn ouders hem voor verrader zouden aanzien en een slapjanus die zijn eigen zaakjes niet kan opknappen. Eigenlijk is Jan zich vanaf die tijd bewust dat mensen soms zomaar kwaad in de zin hebben en dat ze tegen hem kunnen samenspannen. Op het vmbo gaat het beter met hem en hij heeft een paar vrienden. Na school gaat hij werken als huisschilder, maar het bedrijf gaat over de kop en Jan komt niet meer aan een nieuwe baan.

De roofoverval maakt de oude angsten weer in hem wakker. Hij voelt zich bedreigd en gaat ernaar handelen. De selectieve aandacht gericht op het scannen van allerlei potentieel gevaar maakt hem ten slotte paranoïde. Hij is extreem angstig en vermijdt bijna alles behalve zijn eigen huis en een paar boodschapjes in de buurtsuper. Vrienden ziet hij niet meer en hij wordt langzaamaan een kluizenaar. Hierin lijkt zijn situatie op die van de verkrachte vrouw die daarna geen enkele man meer vertrouwt of de Vietnam-soldaat die terwijl hij door het bos loopt zich op de grond laat vallen bij elk geluid dat hij hoort. Getraumatiseerden voelen zich voortdurend bedreigd, ook in situaties die niet dreigend zijn. Het is een langzaam proces van je rust terugvinden en potentieel gevaar verdragen zonder helemaal in paniek te raken.

9.1 Wat is cognitieve gedragstherapie?

Cognitieve gedragstherapie is een gesprekstherapeutische behandeling gericht op het veranderen van disfunctionele gedachten. Dit zijn gedachten en opvattingen over de werkelijkheid die leiden tot sterk negatieve emoties, zoals angst, woede en verdriet, die aanzetten tot bepaald gedrag zoals vermijden, vechten of terugtrekken en huilen.

Als er sprake is van grote lijdensdruk en beperkingen in het dagelijks functioneren, is er een probleem dat met cognitieve gedragstherapie benaderd kan worden. De essentie is dat niet de gebeurtenissen bepaalde gevoelens en gedragingen tot gevolg hebben, maar dat het gaat om de interpretatie van die gebeurtenissen. Niet het onweer maakt je bang, maar de gedachte dat je erdoor getroffen zult worden. Wie onweer als een mooi schouwspel ziet, is niet bang voor een bliksemschicht.

Een groot deel van de gesprekken richt zich steeds op het onderscheiden van de gebeurtenissen en de interpretaties daarvan. Bij veel paranoïde patiënten is dat onderscheid verloren gegaan. De therapeut brengt dit onderscheid steeds weer aan. De uitspraak: 'Ze luisteren me af' wordt bijvoorbeeld geparafraseerd als: 'Je zag die antenne ineens en je dacht toen dat ze je afluisterden'. Als de patiënt akkoord gaat met deze definiëring, opent zich de mogelijkheid van een eventueel andere verklaring voor het doel van de antenne. De uitspraak: 'Een stille hield me steeds in de gaten' kan geparafraseerd worden als: 'Die man in die lange jas en met die gleufhoed stond almaar op straat. Dat vond je verdacht en je dacht dat hij jou in de gaten hield'. Cognitieve gedragstherapie leert de patiënt te relativeren door bij gebeurtenissen steeds meer dan één verklaring voor mogelijk te houden. Bij verschillende verklaringen neemt de angst altijd af. Het is overigens dan niet noodzakelijk om uit te zoeken wat de enig ware toedracht is. Eigenlijk leert de cognitieve gedragstherapie dat de werkelijkheid steeds een geconstrueerde werkelijkheid is die slechts gedeeltelijk waar kan zijn omdat niet alle gezichtpunten erin vervat zijn. Bij pathologie is er sprake van het dogmatisch aanhangen van een opvatting die per definitie waar is en die niet getoetst hoeft te worden; gezondheid is het besef dat verschillende verklaringen mogelijk zijn.

9.2 Cognitieve gedragstherapie bij psychose

Lange tijd is er geen vorm van psychotherapie gedaan met schizofreniepatiënten. De therapievormen gebaseerd op psychoanalyse bleken namelijk niet effectief en analytici speculeerden dat de waan de patiënt beschermde tegen depressie en suïcide. Het was dus gevaarlijk om de waan te ondergraven, want dan werd de patiënt mogelijk agressief of suïcidaal. De andere reden is het sterke accent op de erfelijke oorsprong en de biologische bepaaldheid van het beloop van de stoornis. Farmacotherapie is de eerst aangewezen behandeling en als deze niet helpt, is er verder niets meer aan te doen. In deze laatste opvatting komt nu verandering. Psychosociale interventies hebben een behoorlijk effect op de uitkomst voor patiënten en cognitieve gedragstherapie is in staat psychosen te verminderen bij farmacotherapieresistente patiënten. Er zijn inmiddels bijna veertig gerandomiseerde en gecontroleerde studies gepubliceerd die alle aantonen dat cognitieve gedragstherapie effectief is. Soms niet effectiever dan andere behandelvormen, maar nooit inferieur aan een andere behandelvorm. Er zijn verschillende meta-analyses gepubliceerd. (1,2) Bij dit soort analyses worden verschillende studies opnieuw gelijktijdig geanalyseerd. Hierin is duidelijk aangetoond dat de effecten klein tot middelmatig zijn, maar absoluut aanwezig. Dit heeft geleid tot het opnemen van cognitieve gedragstherapie in de richtlijnen van Schotland, Engeland en Wales, de Verenigde Staten, Nieuw-Zeeland en Australië en ook in de Nederlandse richtlijn schizofrenie. (3)

9.3 Gedragstherapie en farmacotherapie

Hoe kan een biologisch bepaalde aandoening verbeteren met behulp van cognitieve gedragstherapie? Er zijn aanwijzingen dat cognitieve gedragstherapie en farmacotherapie vergelijkbare effecten hebben op de hersenen. Cognitieve gedragstherapie en imipramine verminderen allebei de overactiviteit in de nucleus caudatus van dwangpatiënten. (4) Maar er zijn ook aanwijzingen voor een verschil in aangrijpingspunt. Een medicijn grijpt aan op gebieden waar emotionele reacties plaatsvinden, cognitieve gedragstherapie grijpt aan op gebieden waar betekenis wordt gegeven aan gebeurtenissen. Dit wordt gevonden bij depressie (5) en als zeer waarschijnlijk verondersteld bij paniekstoornis. (6) Bij depressie beïnvloeden SSRI's de hersengebieden die met emotie te maken hebben (limbische en subcorticale gebieden), terwijl cognitieve gedragstherapie de hersengebieden beïnvloedt die met betekenisgeving te maken hebben (het frontale gebied en de cortex cinguli). Bij de paniekstoornis zijn er aanwijzingen dat hetzelfde gebeurt. Farmacotherapie beïnvloedt de dieper gelegen gebieden die met emoties te maken hebben (de hersenstam, de amandelkernen en de hypothalamus). Cognitieve gedragstherapie beïnvloedt de hersengebieden die met betekenisgeving te maken hebben (frontale cortex en de hippocampus). Het cognitieve model van deze stoornissen spreekt van beïnvloeding van bottom-up processen met behulp van medicatie en beïnvloeding van top-down processen door cognitieve gedragstherapie. Wat wordt hiermee bedoeld?

Dopamine is een neuromodulator die vrijkomt als er plotseling een nieuwe stimulus in de omgeving verschijnt die om betekenisgeving vraagt. Dopamine schakelt dan bepaalde hersengebieden in en andere uit, zodat de aandacht gericht kan worden op een potentieel belangrijke stimulus en gestopt wordt met waarmee men bezig was. Het opent de poorten naar het geheugen om de stimulus te vergelijken met geheugeninhouden en er zo achter te komen wat er aan de hand is en wat voor gevolgen de waarnemer eraan moet verbinden. Als de situatie herkend wordt, worden de eerdere reactievormen opgehaald en kan er gereageerd worden: 'Oh, het is de buurman' en de waarnemer besluit naar hem te zwaaien. Als de situatie niet herkend wordt, moet er nagedacht en geredeneerd worden om te verklaren wat de betekenis van deze stimulus is: 'Hè, Sinterklaas midden in de zomer, wat is hier aan de hand?' Hoge niveaus van dopamine gaan gepaard met verhoogde waakzaamheid, lichte angst en de verwachting dat er iets belangrijks gebeurt of staat te gebeuren. Dit is ook wat veel patiënten met schizofrenie vertellen over de periode die voorafgaat aan de psychose: 'Ik had het gevoel dat er iets heel belangrijks zou gaan gebeuren, maar ik wist nog niet wat.' In de aanloop naar de psychose lijken er spontane schommelingen in de dopamineniveaus op te treden. De realiteitstoetsing raakt dan ontregeld. Normaal is dat een nieuwe stimulus leidt tot dopamineafgifte en dat dit het proces van betekenisgeving in gang zet. Nu is er eerst dopamine in een situatie zonder belangrijke nieuwe stimuli. Het betekenisgevingproces wordt dan gekoppeld aan een onschuldige of triviale stimulus: 'Ik had het nare gevoel dat er iets gaande was en toen ik naar buiten keek zag ik ineens die man daar staan op straat. Ik voelde angst en wist toen zeker dat deze man mij iets wilde aandoen!'

Het koppelen van emoties aan situaties gebeurt diep in de hersenen in de delen die alle zoogdieren hebben, namelijk het limbisch systeem. Het geven van betekenis vindt plaats in de nieuwste hersenen, namelijk de cortex en buitenste temporaalkwabben. (7,8) Bij een verandering in de omgeving treden beide processen in werking. Het snelle proces is het 'oude' bottom-up emotionele proces. Bijvoorbeeld: Er valt een spin op tafel en onmiddellijk schrik je en duw je de tafel van je af. Het trage proces is het 'nieuwe' top-down cognitieve proces. Bijvoorbeeld: Je ziet dat de spin niet langer beweegt en dat hij van kunststof is gemaakt en buigt je voorover om hem van dichterbij te bekijken. Je voelt geen angst meer. Er is dus een heel snel proces van primaire voorbewuste beoordeling van de situatie. Evolutionair is dit een voordeel. Bij gevaarlijke stimuli moet je snel vluchten. Dit is het bottom-up deel van de reactie. Dit primaire proces wordt gevolgd door een traag proces van secundaire bewuste beoordeling. Als de secundaire beoordeling afwijkt van de primaire, dan is de cortex in staat om de emotionele reactie en de vecht-vluchtreactie te stoppen. Dit is het top-down gedeelte van de reactie.

Psychofarmaca beïnvloeden de bottom-up processen. De gebruiker voelt zich niet langer angstig of depressief of maakt geen verdachte ervaringen meer mee. Cognitieve processen verlopen mogelijk wat trager, maar psychofarmaca beïnvloeden de inhoud ervan niet. De man met een fobie voor honden is minder bang, maar beschouwt honden nog steeds als potentieel gevaarlijk; de depressieve patiënt wordt actiever, maar vindt zichzelf nog steeds een mislukkeling; de paranoïde patiënt weet nog steeds zeker dat het complot heeft bestaan, maar dat er nu even geen actieve vervolging plaatsvindt. Wel opent farmacotherapie de mogelijkheden voor bijstellen van de secundaire beoordeling. Wie niet vlucht voor een hond, zal merken dat deze niet zo gevaarlijk is als verondersteld. Maar niet bij iedereen treden correctieve ervaringen vanzelf op. Cognitieve gedragstherapie is dan geïndiceerd.

9.4 Opleiding tot cognitief therapeut

Cognitieve gedragstherapie is een specialisme. Het is in Nederland een vijfjarige postdoctorale opleiding om cognitief gedragstherapeut te worden. Cognitieve gedragstherapie bij psychose is bijzonder ingewikkeld, omdat er sprake is van veel comorbide stoornissen. Een overzicht van de literatuur toont dat alcoholmisbruik (35%), drugsmisbruik (34%), posttraumatische stressstoornis (27%), depressie (26%), gegeneraliseerde angststoornis (25%), paniekstoornis (19%), obsessief-compulsieve stoornis (16%) en sociale fobie (10%) de meest voorkomende comorbide stoornissen zijn bij schizofrenie. (9) De cognitief-gedragstherapeut moet dus op de hoogte zijn van de behandelprotocollen en specifieke problemen van alle hiervoor genoemde stoornissen. De behandeling bestaat bijna altijd uit een combinatie van verschillende behandelprotocollen. Sociaal-psychiatrisch verpleegkundigen en hbo-verpleegkundigen worden steeds vaker opgeleid tot gedragstherapeutisch medewerker. Deze neemt een aantal onderdelen van de behandeling voor zijn of haar rekening. Bij psychosen is dit vaak de g-training (het leren gebruiken van de begrippen gebeurtenis, gedachte, gevoel en gedrag bij het analyseren van problemen). De g-training is inmiddels uitgewerkt tot een cursus van vier bijeenkomsten die met kleine groepjes patiënten gedaan kan worden. Het cursusboek kan gedownload worden vanaf www.gedachtenuitpluizen.nl. Een ander onderdeel van de behandeling die door de gedragstherapeutisch medewerker gedaan wordt, zijn de exposure oefeningen. Deze bestaan uit het opzoeken en blootstellen aan verondersteld gevaar, om te leren dat het gevaar minder groot is dan aanvankelijk gedacht. Nog een voorbeeld is het onderdeel activiteiten vaststellen. Dit richt zich op het bevorderen van gedrag dat als plezierig ervaren wordt en/of leidt tot voldoening.

9.5 Van taboe naar normaal

Het taboe rond de psychose wordt langzamerhand doorbroken en er wordt vaker over de inhoud van de wanen en hallucinaties gesproken. Patiënten ervaren dit als bijzonder prettig. Veel patiënten praten over niets liever dan over hun psychotische veronderstellingen over de wereld. Het haalt patiënten uit een ernstig isolement en geeft mogelijkheden om oude veronderstellingen en interpretaties opnieuw te beschouwen en te overwegen. Cognitief-gedragstherapeuten hadden al de ervaring dat het bespreken van de psychose en het geleidelijk herzien daarvan niet leidde tot meer depressie en suïcidaliteit, zoals psychoanalytici voorspelden. Het tegendeel leek eerder waar te zijn. De psychose was geen defensiemechanisme, maar een beangstigende kerker.

In de afgelopen periode is er in de literatuur ook vanuit wetenschappelijke hoek ondersteuning gekomen die aantoont dat de psychose niet beschermt tegen negatieve gedachten over zichzelf, depressie en eventueel suïcidegevaar. Als de waan een verdedigingsmechanisme zou zijn, dan verwacht je een hogere zelfwaardering bij een toegenomen paranoia. De zelfwaardering van patiënten met farmacotherapie-resistente paranoïde wanen varieerde in de tijd en hing niet samen met de mate van overtuiging over de achtervolgingswaan, maar wel met de stemming en de mate van succesvol sociaal functioneren. (10) In het begin van de stoornis is inzicht een goede voorspeller van depressie. Dit verband verdwijnt snel en daarna is paranoia de enige voorspeller van depressie en suïcidaliteit. Een lage zelfwaardering speelt hierbij geen rol. (11) Het afbreken van de paranoïde waan leidt dus juist tot minder depressie en suïcidaliteit! Bij grootheidswanen wordt in vergelijking met gezonden geen discrepantie gevonden tussen openlijke en bedekte zelfwaardering. (12) Ook bij deze subgroep is er dus geen sprake van een psychotische verdediging tegen negatieve gedachten over zichzelf, depressie en suïcidaliteit. Het betekent dat we gerust met de patiënt over zijn psychose kunnen praten, zonder dat het gevaar bestaat dat dit de psychose zal verergeren.

9.6 Gesprekstechnieken voor verpleegkundigen afgeleid van de cognitieve gedragstherapie

In Nederland is het voor verpleegkundigen niet mogelijk de opleiding tot cognitief-gedragstherapeut te volgen. Dat neemt niet weg dat ook andere disciplines een aantal gesprekstechnieken die cognitief-gedragstherapeuten hanteren uitstekend kunnen inpassen in de behandeling en begeleiding van patiënten met een psychose.

Een van de grootste ergernissen van psychotische patiënten is dat zij geen medestanders hebben. De meeste mensen beginnen te discussiëren over de onmogelijkheid van de inhoud van de waan en tonen geen empathie voor de angsten die de patiënt doorstaat door elke dag weer aan de dood te ontsnappen. Dus niet: 'Je gelooft toch zeker niet in marsmannetjes', maar belangstellend informeren: 'Het moet een bijzondere ervaring zijn geweest toen je ontvoerd werd door aliens, was je niet erg bang voor ze?' De eerste aanbeveling is dus dat je vragen stelt over de waan, empathisch parafraseert en niet ongevraagd je eigen mening geeft of in taal, houding of mimiek een waardeoordeel afgeeft over wat de patiënt als zijn werkelijkheid ziet. Aan deze regel is het moeilijkst te voldoen. Voor velen is de waan zo onwaarschijnlijk dat het onmogelijk is om in het referentiekader van de patiënt te stappen en in eerste instantie het probleem vanuit het perspectief van de patiënt te bezien.

Het gaat er niet om dat de patiënt zijn psychotische werkelijkheid vervangt door onze werkelijkheid. Het gaat om het inzicht dat de werkelijkheid op zichzelf niet bestaat, maar dat er vele werkelijkheden zijn. Laat tien mensen een boek lezen en je krijgt tien verschillende oordelen: goed of slecht geschreven, in één adem uitgelezen of verveeld weggelegd, enzovoort. Toch was het steeds hetzelfde boek en stonden alle letters op precies dezelfde plaats. Laat een voetbalovertreding op televisie zien en de oordelen variëren van penalty tot niet ernstig of 'Schwalbe'. Ook de beelden in de herhaling laten zien leidt niet tot een eensluidend oordeel van alle kijkers. Dat betekent nog niet dat de een normaal is en de ander psychotisch. De tweede aanbeveling is dus een filosofisch standpunt innemen, namelijk dat de algemeen aanvaarde werkelijkheid een sociale constructie is. Na discussie, onderzoek, en vergelijkingen met andere aanvaarde kennis komen we in de westerse cultuur tot de conclusie dat de aarde rond is. Ook de Katholieke Kerk heeft dit aan het eind van de twintigste eeuw erkend, nadat een groep kerkgeleerden zich gedurende vele jaren over de zaak had gebogen. Dat neemt niet weg dat er nog steeds mensen zijn die veronderstellen dat de aarde plat is en de maanreis in Hollywood gefilmd is. Deze mensen zijn vanwege deze ene opvatting nog geen psychiatrische patiënten die nodig behandeld moeten worden. De conclusie is dus dat de waarheid voor dwazen is. De wijze weet dat de werkelijkheid een sociale constructie is en dat de patiënt het contact met de groepstoetsing over de gedeelde werkelijkheid heeft verloren. Hij moet dus uitgenodigd worden weer deel te uit te maken van de groep van medemensen.

De derde aanbeveling is de werkelijkheid van de patiënt niet actief te weerleggen met slimme vragen. De Columbo-techniek is een geschikte manier van vragen stellen. De techniek is vernoemd naar inspecteur Columbo, een televisierechercheur in sjofele jas, oude auto, gedoofde sigaar en met een luie hond. Hij stelt zich steeds op als de leek, verontschuldigt zich voor zijn domme vragen, maar vraagt ondertussen wel steeds om verdere verduidelijking en om toelichting van de ander. De ander komt daarbij in de situatie dat hij moet nadenken en herevalueren. Gealarmeerd door kleine inconsistenties in zijn eigen verhaal, stelt hij het verhaal een beetje bij. Hierdoor komt de onmogelijkheid van het alibi uiteindelijk steeds scherper in het centrum van de aandacht te staan. Columbo geeft nooit zijn mening over iets. Een enkele maal vertelt hij wat zijn vrouw ervan vindt, maar of die bestaat blijft onzeker. Op deze wijze vermijdt hij discussie waardoor standpunten gaan fixeren. Het gaat er dus om twijfel te zaaien, maar nooit het eigen gelijk te oogsten.

De vierde aanbeveling is nooit het contact met de patiënt uit het oog te verliezen. De 'engagement'-fase gaat lang door. Het gaat erom dat de patiënt de gesprekken ervaart als een gezamenlijke zoektocht naar de toedracht van zaken, niet als een oppositionele relatie met discussie en overreding.

Mag je dan nooit zeggen hoe je zelf over de zaken denkt? Ja, dat mag je wel, maar niet ongevraagd. Als de patiënt vraagt wat jij van stemmen denkt en weet, dan kun je psycho-educatie geven. Zo gauw je merkt dat de patiënt niet erg gecharmeerd is van je uitleg, stop er dan weer mee. Informatie geven heeft alleen zin als de ander zich openstelt voor nieuwe informatie. Informatie geven terwijl de ander zich er niet voor openstelt, leidt juist tot het verder fixeren van de al aanwezige kennis en opvattingen bij de ander. De vijfde aanbeveling is dus uitleg geven als iemand een vraag stelt en stoppen als de uitleg niet bevalt.

Tot slot is het aan te bevelen niet het begrip schizofrenie, en in sommige gevallen geldt dat ook voor psychose, te gebruiken. Veel patiënten vatten dit op als een scheldwoord en voelen zich gestigmatiseerd in plaats van gediagnosticeerd. Over stemmen of over het feit dat anderen niet te vertrouwen zijn, zal de patiënt echter wel met je willen spreken.

Het gaat dus om een vriendelijk belangstellende houding naar de toedracht van de gebeurtenissen. Je leeft mee door de emotionele reacties op de interpretaties van de gebeurtenissen te bevestigen. Doordat de patiënt aangezet wordt tot nadenken over zijn eerdere gedachten, treden er kleine verschuivingen op in het verklarende netwerk en soms leidt dat tot aanpassing van de waanovertuiging of de waan zelf.

> **Vervolg casus**
>
> T: Jan, die overval was heel erg bedreigend voor je. Het was mogelijk een vuurgevaarlijke overvaller en terwijl je onschuldig slachtoffer was, werd je in eerste instantie verdacht van medeplichtigheid. Je had de overvaller immers niet staande gehouden.
>
> J: Ja, dat was nog het ergste. Ik werd meegenomen naar het bureau en ze vroegen of ik de overvaller kende en waarom ik hem niet staande had gehouden.
>
> T: Daar gebeurde het weer. Het was niet de eerste keer in je leven dat je verantwoordelijk werd gehouden terwijl je onschuldig was. Na het verhoor dacht je dat de overvaller misschien wraak op je zou nemen, omdat je een verklaring had afgelegd.
>
> J: Ja, net als vroeger op school. Dan kreeg ik weer een pak slaag van die pestkoppen.
>
> T: Ja, je kunt niet al je medemensen vertrouwen. Sommige hebben kwaad in de zin en spannen soms tegen jou samen.
>
> J: Ja, altijd moeten ze mij hebben.
>
> T: Toch waren niet al je klasgenoten tegen je. Waren er ook bij die je kon vertrouwen?

J: Ja, Marlies van de buren en Sjaak van de melkboer, dat waren mijn vrienden.

T: Ja, en zouden er ook donkere medeburgers kunnen zijn die je kunt vertrouwen?

J: Ik denk het wel, maar als ze in mijn straat rondhangen, dan zijn ze daar met een bedoeling.

T: Die vertrouw je niet. Vertrouw je wel mensen buiten je straat?

J: Ja, hier in het ziekenhuis kan ik ze allemaal vertrouwen.

T: Hoe weet je dat?

J: Dat zie ik aan ze.

T: Oh ja, wat zie je dan? Wat is het verschil tussen een betrouwbare en een onbetrouwbare man?

J: Als ze donker zijn en me in de gaten houden.

T: Als ze je aankijken?

J: Ja, als ze me aankijken en daarna niet weggaan, maar blijven.

T: En je misschien nog eens aankijken?

J: Ja, dan valt het kwartje. Dat is er een. Hij is hier om me in de gaten te houden en de taxichauffeurs te waarschuwen als ik naar buiten ga.

T: Een tweede oogcontact bevestigt je angstig vermoeden dat het om een belager gaat.

J: Ja.

T: Kan het ook gebeuren dat iemand per ongeluk, zonder kwade opzet, zoiets doet?

J: Ik denk het niet.

T: Het overkomt mij ook wel eens. Denk je dat ze mij ook in de gaten houden en willen vermoorden?

J: Eh... nee, dat denk ik niet.

T: Hoe zit dat dan?

J: Nou, mij willen ze hebben, jou niet.

T: Hoe weet jij dat?

J: Hmm, misschien willen ze jou ook wel grijpen (lacht).

T: Ja, wat merk je aan je lichaam als een donkere man je weer aankijkt?

J: Nou, dan giert het bloed me door de aderen, mijn hart begint te bonzen, het zweet verschijnt op mijn voorhoofd.

T: Je merkt alle lichamelijke verschijnselen van extreme angst.

J: Ja.

T: Wat doe je dan?

J: Dan duik ik weg, verberg me of vlucht.

T: Als je erg bang wordt, merk je ook dat je niet erg moedig bent.

J: Hoe bedoel je?

T: Nou, hoe denk je dat Joris de draak heeft gedood?

J: Door de draak te bevechten.

T: Ja, Joris was bang en moedig tegelijk. Als jij jouw draak wilt verslaan, zul je wat meer moed moeten verzamelen.

J: Ik ben daar gek, als ik ze uitdaag, dan is dat mijn einde.

T: De Engelsen noemen dat 'better safe, than sorry'. Onderduiken redt misschien wel je leven, maar hoe lang ben je bereid om onder te duiken? Twintig jaar, veertig jaar? Als je zweetklieren en hart het zo lang volhouden.
J: Zo lang wil ik het niet.
T: Wanneer denk je genoeg moed verzameld te hebben?
J: Om wat te doen?
T: Om bijvoorbeeld naar je Antilliaanse buurman toe te lopen als hij op zijn bankje zit en een praatje met hem te maken over het weer. Net doen alsof je neus bloedt.
J: Ha, ja dat zou een goeie zijn, maar hoe ben ik er zeker van dat hij niet boos wordt en wat doet.
T: Die zekerheid heb je niet en krijg je pas achteraf. Het is een cadeautje voor moedig gedrag.

De bovenstaande conversatie is een samenvatting uit het negende therapiegesprek met Jan. Op deze wijze wordt Jan verleid om nog eens over de zaken na te denken en uitgedaagd om iets in zijn gedrag te veranderen.

9.7 Conclusies

Cognitieve gedragstherapie is een effectieve interventie bij de behandeling van farmacotherapie-resistente wanen en hallucinaties. Het is echter niet eenvoudig om waanopvattingen te wijzigen, ook gezien de vele comorbide stoornissen waarmee de psychose gepaard gaat. Gedragstherapeutisch medewerkers worden steeds vaker opgeleid en ingezet om onderdelen van de cognitieve gedragstherapie uit te voeren. Het praten over de wanen en hallucinaties hoeft niet langer taboe te blijven. Dat betekent dat alle disciplines iets kunnen hebben aan de grondhouding en de gesprekstechnieken van de cognitief-gedragstherapeut, zoals die in dit hoofdstuk aan de orde zijn gesteld.

Literatuur

1 NICE (2002). *Schizophrenia: Core interventions in the treatment and management of schizophrenia in primary and secondary care.* National Collaborating Centre for Mental Health, commissioned by the National Institute for Clinical Excellence.
2 Pilling, S., Bebbington, P., Kuipers, E., Garety, P., Geddes, J., Orbach, G., e.a. (2002). Psychological treatments in schizophrenia: I. Meta-analysis of family intervention and cognitive behaviour therapy. *Psychol. Med. 32*(5), 763-782.
3 Landelijke Stuurgroep Multidisciplinaire Richtlijnontwikkeling (2005). *Multidisciplinaire richtlijn schizofrenie: Richtlijn voor diagnostiek, zorgorganisatie en behandeling van volwassen cliënten met schizofrenie.* Houten: Ladenius Communicate.

4 Baxter, L.R. Jr., Schwartz, J.M., Bergman, K.S., Szuba, M.P., Guze, B.H., Mazziotta, J.C., e.a. (1992). Caudate glucose metabolic rate changes with both drug and behavior therapy for obsessive-compulsive disorder. *Arch. Gen. Psychiatry 49*(9), 681-689.
5 Goldapple, K., Segal, Z., Garson, C., Lau, M., Bieling, P., Kennedy, S., e.a. (2004). Modulation of cortical-limbic pathways in major depression: treatment-specific effects of cognitive behavior therapy. *Arch. Gen. Psychiatry 61*(1), 34-41.
6 Gorman, J.M., Kent, J.M., Sullivan, G.M. & Coplan, J.D. (2000). Neuroanatomical hypothesis of panic disorder, revised. *Am. J. Psychiatry 157*(4), 493-505.
7 Kapur, S. (2003). Psychosis as a state of aberrant salience: a framework linking biology, phenomenology, and pharmacology in schizophrenia. *Am. J. Psychiatry 160*(1), 13-23.
8 Spitzer, M. (1995). A neurocomputational approach to delusions. *Compr. Psychiatry 36*(2), 83-105.
9 Gaag, M. van der, Valmaggia, L.R., Meer, C.R. van & Slooff, C.J. (2005). *Gedachten uitpluizen: Handboek Theorie. Cognitieve gedragstherapie bij achterdocht en stemmen*. Oegstgeest: Stichting Cognitie en Psychose.
10 Freeman, D., Garety, P., Fowler, D., Kuipers, E., Dunn, G., Bebbington, P., e.a. (1998). The London-East Anglia randomized controlled trial of cognitive-behaviour therapy for psychosis. IV: Self-esteem and persecutory delusions. *Br. J. Clin. Psychol. 37*(Pt 4), 415-430.
11 Drake, R.J., Pickles, A., Bentall, R.P., Kinderman, P., Haddock, G., Tarrier, N., e.a. (2004). The evolution of insight, paranoia and depression during early schizophrenia. *Psychol. Med. 34*(2), 285-292.
12 Smith, N., Freeman, D. & Kuipers, E. (2005). Grandiose delusions: An experimental investigation of the delusion as defense. *J. Nerv. Ment. Dis. 193*(7), 480-487.

10 De patiënt met schizofrenie in forensische zorg

Drs. F.A.J. Fluttert

Casus¹

Johan was 17 jaar toen hij zijn ouderlijk huis verliet na conflicten over zijn cannabisgebruik. Al snel leidde Johan een zwervend bestaan, blowde dagelijks en gebruikte cocaïne.

Op 18-jarige leeftijd werd hij gearresteerd nadat hij in verwarde toestand op straat een zwerver had mishandeld. Er volgde forensisch-psychiatrisch onderzoek, waaruit bleek dat hij leed aan wanen en symptomen van een persoonlijkheidsstoornis. De rechter besloot tot een verplicht reclasseringcontact met de voorwaarde dat Johan zich liet behandelen. Een forensische afdeling wilde Johan niet opnemen vanwege zijn drugsafhankelijkheid.

Er volgde ambulante hulpverlening met wisselend resultaat. Aanvankelijk werkte Johan mee en nam antipsychotica, waardoor zijn waanbeelden afnamen. Al snel onttrok hij zich echter aan de zorg, zwierf weer op straat en blowde. De wanen namen toe met de overtuiging kinderen te moeten beschermen tegen 'zwervers met kwade geesten'.

Enkele maanden later pleegde Johan een ernstig misdrijf. In verwarde toestand stak hij met een mes een zwerver dood. Hij gaf als reden 'kwade pedofiele geesten' bestreden te hebben.

Er volgde een uitgebreid forensisch-psychiatrisch-diagnostisch onderzoek. Vastgesteld werd dat Johan leed aan schizofrenie. Hij werd ernstig verminderd toerekeningsvatbaar verklaard, waarna de rechter hem 'tbs met dwangverpleging' oplegde. Er volgde een verblijf van enkele maanden in een Huis van Bewaring, waar hij psychotisch bleef.

Tien maanden na het delict werd Johan uiteindelijk opgenomen in een tbs-instelling en kon de behandeling echt starten.

---

1 De casus verwijst niet naar een concrete patiënt maar is gebaseerd op waarnemingen die de auteur opdeed tijdens zijn werk als sociotherapeut, reclasseringswerker en forensisch milieurapporteur.

10.1 Inleiding

De casus van Johan laat zien dat er een directe relatie bestond tussen zijn psychose en het gepleegde delict. In dit hoofdstuk bespreken we wat vanuit onderzoek bekend is over de relatie tussen psychosen en gewelddadig gedrag. Deze relatie is een belangrijke indicatie voor forensische zorg. Vaak heeft de patiënt een indrukwekkend en dikwijls belastend traject achter de rug, voordat hij in zorgt komt (zie paragraaf 10.3).

Bij de specifieke forensische diagnostiek gaat de aandacht onder meer uit naar de samenhang tussen stoornis en delictgedrag.

De forensische zorg richt zich op zowel de behandeling van de psychose als de preventie van toekomstig delictgedrag. Beschreven wordt het forensisch zorgaanbod voor psychotische patiënten waarbij op de forensische voorzieningen wordt ingegaan aan de hand van de verschillende wetgevende kaders.

De feitelijke uitvoering van zorg kan plaatsvinden binnen GGZ- en justitiële instellingen. Aan de hand van de casus van Johan wordt de zorg voor psychotische patiënten binnen de tbs beschreven. Het eindtraject van de behandeling is de ambulante fase, waarvan we de forensische elementen nader zullen belichten.

Ten slotte staan we in de nabeschouwing stil bij een aantal dilemma's in de forensische zorg voor psychotische patiënten.

10.2 De relatie tussen psychosen en ernstig gewelddadig gedrag

In de casus valt op dat er een duidelijk verband is tussen de psychose en het gepleegde delict. Wanneer een dergelijk delict in de media veel aandacht krijgt, keert de publieke opinie zich al snel tegen psychiatrische patiënten. Onderzoekers rapporteren dat patiënten met schizofrenie een vier- tot zevenmaal hogere kans hebben om gewelddadig te worden dan personen uit de gezonde bevolking. (1) Statistisch is dit juist; desondanks geeft dit een stigmatiserend en eenzijdig beeld, omdat vergeleken wordt met de gemiddelde bevolking. (2) Als immers vanuit een andere invalshoek naar dezelfde groep patiënten wordt gekeken, blijkt dat psychiatrische patiënten slechts 0,5 tot 3 procent van de *ernstige* geweldsdelicten plegen. (3,4) Daarbij komt nog dat psychotische patiënten meer 'poog- en dreigdelicten' plegen dan feitelijke doodslag. (5) Psychotisch ernstig geweld vindt overigens meestal plaats binnen de context van familie en eigen sociaal netwerk. Uit een bevolkingsonderzoek bleek bijvoorbeeld dat 86 procent van de gepleegde geweldsdelicten door psychotici plaatsvonden binnen de kring van bekenden. (6) Dus de kans dat een psychotische patiënt een willekeurige burger iets ernstig aandoet is erg klein.

Ook wordt vaak ten onrechte gesteld dat schizofrenie dé bepalende factor is bij geweld ten gevolge van psychosen. Er wordt dan te weinig rekening houden met andere beïnvloedende factoren. (2,7) Geweld kan immers het best verklaard worden binnen de context waarin dat is ontstaan. Zo heeft Hiday (2,8) een model ontwikkeld dat inzichtelijk maakt welke factoren bijdragen aan het ontstaan van geweld (zie figuur 10.1).

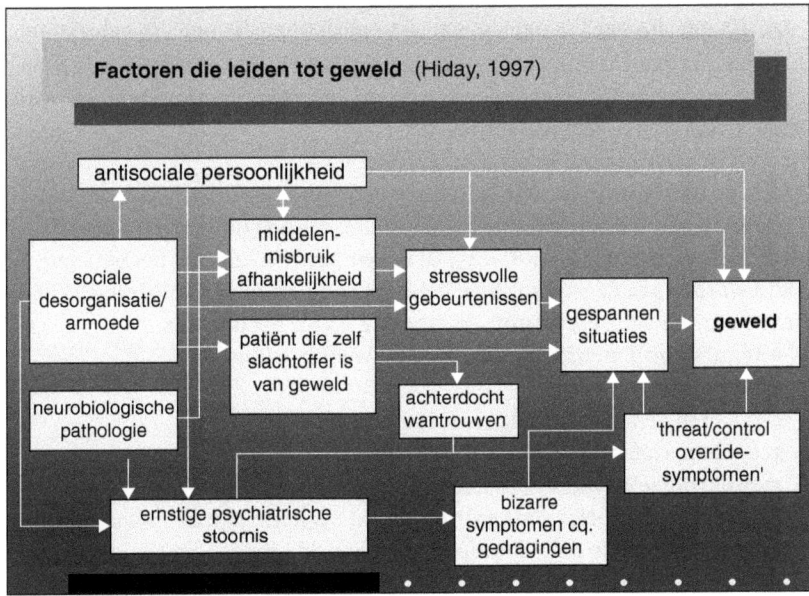

Figuur 10.1
Factoren die bijdragen aan het ontstaan van geweld (vertaling F. Fluttert 2005).

Een model is een vereenvoudiging van de complexe werkelijkheid. Dit in aanmerking genomen vallen enkele zaken op. Behalve de psychiatrische stoornis dragen sociale desintegratie, stressvolle gebeurtenissen en middelenmisbruik bij aan het ontstaan van geweld. Veel onderzoeken bevestigen dat er een duidelijke relatie is tussen middelenmisbruik en geweld. (1,4,5,6,9) Toch moet hier genuanceerd naar gekeken worden. Drugsgebruik in combinatie met een psychotische stoornis draagt wel bij aan de *kans* op geweld, maar het drugsgebruik zelf leidt niet tot ernstiger geweld. (10) De ernst van het delictgedrag wordt veel meer bepaald door de aard van de psychose en de combinatie met een antisociale persoonlijkheidsstoornis. (2,8,10,11)

Er is een duidelijke relatie tussen psychotische symptomen en geweld. (12) Bij psychosen staan symptomen als wanen, hallucinaties en denkstoornissen op de voorgrond. (13) Bij een floride psychose is de kans op geweld het sterkst verhoogd en dan vooral bij paranoïde wanen. (4,5,9,14,15) Ook is er een relatie tussen hardnekkige agressief geladen wanen, agitatie en de ernst van gewelddadig gedrag. Desondanks zijn patiënten met een zeer ernstig psychiatrisch beeld niet gewelddadiger dan patiënten met een gemiddeld ernstig beeld. Dit ligt aan een beperking van functionele vaardigheden, waardoor ernstig geweld minder uitvoerbaar is. (4)

Bij bevelshallucinaties kan de patiënt stemmen horen die hem opdracht geven tot gewelddadig gedrag. Deze symptomen komen, vergeleken met wanen, veel minder voor bij geweldsdelicten. Sommige auteurs relativeren het risico van bevelshallucinaties en stellen dat deze zelden opgevolgd worden. (9,14,16) Recent is aangetoond dat bevelshallucinaties wel een relatie hebben met geweld binnen de eigen kring. Toch kunnen hierover nog geen algemene conclusies geformuleerd worden, omdat de soort onderzoeken en uitkomsten nog te veel verschillen. (17)

Wel is de conclusie gerechtvaardigd dat bij psychotische patiënten de kans op ernstig geweld duidelijk verhoogd is door zogenaamde 'threat/control override' symptomen. (2,4,8,10,15) Deze symptomen kunnen het best vertaald worden als: de psychotische beleving van persoonlijke bedreiging of vermindering van zelfcontrole. (12) Concreet gaat het dan om:
– wanen waarbij men zich gecontroleerd voelt van buitenaf;
– achtervolgingswanen;
– gedachten gedomineerd door externe krachten;
– gedachten ingeprent zonder dat ze eigen zijn;
– mensen die je kwaad willen doen.

In recent onderzoek wordt erg veel waarde gehecht aan de invloed van 'threat/control override' symptomen op gewelddadig gedrag en dan vooral in combinatie met een antisociale persoonlijkheidsstoornis.

Voorgaande inzichten zijn belangrijk om de diagnostiek en behandeling goed te kunnen afstemmen op de gedragskenmerken die tot geweld leiden. Maar voordat een behandeling start, wordt er na een delict eerst uitgebreid onderzoek gedaan naar zowel de aard van de stoornis als de mogelijke relatie ervan tot het gepleegde delict.

10.3 'Het forensisch pad' van arrestatie tot zorginstelling

10.3.1 Verdachte, gedetineerde, observandus en patiënt

Wanneer een psychotische patiënt een ernstig delict heeft gepleegd, volgen binnen enkele maanden verschillende overplaatsingen van en naar diverse justitiële inrichtingen. Voor de patiënt is dit vaak belastend, omdat hij dan in verschillende rollen benaderd wordt, zoals verdachte, gedetineerde en observandus. In de beschrijving van dit 'forensisch pad' wordt hier de term *patiënt* aangehouden.

Na zijn arrestatie wordt de patiënt als *verdachte* ingesloten in een politiecel. Indien de politie verwardheid constateert, wordt een psychiater van de Forensisch Psychiatrische Dienst (FPD) ingeschakeld. Deze psychiater beoordeelt of er een stoornis is en wat de mogelijke invloed ervan was op het gepleegde delict. Ook de onderzoeksrechter probeert zich hierover een beeld te vormen. Wanneer een psychotische patiënt een ernstig delict heeft gepleegd, besluit de onderzoeksrechter meestal tot nader forensisch-psychiatrisch onderzoek in bijvoorbeeld het Pieter Baan Centrum (PBC).

> **Vervolg casus**
>
> Johan verbleef een week in een politiecel. Hij weigerde antipsychotische medicatie vanuit de overtuiging dat de politie niet te vertrouwen was. Ze probeerden volgens hem immers met camera's in zijn hersenen te branden.

In afwachting van nader psychiatrisch onderzoek wordt de patiënt in een Huis van Bewaring (HvB) geplaatst, waar gedetineerden verblijven in afwachting van de rechtszitting. De patiënt is dan *gedetineerde* en wordt geconfronteerd met een detentieregime met vele uren insluiting in een cel en een omgeving waar nauwelijks zorg is die psychotische patiënten nodig hebben. (18) Als de patiënt gehoord kan worden, gaan de ondervragingen door de politie door en vinden er meestal ook gesprekken plaats met een reclasseringswerker die een voorlichtingsrapport schrijft voor de rechtbank.

> **Vervolg casus**
>
> 'Wat wil de politie van me? De anderen moet ze hebben!', was Johans overtuiging tijdens detentie. Volgens hem zaten onder medegedetineerden veel gevaarlijke pedofielen en spaarde de politie hen bewust. Ook de bewakers behoorden volgens Johan tot een netwerk van samenzweerders tegen hem.

Dan volgt de opname in het Pieter Baan Centrum. De patiënt is nu *observandus* en wordt gedurende zes weken geobserveerd. Daarna volgt terugplaatsing naar het Huis van Bewaring in afwachting van de rechtszitting (die plaatsvindt binnen drie maanden na het gepleegde delict). Twee weken na de rechtszitting is de uitspraak van de rechtbank. Indien de maatregel 'Tbs met dwangverpleging' opgelegd wordt, zorgt het ministerie van Justitie voor plaatsing in een tbs-inrichting. In afwachting van een opname blijft de patiënt in het Huis van Bewaring.

10.3.2 Detentie en zorg

Schizofrene patiënten in detentie kunnen op grond van een aantal kenmerken onderscheiden worden van schizofrene patiënten in de GGZ. (18) Uiteraard is het gepleegde delict het eerste onderscheid. Verder blijkt dat deze patiënten vaker drugs gebruiken die overigens een verergering van de psychotische symptomen tot gevolg kunnen hebben. Ook hebben deze patiënten vaker een persoonlijkheidsstoornis, weinig ziekte-inzicht en accepteren ze medicatie dikwijls niet.

Welke zorg kan de penitentiaire inrichting (PI)[1] bieden aan psychotische patiënten? Deze vraag wordt in de PI beantwoord in een wekelijks 'psycho-medisch overleg', waar inrichtingsarts, psycholoog, verpleegkundige, maatschappelijk werker en soms een reclasseringswerker het zorgaanbod coördineren.

Er worden vaak antipsychotische medicijnen voorgeschreven. Sinds het van kracht worden van de Wet Penitentiaire Beginselen in 1999 mag dwangmedicatie wettelijk worden toegepast, maar dit gebeurt zelden vanwege de geringe mogelijkheid om bijwerkingen te observeren. Behalve medicatie kan ook voorlichting worden gegeven over de psychotische symptomen, de consequenties ervan voor het dagelijks functioneren en over drugsgebruik.

In de zorg voor psychotische patiënten wordt gestreefd naar een regime met gedoseerde prikkels. Een van de mogelijkheden hiervoor is dat de patiënt geplaatst wordt op een Bijzondere-zorgafdeling (BZA) of op een Individuele-begeleidingafdeling (IBA). Op deze detentieafdelingen zijn de medewerkers beter bekend met psychiatrische symptomen en kan de dagindeling beter worden afgestemd op psychiatrische patiënten.

Vervolg casus

Johan weigerde medicatie en zijn gemoedstoestand was moeilijk in te schatten. Hij was snel geagiteerd en reageerde verward. In het psycho-medisch overleg werd besloten Johan over te plaatsen naar een IBA om hem daar ervan te overtuigen medicatie te nemen, wat overigens niet lukte. Johan bleef tijdens zijn detentie psychotisch en trok zich veel terug op zijn cel. Hij vormde geen gevaar voor zichzelf of zijn omgeving en dwangmedicatie was geen optie.

Indien de psychotische patiënt aanhoudend agressief is, kan bij uitzondering besloten worden tot overplaatsing naar een detentievoorziening met een hoger zorgniveau, zoals de Forensische Observatie en Behandelafdeling (FOBA) of Forensische Schakel Unit (FSU). Deze laatste is bedoeld om psychiatrische patiënten te laten doorstromen naar een GGZ-instelling.

De capaciteit van detentievoorzieningen voor psychotische patiënten is gering. Van de ongeveer 9500 plaatsen in Huizen van Bewaring zijn er slechts 125 IBA-plaatsen, 60 FOBA- en 40 FSU-plaatsen (totaal 2,4%). In aanmerking genomen dat ongeveer 30 procent van de ongeveer 1300 tbs-gestelden[2] psychotici is, (19) mag verondersteld worden dat binnen de detentie de zorg

---

1 Penitentiaire Inrichting (P.I.) = Huis van Bewaring of gevangenis.
2 Gebaseerd op cijfers over 2003; website d.d. 16 maart 2005 Dienst Justitiële Inrichtingen.

voor psychotische patiënten ontoereikend is. Daar komt nog bij dat ook onder niet-tbs-gedetineerden 'psychotici' zijn. Ook de tbs-capaciteit staat onder druk. Ter illustratie: de formele capaciteit van tbs-inrichtingen is van 1994 tot 2003 uitgebreid van 607 naar 1303 plaatsen, terwijl in dezelfde periode de wachttijd voor opname (en dus extra verblijf in detentie) varieerde van 230 dagen in 1994, 365 dagen in 1997 tot 229 dagen in 2003. In 2003 waren er 169 patiënten die wachtten op een plaatsing in een tbs-inrichting.

In de toekomst gaat het zogeheten 'penitentiair landschap' er anders uitzien. Er zijn politieke keuzes gemaakt om het aantal plaatsen in Huizen van Bewaring in te krimpen en 'bewaring' centraal te stellen. Dat betekent dat gedetineerden per dag meer uren ingesloten worden. Om ernstig gestoorde gedetineerden toch te kunnen opvangen, wordt er een beperkt aantal 'zorginrichtingen' gecreëerd. Omdat de politiek echter 'versobering in detentie' centraal stelt, is het de vraag of dit de opvang van psychotische patiënten in detentie ten goede zal komen.

10.3.3 Forensisch-psychiatrische diagnostiek

Is er in het HvB relatief weinig medische zorg voor psychotische patiënten, tijdens een forensisch-psychiatrisch onderzoek (het zogenaamde Pro Justitia-onderzoek) is er volop aandacht voor de ziektesymptomen.

Per jaar worden er ongeveer 5000 Pro Justitia-onderzoeken verricht. (20) Dit kan gedaan worden door ambulante forensisch psychiaters en psychologen, door een ambulant onderzoeksteam van psychiater, psycholoog en milieurapporteur (de zogenaamde 'tripelrapportage') of klinisch (ongeveer 200 per jaar). Het merendeel van de klinische diagnostiek vindt plaats in het streng beveiligde Pieter Baan Centrum (PBC). Doel van een dergelijk diagnostisch onderzoek is aan de rechtbank antwoord te geven op de vraag of de verdachte een stoornis heeft die van invloed was op zijn gedrag *tijdens het plegen van het delict* en wat dit betekent voor de mate waarin de verdachte toerekeningsvatbaar is voor het gepleegde delict. Daarbij wordt de kans op delictherhaling geschat en een *advies* gegeven over een mogelijke behandeling zoals tbs.

In het Pieter Baan Centrum verblijft de patiënt gedurende zes weken in de positie van *observandus*; observatie staat immers centraal. De patiënt krijgt in een groep met zeven andere verdachten een dagprogramma aangeboden. Doel is een goed beeld te krijgen van 'de persoon van de verdachte'. (21)

Het PBC-onderzoek vindt plaats vanuit vier invalshoeken: het milieuonderzoek, het functioneren van de patiënt in de groep, het psychologisch en het psychiatrisch onderzoek. Een milieurapporteur raadpleegt dossiers, spreekt de patiënt, en bezoekt familieleden en andere leden van het sociaal netwerk. Het milieuonderzoek leidt tot een nauwgezette beschrijving van de levensloop van de patiënt in de context van het sociaal netwerk waarin hij is opgegroeid. De groepswerkers observeren het gedrag van de patiënt in de groep. Zij doen dit met een 'groothoeklens' om de interacties tussen patiënten beter te kunnen observeren. (21) Psychotische patiënten blijken erg zonderling in de groep en worden door medegroepsgenoten vaak als onvoorspelbaar en 'gek' beschouwd. De psychiater en psycholoog voeren individuele gesprekken met de patiënt. De psycholoog concentreert zich op de capaciteit en functies en de psychiater richt zich op de stoornis in engere zin en de mogelijke link met het gepleegde delict. Alle gegevens en observaties vormen een totaalbeeld van de aard van de stoornis, de invloed ervan op het gepleegde delict en de mate van toerekeningsvatbaarheid van de patiënt.

> **Vervolg casus**
>
> In het Pieter Baan Centrum bleef Johan wantrouwend. Hij vroeg zich af waarom hij met andere 'echt gevaarlijke verkrachters' op een groep zat, waarom de psychiater zoveel vroeg en wat de milieurapporteur met een huisbezoek wilde?!
> En dan alweer die camera's die, net als in het Huis van Bewaring, eigenlijk zenders waren!

Het komt voor dat verdachten in het PBC weigeren mee te werken aan het onderzoek. Indien ingeschat wordt dat de weigerende verdachte niet psychotisch én oordeelsbekwaam is, wordt het PBC-onderzoek gestaakt. Bij een 'psychotische weigeraar' volgt een bijzondere aanpak. (22) Indien het onderzoeksteam inschat dat de weigering een gevolg is van een psychose, waardoor het oordeelsvermogen aangetast is, wordt het onderzoek doorgezet. Het milieuonderzoek neemt dan een belangrijke plaats in, waarbij overigens de familieleden en overige referenten verteld wordt dat de verdachte weigerde mee te werken. Bij een 'psychotische weigeraar' wordt op grond van dossiergegevens, het milieuonderzoek en de observaties het advies voor de rechtbank geschreven.

> **Vervolg casus**
>
> Johan werkte mee aan het PBC-onderzoek om zo snel mogelijk weg te kunnen uit deze, in zijn beleving, bespiedende en gevaarlijke omgeving.

10.4 Forensische zorgvoorzieningen

De forensische zorg voor psychotische patiënten kan verleend worden binnen het domein van de volksgezondheid (c.q. ministerie van VWS) of het domein van justitie (c.q. ministerie van Justitie). Het ministerie van Justitie is verantwoordelijk voor het gevangeniswezen en de tbs-instellingen en het ministerie van VWS voor forensisch-psychiatrische klinieken (FPK), forensische afdelingen (FPA) en forensische poliklinieken. In deze instellingen worden patiënten veelal gedwongen opgenomen. Ook kan een opname plaatsvinden na indicatiestelling en zorgtoewijzing. De kwaliteit van zorg is bij zowel GGZ- als justitievoorzieningen geregeld in de Wet op de geneeskundige behandelvereenkomst (WGBO) en Wet beroepen individuele gezondheidszorg (Wet BIG).

10.4.1 Forensische voorzieningen

Tbs-instelling

Nederland telt acht tbs-instellingen waar patiënten verblijven met de maatregel 'Tbs met dwangverpleging'. Daarnaast is er een instelling waar tbs-gestelden kunnen worden opgenomen wanneer de patiënt ook licht verstandelijk gehandicapt is (Hoeve Boschoord). Formeel is de eerste doelstelling van een tbs-instelling de maatschappij te beschermen tegen gevaarlijke patiënten. Daarom zijn alle inrichtingen in meer of mindere mate streng beveiligd. De afgelopen jaren is er een tendens ontstaan dat tbs-instellingen 'beveiligen en behandelen' meer integreren. Concreet betekent dit bijvoorbeeld dat in de Dr. S. Van Mesdagkliniek alle medewerkers een training fysieke en mentale weerbaarheid hebben gevolgd en dat alle medewerkers van de afdelingen getraind zijn in het werken met de methode 'vroegsignalering en vroege interventie', (12) waarover later meer.

Vanaf 1992 zijn er forensische poliklinieken opgericht en inmiddels hebben alle tbs-instellingen een polikliniek waar poliklinische en soms ook dagbehandelingen aangeboden worden.

Niet alle psychotische patiënten kunnen resocialiseren. Vooral chronisch psychotische patiënten die ingeschat worden als 'blijvend gevaarlijk' kunnen overgeplaatst worden naar zogenaamde 'long stay-voorzieningen'. Het 'Kempehuis' in Nijmegen, dat deel uitmaakt van de Pompestichting, is een dergelijke 'long stay' voorziening. Dit is een gesloten tbs-inrichting waar het accent ligt op verpleging en beveiliging. Hier verblijven patiënten van wie na jaren behandeling ingeschat wordt dat zij nog steeds delictgevaarlijkheid zijn en bij wie geen vooruitgang meer wordt verwacht.

Forensische Psychiatrische Kliniek (FPK)

In Nederland zijn drie FPK's. Dit zijn gesloten klinieken, maar vergeleken met een tbs-inrichting met een mindere graad van beveiliging. Ondanks het feit dat de FPK een 'GGZ-instelling' is, worden hier alleen patiënten opgenomen met een strafrechtelijk vonnis. Ook kunnen tbs-gestelden worden opgenomen, maar dan moet de patiënt wel gemotiveerd zijn om mee te werken, geen combinatie van verslaving en psychiatrische stoornis hebben en er moet enig behandelperspectief zijn. (23)

Forensisch Psychiatrische Afdeling (FPA)

Een FPA is een gesloten forensische afdeling die deel uitmaakt van een psychiatrisch ziekenhuis. Deze afdeling is vooral bedoeld voor psychotische patiënten die gewelddadig zijn gebleken (met uitzondering worden patiënten zonder strafrechtelijk vonnis opgenomen). Omdat deze afdeling voornamelijk gericht is op psychiatrische patiënten, worden patiënten met mengbeelden met persoonlijkheidsstoornissen meestal niet opgenomen. Bij opname van een tbs-gestelde is dit meestal ter overbrugging naar de GGZ.

Gedwongen opname

Gedwongen opname in een forensische instelling gebeurt op last van een gerechtelijk vonnis. Let wel: gedwongen opname betekent niet per se gedwongen behandeling: tijdens de periode 'tbs met dwangverpleging' is er een gedwongen opname in een tbs-kliniek waar de patiënt verpleegd wordt. De patiënt heeft het recht de aangeboden behandeling te weigeren, door bijvoorbeeld niet te communiceren met behandelaars. Slechts in uitzonderlijke gevallen kan dwangmedicatie worden toegediend, bijvoorbeeld wanneer het weigeren van medicinale behandeling leidt tot gevaarlijke situaties (deze situatie wordt dan wel eerst getoetst door psychiaters die niet werkzaam zijn in dezelfde instelling). Minimaal iedere twee jaar worden de tbs-maatregel en de voortgang van de behandeling getoetst door de rechtbank. De rechter oordeelt dan, geadviseerd door de tbs-instelling, of een verlenging van de maatregel nog nodig is. Criterium daarbij is het risico van delictherhaling.

Een patiënt kan ook via de rechtbank gedwongen opgenomen worden zonder tbs-maatregel, maar dan met een zogenaamde 'strafrechtelijke machtiging' (art. 37 Wetboek van Strafrecht). In dat geval wordt de gedwongen opname jaarlijks getoetst door de rechtbank. Dit komt nogal eens voor wanneer een psychotische patiënt volledig ontoerekeningsvatbaar wordt verklaard, daarom formeel ontslagen wordt van verdere rechtsvervolging, maar nog wel als gevaarlijk wordt ingeschat.

Psychotische patiënten kunnen in de GGZ alleen gedwongen opgenomen worden indien een patiënt een gevaar is voor zichzelf of zijn omgeving. De bijbehorende civielrechtelijke maatregel is dan geregeld via de Wet bijzondere opnemingen in psychiatrische ziekenhuizen (Wet BOPZ) met een IBS (inbewaringstelling) of een RM (rechtelijke machtiging). Bij de IBS kan de patiënt gedwongen enkele dagen opgenomen worden, terwijl dat bij de RM maximaal een halfjaar is.

Januari 2005: indicatiestelling en zorgtoewijzing

In de praktijk blijkt dat agressieve psychotische patiënten zonder een gerechtelijk vonnis moeilijk plaatsbaar zijn in forensisch-psychiatrische voorzieningen. Ook is er een te geringe doorstroming van tbs-gestelden naar

GGZ-voorzieningen. Om hierin verbetering te brengen is zogenaamde 'circuitvorming' ontstaan en zijn de indicatiestelling en zorgtoewijzing beter bij wet geregeld.

'Circuitvorming' staat voor samenwerkingsafspraken tussen regionale GGZ- en forensische instellingen. Doel daarvan is om niet-vrijblijvend gezamenlijk een zorgaanbod te ontwikkelen, kennis uit te wisselen en de barrières te doorbreken. Een voorbeeld is het Forensisch Psychiatrisch Circuit Hofressort Leeuwarden (FPC-L), het circuit van de noordelijke drie provincies. Concreet resultaat van dit samenwerkingsverband is de realisatie van indicatie en zorgtoewijzing, crisismanagement, ambulante en deeltijdzorg, een forensisch-psychiatrische woonvoorziening en de ontwikkeling van zorgprogramma's. (24)

Per 1 januari 2005 is de regeling rond indicatiestelling en zorgtoewijzing van forensische patiënten gescheiden geregeld (ministerie van VWS, website maart 2005). Samengevat komt het erop neer dat het proces van observatie/diagnose, indicatiestelling, zorgtoewijzing, feitelijke zorg en evaluatie formeel is geregeld met gedeelde verantwoordelijkheden tussen forensische instellingen, zorgkantoor en zorginstellingen. In een analyse van de werking en mogelijke effecten van zorgcircuits stellen Derks e.a. (25) dat een zorgcircuit alleen werkt wanneer de tbs-instelling als casemanager de verantwoordelijkheid houdt voor de totale behandeling. Ook uit literatuuronderzoek blijkt dat casemanagement een gunstig effect heeft op zowel het terugdringen van delictgedrag als het voorkómen van psychotische terugval. (26) De tijd zal moeten uitwijzen of de nieuwe werkwijze met gedeelde verantwoordelijkheden ook werkelijk leidt tot een betere doorstroming van chronisch psychotische patiënten naar de GGZ.

10.5 Psychosezorg in de tbs: behandelen en beveiligen in een geïntegreerde aanpak

10.5.1 Risicotaxatie en risicomanagement

Het belang van het schatten van delictgevaarlijkheid bij tbs-gestelden is een prominent thema. 'Gevaarlijkheid' in algemene zin is een moeilijk definieerbaar en hanteerbaar begrip. (27) Toch werd tot in de jaren negentig de term 'gevaarlijkheid' als criterium gebruikt om een uitspraak te doen over het te duchten gevaar van tbs-gestelden. Sindsdien is het denken hierover veranderd. Het juridische vraagstuk 'wel of niet gevaarlijk' wordt dan een klinisch vraagstuk, gericht op 'het risico op delictherhaling'. (28) In deze stroming zijn veel risicotaxatie-instrumenten ontwikkeld om de kans op delictherhaling te beoordelen voor verschillende patiëntengroepen en verschillende soorten delicten. (29) Speciaal voor de verpleging is de Bröset-schaal ontwikkeld. Door zeven gedragsuitingen te scoren, wordt de kans weergegeven dat een patiënt binnen 24 uur gewelddadig wordt. (30,31)

Sinds 2004 zijn tbs-instellingen verplicht bij iedere patiënt een risicotaxatie te verrichten. Aanleiding was de geruchtmakende zaak van een tbs-gestelde die tijdens zijn verlof opnieuw een delict pleegde. Bij de huidige risicotaxatie wordt veel waarde gehecht aan een vorm waarbij behandelaars gestructureerde vragenlijsten scoren. Het resultaat daarvan geeft een indicatie van de kans op delictherhaling. (32)

De voorspellende waarde van risicotaxatie-instrumenten voor individuele patiënten is vaak onderwerp van discussie. Zeker bij psychotische patiënten is het de vraag of met behulp van deze methodiek het risico op gewelddadig gedrag goed voorspeld kan worden. Het item 'psychose' is immers slechts een van de twintig items op een van de meest gebruikte risicotaxatie-instrumenten, de HCR-20[1], terwijl de beleving tijdens de psychose, de zogenaamde 'threat control/override symptomen' (2,8) een belangrijke factor is bij het ontstaan van gewelddadig gedrag.

Bij psychotische patiënten is sociale steun een belangrijke beschermende én signalerende factor. Dit geldt ook wanneer een patiënt buiten de tbs-instelling verblijft, zoals tijdens resocialisatiefase. Daarom wordt in de Mesdagkliniek onderzocht hoe bij psychotische patiënten het sociaal netwerk eruitziet en welke contacten daarin plaatsvinden. Deze 'sociaal-netwerkanalyse' wordt verricht in samenhang met de toepassing van het forensisch signaleringsplan. Deze vorm van interventiegerichte risicobenadering kan gekenmerkt worden als risicomanagement. Dit houdt in dat niet alleen bepaald wordt wat de kans op delictherhaling is, maar ook wat de mogelijke interacties zijn die daarop van invloed zijn.

10.5.2 Preklinische interventies en opname

Uit diverse onderzoeken blijkt dat een vroegtijdige behandeling van psychotische patiënten de kans op geweld kan verminderen. (4,14,33,34) Een voorbeeld van het zo vroeg mogelijk starten van de behandeling is de 'preklinische interventie'. De patiënt wordt dan tijdens detentie al bezocht door behandelaars van de instelling waar hij zal worden opgenomen. De Mesdagkliniek bezoekt tien weken voor opname nieuw aangemelde patiënten. De patiënt maakt dan kennis met medewerkers uit diverse disciplines. Een sociotherapeut van een opnameafdeling is 'sleutelfiguur' in deze periode. Deze ziet de patiënt het meest en coördineert de preklinische interventies. Deze sociotherapeut neemt de anamnese af en introduceert het werken met het forensisch signaleringsplan. De eerste ervaringen zijn dat patiënten door het preklinische traject makkelijker wennen aan de kliniek en sneller behandelactiviteiten oppakken.

---

1 De HCR-20 is een Amerikaanse risicotaxatielijst die vertaald is in het Nederlands en in elke tbs-instelling wordt toegepast.

> **Vervolg casus**
>
> Johan verbleef al vijf maanden in een HvB toen hij bericht kreeg van opname in een tbs-kliniek. Er volgde in het HvB een kennismakingsgesprek met een psychiater en een sociotherapeut van de Mesdagkliniek. Ondanks dat Johan enigszins opgelucht was dat zijn verblijf in het HvB zou eindigen, was hij erg gespannen voor de opname in de Mesdagkliniek.
> Het kennismakingsgesprek verliep ontspannen; desondanks namen bij Johan de onzekerheid en achterdocht toe, waardoor hij zich meer terugtrok op zijn cel.

Psychotische patiënten worden in de tbs-instellingen meestal opgenomen op afdelingen voor intensieve zorg. Hier verblijven relatief weinig patiënten (5 tot 7) en er is extra personeel dat aandacht heeft voor een gestructureerd en overzichtelijk afdelingsklimaat. Vooral in de eerste periode na opname is het belangrijk de patiënt goed te observeren, omdat dan de psychotische symptomen vaak verergeren door de verandering van omgeving waarmee de patiënt geconfronteerd wordt. Daarom is het de taak van de sociotherapie om een 'prikkel-gedoseerde' omgeving te bieden.

> **Vervolg casus**
>
> Toen volgde de overplaatsing van het HvB naar de Mesdagkliniek. Johan werd in een cel in een personenbusje van justitie geplaatst, waarna voor hem twee spanningsvolle uren rijden volgden naar de Mesdagkliniek in Groningen.
> In de kliniek aangekomen zag Johan tot zijn opluchting dat de sociotherapeut, die hij al enkele keren ontmoette in het HvB, aanwezig was: '... gelukkig één bekend gezicht...'!
> Vervolgens werd Johan begeleid naar de afdeling voor 'Zeer intensieve zorg'. Hier verbeleven nog vier andere patiënten. Johan volgde gespannen de aanwijzingen van de medewerkers op. Hij zag in de kliniek camera's aan het plafond en kreeg het gevoel bespied te worden.
> Ondanks dat hij verbaasd was over de omvang van zijn kamer en de bijna huiselijk aandoende afdeling, voelde hij toenemende spanning in zijn hoofd. Hij was bang de controle over zijn denken te verliezen.

10.5.3 Zorg en behandeling 'dakpansgewijs'

Veel psychotische patiënten in tbs-instellingen hebben niet alleen psychosen, maar zijn ook verslaafd en hebben een persoonlijkheidsstoornis. Omdat het middelengebruik vaak wordt gebruikt om de angst van de psychose te onderdrukken, kunnen beide symptomen het beste gelijktijdig behandeld worden. (4) De invloed van een persoonlijkheidsstoornis op de behandeling is complex. Vaak zijn patiënten in het begin van de opname angstig en onvoorspelbaar ten gevolge van psychotische belevingen. Wanneer de psychotische symptomen door medicatie naar de achtergrond verdwijnen, komt de persoonlijkheid van de patiënt meer op de voorgrond. Bij comorbiditeit met een persoonlijkheidsstoornis zijn op dergelijke momenten de bijbehorende symptomen duidelijk merkbaar, zoals een dwingende of dreigende houding om zaken geregeld te krijgen.

Tijdens de intensivering van de behandeling is het belangrijk om zowel onderstimulatie als overstimulatie te voorkomen. In de praktijk blijkt dat door antipsychotische medicatie de psychose en daarmee ook de agressie afneemt. Tegelijk kan de 'restpsychose' ertoe leiden dat deze patiënten zich meer terugtrekken van de afdeling. In deze situatie van 'onderstimulatie' lijken patiënten rustiger, maar zitten eigenlijk in 'stilte' angstig op hun kamer. Hierdoor missen ze de prikkel om in contact te komen met hun omgeving, waardoor opbouwende gunstige ervaringen uitblijven. Van de andere kant kan bij rustiger gedrag ten onrechte de indruk ontstaan dat patiënten al vlot geconfronteerd kunnen worden met de gevaarlijke schaduwzijden van hun gedrag. Het te vlot bespreken van gevaarlijkheid en het delict kan een psychose in de hand werken.

De sociotherapie (verpleging) heeft de belangrijke taak om goed te observeren in hoeverre 'rustiger worden' van de patiënt een gevolg is van 'restpsychose' en in hoeverre het geleidelijk intensiveren van de contacten door de patiënt verdragen wordt.

Vervolg casus

De eerste weken van zijn opname bleef Johan gespannen en achterdochtig. Hij trok zich veel terug op zijn kamer, vermeed contact met medewerkers of medepatiënten en stond afwerend tegenover antipsychotische medicatie. Voortdurend moest hij denken aan 'kwade geesten van pedofiele netwerken die hem opwachten buiten zijn kamer...'. Eenmaal moest Johan kortdurend gesepareerd worden, omdat hij contact weigerde, spullen vernielde en zijn kamer barricadeerde om 'kwade geesten buiten de deur te houden!'

Naarmate de contacten met sociotherapie langzamerhand toenamen, durfde Johan wat vaker uit zijn kamer te komen op tijdstippen dat overige patiënten ingesloten waren. Hij raakte meer vertrouwd met de kliniek, wat hem tegelijk stimuleerde om de voorgeschreven medicatie in te nemen.

Geleidelijk kwam Johan meer in contact met andere patiënten en met medewerkers van andere disciplines en startte hij onder begeleiding met creatieve therapie.

De behandelaar bouwt de behandeling veelal 'dakpansgewijs' op, van laagdrempelige non-verbale therapievormen, zoals creatieve therapie, naar meer reflecterende methoden uit de sociotherapie, zoals het werken met een signaleringsplan. Als patiënten deze geleidelijke intensivering van de behandeling verdragen en daarin leren, kan uiteindelijk met de patiënt zijn delict geanalyseerd worden. In de praktijk blijkt dat het werken met signaleringsplannen een goede voorbereiding is om later het delict te kunnen bespreken.

De laatste jaren wordt in de forensische zorg steeds meer uitgegaan van de principes van de cognitieve gedragstherapie. Uitgangspunt is dat gedachten, gevoelens en gedrag met elkaar verbonden zijn. Door met de patiënt te analyseren hoe een gebeurtenis is verlopen, wordt een appèl gedaan op het inlevings- en voorstellingsvermogen van de patiënt. Zijn overtuigingen worden daarbij expliciet besproken. Verkeerde interpretaties en ongewenste overtuigingen moeten gaandeweg dit proces veranderd worden adequate overtuigingen, die leiden tot sociaal gedrag dat vrij is van delictrisico's.

10.5.4 Zorgprogrammering

Steeds vaker worden in tbs-instellingen zorgprogramma's ontwikkeld. Dit zijn min of meer vastomschreven behandellijnen voor groepen patiënten met dezelfde kenmerken. Deze zorgprogrammering moet bijdragen aan een effectiever behandelaanbod. Zo is er een zorgprogramma 'psychisch kwetsbaren' om psychotische patiënten eenzelfde basispakket van behandeling aan te bieden. (35) Dit zorgprogramma bestaat uit een aantal modulen, zoals voorlichting over schizofrenie, stressmanagement, functie- en vaardigheidstraining en sociale-vaardigheidstraining. In zorgprogramma's voor psychotische patiënten worden meestal ook de 'Liberman-modules' toegepast. Dit is een methode waarin op systematische wijze vaardigheden worden getraind op een aantal levensterreinen. Er zijn verschillende modules, zoals 'omgaan met psychotische symptomen' en 'omgaan met antipsychotische medicatie'. De Liberman-modules worden groepsgewijs toegepast, in tegenstelling tot het werken met het forensisch signaleringsplan. Dat is een begeleidingsmethode die zich afspeelt tussen mentor (sociotherapeut) en patiënt.

10.5.5 Forensische 'vroegsignalering en vroege interventie'

Al eerder werd het belang beschreven dat forensische patiënten inzicht krijgen in hun risicogedrag. Hierdoor zijn ze beter in staat zélf hun gedag te reguleren. Een methode die vooral ontworpen is voor psychotische patiënten is het protocol 'vroegsignalering en vroege interventie'. (36-39) Patiënten leren hun gedrag te monitoren en risicosignalen te herkennen en deze te registreren in een signaleringsplan. Ook leren patiënten preventief actie te ondernemen om stabilisatie van hun gedrag te bevorderen.

Fluttert e.a. (40) hebben dit oorspronkelijk GGZ-protocol (39) verder ontwikkeld voor toepassing bij tbs-gestelden. Centraal in dit protocol staat de

gespreksvoering over het ontstaan van risicogedrag. Deze gesprekken vinden plaats tussen sociotherapeut en patiënt. Het protocol en de gesprekken zijn opgebouwd uit vier fasen:
1 *Introductiefase*. De patiënt wordt verteld hoe het werken met een signaleringsplan verloopt en tegelijk observeert de sociotherapeut welke factoren deze interventie bij de patiënt kunnen beïnvloeden.
2 *Inventarisatiefase*. Met de patiënt wordt besproken welke vroege voortekenen in het signaleringsplan worden beschreven.
3 *Monitoring*. De patiënt wordt geleerd om zijn gedrag te scoren aan de hand van de vroege voortekenen (waarschuwingssignalen) die in het signaleringsplan beschreven staan.
4 *Actiefase*. Met de patiënt, en zo mogelijk het sociaal netwerk, wordt bepaald welke preventieve acties in het signaleringsplan beschreven worden die de patiënt kan ondernemen wanneer de vroege voortekenen gesignaleerd worden.

Vervolg casus

Al in de eerste maand van zijn verblijf in de Mesdagkliniek kreeg Johan wekelijkse gesprekken met zijn mentor van de sociotherapie. Behalve een algemene weekevaluatie werd wekelijks ook aandacht geschonken aan het opstellen van een signaleringsplan.

Aanvankelijk stond Johan erg afwerend tegenover gesprekken over een signaleringsplan. Hij vreesde dat zijn delict dan ter sprake kwam en wilde hier niet meer aan terugdenken. Naarmate het Johan duidelijk werd dat het signaleringsplan voornamelijk gericht was op vroege waarschuwingssignalen van risicogedrag in het algemeen, werkte hij beter mee.

Binnen vier maanden na opname was er samen met Johan een signaleringsplan opgesteld. Daarin stonden de volgende waarschuwingssignalen (vroege voortekenen) beschreven:
- bedreigende gedachten hebben over kwade geesten of pedofielen;
- overdag veel terugtrekken op de kamer en niet bij de maaltijden zijn;
- 's nachts wakker liggen;
- aan drugs denken en overwegen om deze via medepatiënten te krijgen.

Johan scoorde wekelijks op zijn signaleringskaarten, waarop deze voortekenen beschreven staan, in hoeverre deze signalen optraden. In het mentorgesprek werden de resultaten van zijn scores besproken.

In de Mesdagkliniek wordt deze 'forensische vroegsignalering en vroege interventie' toegepast bij alle 180 patiënten en is tegelijk onderwerp van wetenschappelijk onderzoek. De methode wordt ingezet vanaf de preklinische fase tot en met de resocialisatiefase. 'Forensische vroegsignalering en vroege interventie' wordt inmiddels ook toegepast in andere tbs-instellingen, reclasseringsunits en op forensisch psychiatrische afdelingen (FPA).

De forensische toepassing van 'vroegsignalering en vroege interventie' verschilt op een aantal punten van het GGZ-protocol. Het meest prominente verschil is de invloed van een persoonlijkheidsstoornis bij patiënten met een mengbeeld van een psychotische stoornis en een antisociale persoonlijkheidsstoornis. Deze patiënten zijn afwerend, vijandig en grilliger in het contact. Dit vraagt van de verpleging een grote inzet, continuïteit en structuur in de contacten en vaardigheden om spanningsvolle situaties te kunnen deëscaleren. Er moet vooral veel geïnvesteerd worden in de eerste fase van het protocol, waarin het werken met een signaleringsplan bij de patiënt geïntroduceerd wordt. Daarin moet nauwgezet geobserveerd worden hoe het gesteld is met weerstand versus motivatie, ziekte-inzicht, probleembesef, actuele symptomen van een psychose (of andere stoornis) en wat de invloed is van het sociaal netwerk van de patiënt. Op al deze gebieden wordt gekeken of de condities van de patiënt verbeterd kunnen worden voor een succesvolle toepassing van het forensisch signaleringsplan. Bij eventuele medewerking van het sociaal netwerk wordt nadrukkelijk afgewogen of zij geen risico lopen op agressie van de patiënt.

Bij het bepalen van de waarschuwingssignalen voor het signaleringsplan blijkt nogal eens dat patiënten weigeren om belangrijke kenmerkende signalen in het signaleringsplan op te nemen. In die gevallen wordt er onderscheid gemaakt tussen een signaleringsplan dat de verpleging bijhoudt en een signaleringsplan voor de patiënt. Het gesprek tussen patiënt en verpleging over risicosignalen staat dan meer centraal dan het signaleringsplan zelf.

10.5.6 Delictscenario en delictanalyse

Een delictscenario is een precieze beschrijving van wat zich heeft afgespeeld, van enkele uren voor het delict tot en met het gepleegde delict. Bij de behandeling wordt de patiënt hier nadrukkelijk bij betrokken, waardoor hij de delictperiode als het ware herbeleeft. Dit is erg confronterend, maar kan eraan bijdragen dat de patiënt zijn eigen aandeel in het delict onder ogen ziet. Vanuit dit delictscenario kan een delictanalyse worden verricht, waarin nauwgezet wordt bepaald welke factoren een rol hebben gespeeld in de aanloop tot het delict. Het delictscenario en de delictanalyse leveren, in samenhang met het forensisch signaleringsplan dat gericht is op *vroege* waarschuwingssignalen, een belangrijke bijdrage aan delictpreventie.

10.5.7 Van 'binnen naar buiten'

Indien de behandeling gunstig is verlopen, kan de stap naar 'buiten' (de kliniek) gezet worden. Bij tbs-gestelden verloopt deze weg geleidelijk via diverse begeleide en onbegeleide verloven. Elk verlof wordt afgewogen, waarbij de conditie van de patiënt het speerpunt van inschatting is.

Indien de beveiligde omgeving van de tbs-instelling niet meer nodig is, kan proefverlof gestart worden. Tijdens dit verlof woont de patiënt buiten de kliniek en staat onder begeleiding van de reclassering. Tijdens deze verloffase functioneert de patiënt redelijk zelfstandig in de maatschappij. Het is belangrijk dat de patiënt in die fase blijft werken met zijn signaleringsplan, omdat hij daarmee tijdig waarschuwingssignalen van gedragsontsporing kan herkennen en dan passende actie kan ondernemen.

Vooral chronisch psychotische patiënten hebben vaak moeite om zich in de maatschappij zelfstandig te handhaven. Sommige tbs-instellingen hebben tussenvoorzieningen, waarbij de patiënten dagelijks begeleiding krijgen bij het zelfstandig wonen buiten de tbs-instelling. De Mesdagkliniek heeft bijvoorbeeld een trainingshuis net buiten de poorten van de inrichting. In dit trainingshuis wonen vijf patiënten die ondersteuning krijgen van een sociotherapeut. De patiënten zorgen zoveel mogelijk zelf voor boodschappen, koken en andere dagelijkse huishoudelijke taken. Sommige patiënten hebben dagactiviteiten in de stad. Doel van deze tussenvoorziening is dat patiënten geleidelijk wennen aan de maatschappij.

Een andere ondersteunende voorziening is de forensische thuiszorg. De Ambulante Forensische Psychiatrische voorziening Noord biedt dergelijke zorg. Patiënten die zelfstandig wonen krijgen extra ondersteuning bij hun dagelijkse taken. Door deze ondersteuning kunnen deze patiënten makkelijker en sneller een appèl doen op hulp en worden gedragsontsporingen sneller gesignaleerd, waardoor preventie beter en vlotter bereikt kan worden.

Veel tbs-patiënten ervaren hun vrijheid pas echt, wanneer de rechter heeft besloten dat de tbs-maatregel kan worden opgeheven omdat de delictgevaarlijkheid voldoende is afgenomen. Voor chronisch psychotische patiënten blijkt echter vaak dat de stap naar de maatschappij erg moeilijk is. Deze patiënten zijn dikwijls aangewezen op een long-stay-afdeling, langdurige ambulante begeleiding én toezicht of een RIBW-woonvoorziening.

10.6 Nabeschouwing

Psychotische patiënten die een ernstig delict hebben gepleegd vormen een bijzondere subgroep binnen detentie- en behandelinstellingen. De psychotische symptomen, vooral wanen, zijn de meest opmerkelijke kenmerken die invloed hebben op het delictgedrag, het gedrag tijdens detentie, de berechting (vaak 'Tbs met dwangverpleging') en de behandeling. Adequate en vroegtijdige behandeling draagt in belangrijke mate bij aan het verminderen van de kans op geweld. Panhuis en Dingemans (5) merken terecht op dat de behandeling afhankelijk is van de beschikbaarheid van gespecialiseerde voorzieningen en de kwaliteit van het hulpaanbod. Tijdens de detentie is de patiënt overgeleverd aan de beperkte mogelijkheden die er op dit gebied zijn. Daarbij komt dat patiënten vaak lang in detentie verblijven in afwachting van de rechtszaak en een opname in een tbs-instelling. Ondanks dat de preklinische interventies dit gat enigszins opvullen, zou tegelijkertijd onderzocht moeten worden op welke wijze detentie en behandeling van psychotische patiënten structureel eerder gestart kunnen worden. Dit is goed voor de patiënt en vanuit het maatschappelijk perspectief goed voor het verminderen van het risico op delictherhaling.

Met betrekking tot de beschikbaarheid van behandelvoorzieningen kan worden geconcludeerd dat de samenwerking tussen forensische en GGZ-voorzieningen bestuurlijk wel is verbeterd, maar dat het de vraag is of dit ook geldt voor de praktijkuitvoering. Tot dusver lukt het moeilijk om psychotische patiënten te laten doorstromen naar algemene psychiatrische voorzieningen. Zelfs *forensische* GGZ-voorzieningen zijn terughoudend om psychotische patiënten op te nemen die ook kenmerken hebben van een persoonlijkheidsstoornis. Mogelijk dat uitwisseling van personeel kan bijdragen aan een bijstelling van de vaak onterechte beeldvorming dat psychotische tbs-gestelden vooral onvoorspelbaar en gevaarlijk zijn. In de forensische praktijk blijken juist psychotische delinquenten redelijk goed behandelbaar, waardoor de gevaarlijkheid snel afneemt.

Onderzoek wijst uit dat psychotische patiënten het meest baat hebben bij een geïntegreerde behandeling, waarin de ziektesymptomen, verslaving en persoonlijkheidskenmerken in samenhang worden behandeld. Patiënten moeten daarbij gedoseerd gestimuleerd worden met een geleidelijke intensivering van de behandeling. De gedragingen van individuele patiënten moeten nauwgezet geobserveerd en geïnterpreteerd worden. De verpleging heeft hierin een centrale positie en belangrijke taak. De toekomst zal moeten uitwijzen of de toepassing van zorgprogrammering, waarbij behandellijnen voor groepen patiënten het uitgangspunt zijn, voldoende kan samengaan met 'zorg op maat' voor de individuele patiënt.

In forensisch onderzoek is er veel aandacht voor risicotaxatie. Risicomanagement, het omgaan met delictgevaarlijkheid en verbinden van delictgevaarlijkheid met de behandeling, is minstens zo belangrijk. Er is nog weinig forensisch onderzoek naar de toepassing en effecten van behandelinterventies voor psychotische patiënten. Nog minder onderzoek is er binnen het domein van forensische verpleging. Hier ligt nog heel veel werk. Het onderzoek in de Mesdagkliniek naar de forensische toepassing van 'vroegsignalering en vroege interventie' in samenhang met 'sociale netwerkanalyse' is een aanzet hiertoe.

Met dank aan dr. Hein Bokern (psychiater Dr. S. Van Mesdagkliniek) voor zijn inhoudelijke opmerkingen en Jos van Emmerik voor het beschikbaar stellen van data over de tbs-populatie.

Literatuurlijst

1 Modestin, J. (1998). Criminal and violent behavior in schizoprhenic patients: An overview. *Psychiatry and Clinical Neurosciences 52*, 547-554.

2 Hiday, V.A. (2005). Putting community risk in perspective: a look at correlations causes and controls. *International Journal of Law and Psychiatry* (in press).
3 Angermeyer, M.C. (2000). Schizophrenia and violence. *Acta Psychiatrica Scandinavica 102* (Suppl. 407), 63-67.
4 Swanson, J., Estroff, S., Swartz, M., Borum, R.., Lachicotte, W., Zimmer, C. & Wagner, R. (1997). Violence and severe mental disorder in clinical and community populations: The effects of psychotic symptoms, comorbidity, and lack of treatment. *Psychiatry 60*, 1-22.
5 Panhuis, P.J.A. van & Dingemans, P.M. (2000). Geweld en psychotische ziekte. *Tijdschrift voor psychiatrie 42*, 11.
6 Steadman e.a. 1998
7 Walsh, E., Moran, P. Scott, Ch., McKenzie, K., Burns, T, Creed, F., Tyrer, P., Murray, R. & Fahy, F. (2003). Prevalence of violent victimisation in severe mental illness. *Britsh Journal of Psychiaty 183*, 233-238.
8 Hiday, V.A. (1997). Understanding the connection between mental illness and violence. *International Journal of Law and Psychiatry 20*, 399-417.
9 Taylor, P.J., Leese, M., Williams, D., Butwell, M., Daly, R. & Larkin, E. (1998). Mental disorder and violence. *British Journal of Psychiatry 172*, 218-226
10 Hodgins, S. (2004). *Conference abstracts mental health services at the interface of mental disorder, addiction and crime.* Stockholm.
11 Nolan, K.A., Volavka, J., Mohr, P. & Czobor, P. (1999). Psychopathy and violent behavior among patients with schizophrenia or schizoaffective disorder. *Psychiatric Services 6*, 787-792.
12 Fluttert F., Meijel, B.K.G. van & Winter C. de (2001). Psychosen en extreem gewelddadig gedrag. Een literatuurstudie. *Maandblad Geestelijke volksgezondheid 56*, 938-951.
13 APA (1995). *Beknopte handleiding bij de Diagnostische Criteria van de DSM-IV.* Lisse: Swets & Zeitlinger.
14 Humphreys, M.S., Johnstone, E.C., MacMillan, J.F. & Taylor, P.J. (1992). Dangerous behaviour preceding first admissions for schizophrenia. *British Journal of Psychiatry 161*, 501-505.
15 Link, B.G., Stueve, A. & Phelan, J. (1998). Psychotic symptoms and violent behaviors: probing the components of threat/control-override symptoms. *Social Psychiatry Psychiatric Epidemiology 33*, S55-S60.
16 Taylor, P.J. (1985). Motives for offending among violent and psychotic men. *British Journal of Psychiatry 147*, 491-498.
17 Steinert, T. (2002). Prediction in inpatient violent. *Acta Psychiatr. Scand. 412*(Suppl.), 133-141.
18 Zwemstra, J.C., Panhuis, P.J.A. van & Bulten, B.H. (2003). Schizofrenie in de gevangenis. Over de prevalentie, achtergronden en kenmerken van gedetineerden met schizofrenie en over de mogelijkheden en beperkingen van hun behandeling. *Maandblad Geestelijke volksgezondheid 1, 53-64.*
19 Panhuis P.J.A. van & Dingemans, P.M. (2000). Geweld en psychotische ziekte. *Tijdschrift voor psychiatrie 42*, 11.
20 Kordelaar, W.F. van & Panhuis, P.J.A. van (2000). De Tbs instroom onder de loep. *Sancties 1, 6-21.*
21 Mooij, A.W.M., Koenraadt, F. & Lommen-van Alphen, J.M.J. (1995). *De persoon van de verdachte, de rapportage pro Justitia vanuit het Pieter Baan Centrum.* Arnhem: Gouda Quint.

22 Harte, J.M. & Ronhaar, P.K.J. (2003). De psychotische weigeraar. *Maandblad Geestelijke volksgezondheid 1*, 30-42.
23 Verslag Derde Werkconferentie 'fpc-l', 26 februari 2004, Beetsterzwaag.
24 Derks, F.C.H., Gerrits, J. & Kuiper, H.E. de (2002). Het advies van de Commissie Kosto over toekomstige organisatie van de zorg voor ter beschikking gestelden. *Maandblad Geestelijke volksgezondheid 57*, 364-374.
25 Glancy, G.D. & Regehr, V.R. (1992). The forensic psychiatric aspects of schizophrenia. *Clinical Forensic Psychiatry* 757-589.
26 Blankstein, H. (1992). *Gevaar voor herhaling? Inschatten en behandelen van het risico van delictherhaling.* Nijmegen: Pompekliniek.
27 Steadman H.J., Mulvey, E., Monahan, J., Robbins, P., Appelbaum, P., Grisso, T., Roth, L. & Silver, E. (1998). Violence bij people discharged from acute psychiatric inpatient facilites and by others in the same neighborhoods. *Archives of General Psychiatry 55*, 393-401.
28 Bartels, S., Spreen, M., Bruinsma, C.L., Buschman, J. & Fluttert, F. (publicatie in ontwikkeling). Risicotaxatie en risicotaxatieonderzoek. Waarom en hoe. Bestaande instrumenten en het risicotaxatie- en risicotaxatieonderzoeksprogramma van de Dr. S. Van Mesdagkliniek.
29 Almvik, R. & Woods, Ph. (1999). Predicting inpatient violence using the Bröset Violence Checklist (BVC). *The International Journal of Psychiatric Nursing Research 4*(3), 498-505.
30 Almvik, R. & Woods, Ph. (2003) Short term risk prediction: The Broset Violence Checklist. *Journal of Psychiatric and Mental Health Nursing 10*, 231-238.
31 Vogel, V., Ruiter, C. de, Beek, D.J. van & Mead, G. (2003). Value of structured risk assessment. A retrospective study of treated sexual delinquents. *Maandblad Geestelijke volksgezondheid 58*(1), 9-29.
32 Krakowski M., Czobor, P. & Chou, Y.J.C. (1999). Course of violence in patients with schizophrenia: Relationship to clinical symptoms. *Schizophrenia Bulletin 25*, 505-517
33 Taylor, P.J. (1998). When symptoms of psychosis drive serious violence. *Social Psychiatry Psychiatric Epidemiology 33*(Suppl.1), S47-54.
34 Hornsveld, R.H.J. & Kavelaars, M.M. (2000). Enkele eerste bevindingen met een zorgprogramma voor terbeschikkinggestelden met chronisch psychotische problematiek. *Gedragstherapie 33*(1), 29-42.
35 Meijel, B. van, Gaag, M. van der, Kahn, R.S. & Grypdonck, M. (2000). Protocol voor het werken met een signaleringsplan ter preventie van psychosen bij patiënten met schizofrenie. Utrecht: UMC-Utrecht, divisie Verplegingswetenschap. www.kenniscentrumschizofrenie.nl
36 Meijel, B. van, Gaag M. van der, Kahn, R.S. & Grypdonck, M. (2002a). The practice of early recognition and early intervention to prevent psychotic relapse in patients with schizophrenia: an exploratory study. Part 2. *J. Psychiatr. Ment. Health Nurs.* 9(3):357-63.
37 Meijel, B van, Gaag, M. van der, Kahn, R.S. & Grypdonck, M. (2002b). The practice of early recognition and early intervention to prevent psychotic relapse in patients with schizophrenia: an exploratory study. Part 1. *J. Psychiatr. Ment. Health Nurs.* 9 (3):347-55.
38 Meijel, B. van, Gaag, M. van der, Kahn, R.S. & Grypdonck, M. (2003). Relapse prevention in patients with schizophrenia *Arch. Psychiatr. Nurs.* 17(3):117-25.
39 Fluttert, F.A.J., Meijel, B.K.G. van & Grypdonck, G. (2002). *Psychotisch geweld preventief benaderd. De forensische toepassing van het protocol voor het werken met een signaleringsplan ter preventie van psychosen bij patiënten met schizofrenie.* Doctoraalscriptie. Utrecht: Universiteit Utrecht, disciplinegroep Verplegingswetenschap.

11 Schizofrenie en suïcidaliteit

Dr. B. van Meijel en drs. M.W. Mauritz

Casus

Wil groeide normaal op en maakte een plezierige jeugd door. Ze was weliswaar een 'Einzelgänger' maar had toch altijd haar contacten en vrienden. Zij doorliep met bovengemiddelde cijfers de lagere en middelbare school. Vervolgens ging zij geschiedenis studeren aan de universiteit. Maar in het vierde jaar van haar studie – juist toen zij haar eindscriptie aan het schrijven was – ging het helemaal mis. Ze bemerkte dat ze steeds slechter ging functioneren, ze voelde zich somber, kon zich niet op haar studie concentreren en trok zich steeds meer terug uit haar sociale omgeving. Haar familie maakte zich ernstig zorgen over haar bizarre ideeën. Hiermee viel ze andere mensen lastig. Na verloop van tijd liep de situatie ernstig uit de hand. Wil moest opgenomen worden op een psychiatrische afdeling van een algemeen ziekenhuis. Na een observatieperiode en uitgebreide diagnostiek werd bij haar de diagnose schizo-affectieve stoornis gesteld.

Zij werd met redelijk succes behandeld, maar Wil werd niet meer de oude. Met haar studie wilde het niet meer vlotten en ze kon zich er niet meer toe zetten haar contacten met familie en vrienden te onderhouden. Ze trok zich steeds meer terug op haar studentenkamer.

In de jaren die volgden probeerde zij verschillende keren haar studie af te ronden, maar zonder succes. Eén keer leek het aardig te lukken, maar juist toen maakte zij opnieuw een psychotische episode door waardoor alles weer in duigen viel. Wil leed erg onder haar situatie. Voor haar gevoel was er in de loop der jaren weinig overgebleven van haar leven. Zij maakte soms periodes van hevige somberheid door, waarin zij haar eigen situatie als 'uitzichtloos' beschreef. Voor de mensen in haar omgeving was het een hevige schok toen Wil op 26-jarige leeftijd een suïcidepoging deed door een overdosis medicatie in te nemen.

11.1 Inleiding

'The most serious of all schizophrenic symptoms is the suicidal drive', schreef Eugen Bleuler in 1950. Met recht mag gezegd worden dat suïcidaliteit een zeer belangrijk aandachtsgebied is in de zorg voor mensen met schizofrenie. (1) Onder de patiënten met schizofrenie jonger dan 35 jaar is suïcide de belangrijkste doodsoorzaak. (2)

Over de precieze cijfers bestaat weinig eenduidigheid. Verschillende studies geven uiteenlopende getallen, mede afhankelijk van de bestudeerde onderzoeksgroep en de gehanteerde onderzoeksmethodologie. (1-6) De schattingen lopen uiteen van 4 tot 18 procent, waarbij het percentage van 10 procent door de meeste auteurs als het meest aannemelijke wordt beschouwd. De cijfers betreffende suïcidepogingen laten eveneens een dramatisch beeld zien: men schat dat tussen de 20 en 50 procent van de patiënten met schizofrenie of een aanverwante stoornis eerder in zijn of haar leven een suïcidepoging heeft ondernomen. Men vermoedt dat dit probleem eerder onder- dan overschat wordt. (1,2,7)

Hoe de precieze cijfers ook zijn, het is wel duidelijk dat het sterk verhoogde suïciderisico bij mensen met schizofrenie laat zien hoe ernstig hun lijden is. Zoals ook blijkt uit de casus, moeten patiënten door de ziekte veel opgeven. Velen lukt het om met grote persoonlijke inzet, met vallen en opstaan, en met veel ondersteuning van anderen het leven weer op de rails te krijgen. Dat is vaak een leven met minder hoge ambities. Sommigen lukt het niet het leven opnieuw in te richten. De wanhoop en hopeloosheid kunnen dan zulke vormen aannemen dat er geen uitweg meer gezien wordt.

De professionele inzet van hulpverleners is van groot belang om het lijden van de patiënt te verlichten en om te zoeken naar nieuwe levensperspectieven. (8) In de begeleiding van suïcidale patiënten stellen wij drie aspecten centraal.

Ten eerste dient de hulpverlener rekening te houden met de mogelijkheid dat een patiënt suïcidaal is. De hulpverlener moet de risicofactoren kennen, zodat hij tot een reële risico-inschatting kan komen.

Ten tweede dient de hulpverlener eventuele suïcidaliteit bespreekbaar te kunnen maken. Dit is geen eenvoudige opgave, omdat het thema zelfmoord ook aan de kant van de hulpverlener aversie en andere emoties oproept. Onderzoek wijst uit dat een aanzienlijk deel van de signalen wordt genegeerd. (9) Een grotere sensitiviteit van hulpverleners voor suïcidaliteit en training van vaardigheden om het thema met de patiënt te kunnen bespreken lijken nodig.

Ten derde zal men effectieve interventies moeten kunnen toepassen.

Deze drie aspecten worden in dit hoofdstuk nader uitgewerkt. We gaan eerst in op de vraag wat de ziekte schizofrenie doet met het leven van de mensen die erdoor worden getroffen.

11.2 Verlies en rouw

Vervolg casus

'Ik zat al jaren in een soort cirkel. Die cirkel is steeds groter geworden, is een wervelstorm geworden. Die was vernietigend en daarna moet je de schade gaan opruimen.'

Schizofrenie heeft een ingrijpende invloed op de levens van patiënten. Het met de ziekte gepaard gaande rol- en functieverlies kan leiden tot een sterke verslechtering van het persoonlijke en maatschappelijke functioneren. (10) Leven met schizofrenie houdt verlies in op verschillende levensterreinen. Dit betekent dat de patiënt een verwerkingsproces moet doormaken, waarin gevoelens van rouw en depressie kunnen optreden. (11) In de zorg voor patiënten met schizofrenie is het belangrijk aansluiting te vinden bij deze verlies- en rouwervaringen. Dit is van belang om effectieve begeleiding te kunnen bieden, gericht op verwerking van het ziek-zijn en op een betere acceptatie van de ervaren verliezen. (11-13)

De verlieservaringen van patiënten kunnen worden onderverdeeld in intern en extern verlies. (14)

Intern verlies verwijst naar aspecten die overwegend in de persoon zelf zijn gelegen. Hiertoe behoren cognitieve handicaps (concentratie- en geheugenstoornissen, verwardheid, verminderd probleemoplossend vermogen), een verminderde zelfwaardering en verlies van toekomstperspectief. De psychosen die de patiënt doormaakt gaan vaak gepaard met angstaanjagende gedachten en gevoelens, en worden veelal als traumatisch beleefd. (15) Er ontstaat onzekerheid over het functioneren van hersenen en zintuigen, men kan niet meer volledig vertrouwen op de eigen waarnemingen en gedachtegang. Het beeld van zichzelf en de omringende wereld blijkt niet te kloppen. Onder meer door de cognitieve beperkingen functioneert men onder het niveau van vóór de ziekte, wat bij menigeen het gevoel van gehandicapt-zijn versterkt. De min of meer gedwongen passiviteit die het gevolg is van het verlies van energie en de vanzelfsprekende daginvulling met werk of studie, veroorzaakt gevoelens van zinloosheid en leegte. Leven met schizofrenie betekent daarom 'leven in een andere wereld'. Dit is de wereld van de psychotische ervaring en de wereld van de chronische ziekte die gepaard gaat met blijvende symptomen en handicaps. De persoon met schizofrenie leeft met het gevoel dat zijn wereld niet meer dezelfde is als die van de mensen die hem omringen. Zijn wereld is wezenlijk verschillend van die van de 'gezonde' mens. (15)

Extern verlies verwijst naar vermindering van sociale contacten en naar veranderingen van rollen en posities in de samenleving. (14) Extern verlies doet zich voor op alle belangrijke levensterreinen. (15) Het sociale netwerk is over het algemeen zeer klein geworden. Soms is er letterlijk geen vriend meer over. Het aangaan en onderhouden van een partnerrelatie is in veel gevallen niet (meer) mogelijk gebleken. De kwaliteit van de resterende contacten is afgenomen, onder andere door de communicatieproblemen die het gevolg zijn van denkstoornissen, het bewust vermijden van sociale situaties om stress te voorkomen en het onbegrip van vrienden en bekenden. Een gevolg is het ontbreken van voldoende praktische en emotionele steun die normaal gesproken door partner en vrienden geboden wordt. De meeste patiënten hebben een sterk besef van afhankelijkheid en van gebrek aan wederkerigheid in sociale relaties. Door het externe verlies ontstaat steeds meer het gevoel van 'er niet bij horen'. Het is gebaseerd op de realiteit van het letterlijk niet meer kunnen meedoen én op de gevoelens van het 'anders zijn' dan de mensen om de patiënt heen.

Patiënten beschrijven schizofrenie als een psychologische ramp (zie ook voorgaand citaat, waarin schizofrenie met een natuurramp wordt vergeleken). (15) Emoties als verdriet, somberheid, wanhoop, schuld en woede treden op als reactie op deze ramp. Terugtrekgedrag en beschuldiging van zichzelf en/of anderen zijn waarneembaar bij patiënten die met deze ramp worden geconfronteerd. En zoals beschreven in de inleiding, wordt een deel van de patiënten wanhopig en suïcidaal.

11.3 Inschatting van suïcidaliteit

Voor de hulpverlener is het van cruciaal belang dat hij inzicht heeft in de risicofactoren voor suïcide. Op basis hiervan kan hij tot een inschatting komen van de aard en de ernst van de suïcidaliteit van de individuele patiënt met schizofrenie. Dit klinkt eenvoudiger dan het is. Deze inschatting is in de praktijk een moeilijk onderdeel van de diagnostiek. Daarnaast is het van belang te benadrukken dat het adequaat voorspellen van suïcide op basis van deze risicofactoren een illusie is. Pogingen om valide en betrouwbare instrumenten voor voorspelling van suïcide(pogingen) op te stellen leden schipbreuk. (1,5,7,16) Een groot deel van de patiënten die op de ontwikkelde instrumenten verhoogde scores lieten zien pleegde (gelukkig) geen suïcide. Helaas is het ook zo dat patiënten die niet hoog scoren toch suïcide plegen of een poging hiertoe doen. Ondanks de beperkte mogelijkheden tot correcte voorspelling zijn deze risicofactoren wel van grote betekenis voor de hulpverleningspraktijk: zij dienen betrokken te worden bij de anamnese en zij bieden de aanknopingspunten voor de keuze van individuele interventies.

De beschikbare overzichten van studies naar risicofactoren laten een tamelijk consistent beeld zien van deze factoren. Sommige risicofactoren gelden voor de algemene populatie (en dus ook voor schizofrene patiënten), een aantal andere zijn meer specifiek voor de populatie patiënten met schizofrenie. (1-5,9,10,16,17)

Het suïciderisico bij schizofrenie is het hoogst gedurende de eerste vijf tot tien jaar van de ziekte, maar blijft ook nadien nog sterk verhoogd ten opzichte van de totale bevolking. Dit verhoogde risico in de eerste ziektejaren hangt er waarschijnlijk mee samen dat de eerder beschreven verlieservaringen juist in deze jaren het sterkst worden beleefd. Met name de klinische periode en de periode kort na ontslag worden als risicovol aangemerkt, vooral wanneer de behandeling tijdens de klinische behandelfase minder succesvol is geweest. Angst van de patiënt voor verdere achteruitgang en gebrekkig vertrouwen in de positieve effecten van de behandeling versterken het suïciderisico. Mannelijke patiënten met schizofrenie lijken iets vaker suïcidaal gedrag te vertonen dan vrouwelijke patiënten. Het suïciderisico is eveneens sterk verhoogd wanneer de patiënt een hoog niveau van functioneren had voorafgaand aan het uitbreken van de ziekte. Een relatief hoge intelligentie en een hoog opleidingsniveau gaan hier vaak mee samen. Bij deze patiënten is de achteruitgang in persoonlijk en maatschappelijk functioneren het grootst en voor velen van hen is het begrijpelijkerwijs moeilijk om dit te accepteren en zich aan de nieuwe levenssituatie aan te passen (zie ook de casus). Het beloop van de ziekte is een bijkomende risicofactor. Het risico van suïcidaal gedrag neemt toe wanneer de ziekte schizofrenie een chronisch beloop heeft met herhaaldelijke terugval. Bij de patiënt leidt frequente terugval tot sterke gevoelens van demoralisatie. Het moeizaam verkregen evenwicht na een eerdere psychotische crisis wordt weer volledig verstoord door een nieuwe terugval.

De sociale positie van de patiënt is eveneens van invloed op suïcidaal gedrag. Onderzoek laat zien dat patiënten die suïcide pleegden of een poging hiertoe deden relatief vaak werkloos en alleenstaand waren. We hebben eerder gezien dat deze maatschappelijke status het gevolg kan zijn van de beperkingen op persoonlijk en sociaal gebied die waarneembaar zijn bij veel patiënten met schizofrenie. Deze beperkingen leiden ertoe dat patiënten in een sociaal isolement terechtkomen, relatief eenzaam zijn en geen aanspraak kunnen maken op sociale ondersteuning binnen primaire relaties en andere ondersteunende netwerken, zoals werk en vrijetijdsvoorzieningen. Deze steun is voor de meeste patiënten echter onontbeerlijk wanneer zij geconfronteerd worden met de gevolgen van de ziekte en voor de opgave staan een nieuw evenwicht in het leven te vinden. De gevoelens van eenzaamheid en sociaal isolement kunnen nog verder worden versterkt wanneer mede door het ziektegedrag van de patiënt conflicten in de familiesfeer ontstaan, die tot afwijzing van de patiënt leiden. Het gevoel er alleen voor te staan neemt hierdoor verder toe. Sommige patiënten worden zo in hoge mate afhankelijk van de professionele hulpverlening en doen een groot beroep op de hulpverleners. Er kunnen spanningen ontstaan binnen de therapeutische relatie, wanneer de hulpverleners niet aan de verwachtingen van de patiënt voldoen. De patiënt kan zich hierdoor gaan afwenden van de hulpverlener, waardoor zijn sociale isolement verder wordt versterkt en het suïciderisico kan toenemen. Het omgekeerde komt ook voor: de hulpverlener verwacht te veel van de patiënt. Wanneer 'succes' uitblijft, kan de patiënt de indruk hebben dat hij de hulpverlener teleurstelt.

Het is niet verwonderlijk dat veel patiënten met schizofrenie met depressieve gevoelens reageren op hun veranderde levenssituatie. Voor hen is er veel verloren gegaan. Een depressieve stemming is op zichzelf een risicofactor voor suïcidaal gedrag, in het bijzonder wanneer deze stemming gepaard gaat met gevoelens van hopeloosheid en van pessimisme over de toekomst.

Ook andere psychopathologische symptomen lijken van invloed op het suïciderisico. Veel patiënten met schizofrenie lijden aan psychotische symptomen ten tijde van het suïcidale gedrag. Met name patiënten met actieve paranoïde wanen hebben een verhoogd risico, in het bijzonder wanneer deze wanen panische reacties oproepen. De stelling dat veel schizofrene patiënten tot suïcidaal gedrag zouden komen onder invloed van bevelshallucinaties, wordt niet bevestigd in de onderzoeksliteratuur. Slechts een zeer klein deel van de patiënten vertoont suïcidaal gedrag onder invloed van dit type gehoorshallucinaties.

Impulsiviteit wordt in verschillende onderzoeken genoemd als een gedragskenmerk dat het suïciderisico verhoogt. Mensen die impulsief zijn zouden sneller tot de feitelijke stap van de suïcidale handelingen overgaan. Belastende gebeurtenissen die de patiënt meemaakt kunnen dit impulsieve suïcidale gedrag uitlokken. De beschikbaarheid van letale middelen – zoals wapens en medicijnen – dragen dan sterk bij aan het suïciderisico. Alcoholgebruik verhoogt de kans op suïcide, omdat het de remmingen wegneemt.

Negatieve symptomen – waaronder wilszwakte, apathie en vervlakking van het gevoelsleven – lijken juist een beschermend effect op de patiënt te hebben wat betreft suïcidaal gedrag, zeker wanneer het bewustzijn van deze symptomen laag is en de patiënt deze symptomen minder interpreteert in termen van persoonlijk verval.

Het moge verder duidelijk zijn dat uitgesproken suïcidale gedachten en uitgewerkte suïcideplannen in hoge mate risicovol zijn en de onmiddellijke aandacht van de hulpverlening vragen. Ook wanneer iemand eerder in zijn leven suïcidepogingen heeft ondernomen, is dit een indicator van een verhoogd risico. Dit geldt ook voor het vóórkomen van suïcides of pogingen hiertoe in de familie.

11.4 De anamnese

Suïcidaliteit is een zeer complex fenomeen. Voor een goede begeleiding en behandeling van (potentieel) suïcidale patiënten is het van wezenlijk belang dat een goede anamnese wordt afgenomen en dat de hulpverleningsinterventies op de informatie hieruit worden afgestemd.

Onderzoeks- en observatiegegevens dienen vanuit de verschillende invalshoeken bijeengebracht te worden en, waar mogelijk, in multidisciplinair verband te worden geanalyseerd. Men let ook op de informatie van relevante netwerkleden en gegevens uit het medisch dossier.

Het afnemen van een anamnese bij suïcidale patiënten vereist deskundigheid, interpersoonlijke vaardigheden, tact en soms moed. Het praten over iemands verlangen om dood te zijn is moeilijk, want het gaat bijna altijd gepaard met belastende herinneringen en emoties. De attitude van de hulpverlener is bepalend voor de openheid van de patiënt over zijn suïcidale gedachten, intenties en gedragingen.

Amerikaanse wetenschappers stelden op basis van uitgebreid literatuuronderzoek en consensusrondes een richtlijn op voor de omgang met suïcidale patiënten. (5) Daarmee is de richtlijn zowel gebaseerd op wetenschappelijke kennis als op klinische praktijkervaringen. Ook de anamnese krijgt in deze richtlijn uitgebreid aandacht. Wij volgen de belangrijkste aanbevelingen uit deze richtlijn.

1 Psychiatrische diagnostiek

Bijzondere aandacht gaat uit naar de symptomen die duiden op een verhoogd risico van suïcide, zoals depressieve, paranoïd-psychotische symptomen en impulsiviteit. Gerichte behandeling van deze psychiatrische symptomen kan bijdragen aan verlaging van het suïciderisico.

2 Suïcidaliteit in het verleden

Zoals eerder aangegeven is suïcidaliteit in het verleden een belangrijke risicofactor voor toekomstig suïcidaal gedrag. De hulpverlener dient zicht te krijgen op eerdere suïcidale gedachten en gedragingen, met hierbij aandacht voor de aanleiding, de ernst en de consequenties ervan. Was er sprake van een doelgericht plan? Volgde het suïcidale gedrag op een concrete aanleiding, bijvoorbeeld conflicten met anderen? Was de patiënt erg impulsief? Waardoor liet hij zich afremmen? Waren er psychiatrische symptomen aanwezig? Was de patiënt onder invloed van alcohol of andere middelen? Hoe dodelijk was de poging? Nam de patiënt maatregelen die de kans op ontdekking verhoogden of verlaagden?

Verder is het belangrijk om een beeld te krijgen van risicovol gedrag in het verleden met een verhoogde kans op een dodelijke afloop of dodelijke complicaties, zoals onbeschermde seksuele contacten of roekeloos rijgedrag.

3 Psychiatrische voorgeschiedenis

Zaken als aantal heropnamen, aanleiding tot heropnamen, succes van psychiatrische behandeling, eerdere behandelingen in het kader van suïcidaliteit en de effecten hiervan, bieden aanknopingspunten die van nut kunnen zijn voor de behandeling. Een bijzonder aandachtspunt hierbij is de kwaliteit van de vroegere werkrelaties. Men neemt aan dat een goede werkrelatie tussen patiënt en hulpverlener bijdraagt aan de verlaging van het suïciderisico.

4 Familiegeschiedenis

Inzicht in familiegeschiedenis en familieverhoudingen kan belangrijk zijn om het suïcidale gedrag van de schizofrene patiënt beter te begrijpen. Sociale steun en positieve familiebinding kunnen een beschermende invloed hebben op het suïcidale gedrag van de patiënten. Heftige en voortdurende conflicten, afwijzing van de patiënt, geweld en middelenmisbruik in het gezin kunnen daarentegen de suïcidaliteit verhogen. Suïcidaliteit bij familieleden dient nader onderzocht te worden, onder andere op de aanleiding en omstandigheden waaronder het suïcidale gedrag plaatsvond, evenals de persoonlijke betrokkenheid van de patiënt hierbij. Er zijn aanwijzingen dat destructieve gedragspatronen in gezinnen van herkomst ook bijdragen aan destructief gedrag van de afzonderlijke gezinsleden tegenover zichzelf.

5 Leefomstandigheden en stress

Acute psychosociale crises en chronisch psychosociale stress kunnen direct van invloed zijn op suïcidaal gedrag. Bij patiënten met schizofrenie kan deze stress zich op veel gebieden voordoen: de patiënt ervaart maatschappelijk verval ten gevolge van zijn ziekte, heeft een beperkt inkomen en financiële problemen, kan zijn opleiding niet voltooien, wordt gediscrimineerd op de arbeidsmarkt, wordt afgewezen in zijn directe sociale omgeving, wordt op straat bespot vanwege zijn zonderlinge gedrag en voorkomen et cetera. Als de ziekte een chronisch verloop heeft, zal de stress ook een voortdurende belasting voor de patiënt vormen. Het is van belang deze stressfactoren te inventariseren in relatie tot aanwezige of mogelijke sociale steun.

6 Patiëntkenmerken

Individuele patiëntkenmerken zijn van directe invloed op het suïcidale gedrag van de patiënt. Eerder werden al genoemd de probleemoplossende en copingvaardigheden van de patiënt. Maar ook duurzame persoonlijkheidskenmerken zijn van invloed. Somberheid en hopeloosheid kunnen behalve situatiebepaald ook in hoge mate persoonlijkheidsgebonden zijn. Ditzelfde geldt voor impulsiviteit. Personen die erg perfectionistisch zijn en hoge eisen aan zichzelf stellen, kunnen moeilijker omgaan met afwijzingen en falen. Bepaalde denkstijlen, die van invloed zijn op suïcidaliteit, bijvoorbeeld gepolariseerd denken, kunnen in de loop der tijd bij een persoon zijn gaan overheersen, waarbij geen nuanceringen meer mogelijk zijn. Dit kan tot de radicale beslissing leiden dat het leven niet meer de moeite waard is om geleefd te worden.

7 Suïcidale gedachten en gedragingen

De kern van de anamnese bij suïcidale patiënten vormt het onderzoek naar de feitelijke aanwezigheid van suïcidale gedachten, plannen en gedragingen. Algemeen kan gesteld worden dat naarmate een persoon intensiever over suïcide heeft nagedacht en wanneer hij plannen heeft gemaakt om zich van het leven te beroven en wanneer hij zich ook voorneemt om naar deze plannen te handelen, het suïciderisico toeneemt.

Sommige hulpverleners zijn bang dat het openlijk praten over zelfdoding gevaarlijk is. Dit is echter onjuist. Het tegendeel is waar: het openlijk bespreken van suïcidale gedachten en neigingen kan de patiënt helpen uit zijn emotionele isolement te komen. Een gedoseerde en respectvolle bejegening door de hulpverlener is hier vanzelfsprekend wel een voorwaarde om de patiënt het gevoel te geven dat hij begrepen en gesteund wordt.

De hulpverlener kan starten met algemene vragen over hoe iemand tegen zijn leven aan kijkt of over de waarde die hij eraan toekent ('Wat vind je van je leven zoals het nu is? Hoe kijk je aan tegen het leven dat je nu leidt?' of 'Ga je wel eens slapen met de wens om de volgende dag niet meer wakker te worden?').

Als de patiënt aangeeft dat hij zijn leven echt verschrikkelijk vindt, dan dient de hulpverlener door te vragen (bijvoorbeeld: 'Denk je eraan om jezelf iets aan te doen?'). Als dat niets oplevert, kan men indirecte vragen stellen ('Hoe moet het verder? Hoe denk je dat je leven er over een jaar zal uitzien?').

Soms zal een patiënt niet willen toegeven dat hij suïcidale gedachten of neigingen heeft, terwijl deze feitelijk wel aanwezig zijn. Indien de hulpverlener dit vermoedt, dient naar aanvullende informatie gezocht te worden, bijvoorbeeld op een later tijdstip of via heteroanamnese (familie of vrienden). Hiervoor zijn gevorderde gesprekstechnieken nodig. (18)

Wanneer suïcidale gedachten of intenties aanwezig zijn, is het van belang deze nader te exploreren. Hoe lang bestaan ze al? Wat is de precieze inhoud van de suïcidale gedachten? Waardoor zijn ze ontstaan en waardoor worden ze instandgehouden? Hoe sterk zijn de suïcidale impulsen en hoe groot is de ambivalentie? Heeft de patiënt een concreet plan gemaakt om zich het leven te benemen en heeft hij zelfs een concreet tijdstip uitkozen? Beschikt de patiënt over de middelen om zich van het leven te beroven? Zijn deze middelen feitelijk dodelijk? Zijn ze dodelijk in de opvattingen van de patiënt?

De concrete vorm en inhoud van deze exploratie zijn vanzelfsprekend erg afhankelijk van persoonlijke en situationele factoren die in een specifieke situatie een rol spelen. Een open dialoog is voorwaarde om tot een goede exploratie te kunnen komen. Hierbij worden de grenzen en mogelijkheden van de patiënt gerespecteerd om over zijn suïcidaliteit te kunnen spreken.

Het monitoren van suïcidale gedachten is een zich herhalende diagnostische activiteit.

11.5 Het gebruik van instrumenten

Het afnemen van de anamnese bij suïcidale patiënten is, zo bleek hiervoor, een zeer complexe activiteit die een hoog competentieniveau vraagt. We noemden alleen maar de belangrijkste factoren die van invloed zijn op het suïciderisico en we gaven slechts een beperkt aantal aanwijzingen om de anamnese adequaat af te nemen. De werkelijkheid is complexer dan hier kan worden weergegeven. Ter ondersteuning van de anamnese kan gebruik worden gemaakt van instrumenten om het suïciderisico in te schatten of om de ernst van specifieke risicofactoren te bepalen (bijvoorbeeld depressie en hopeloosheid). Deze instrumenten zijn in eerste instantie voor onderzoeksdoeleinden ontwikkeld. Ze kunnen een uitvoerige, op de persoon toegesneden anamnese niet vervangen. Toch helpen zij de hulpverlener de anamnese te structureren.

Relevante instrumenten in dit verband zijn:

- The Scale for Suicide Ideation; (19)
- The Suicide Behavior Questionnaire; (20)
- The Suicide Intent Scale; (21)
- The Reasons for Living Inventory; (22)
- The Risk-Rescue Rating; (23)
- The Suicide Assessment Scale; (24)
- The Beck Hopelessness Scale. (25)

11.5.1 Interventies

Wij geven een beperkt overzicht van de interventiemogelijkheden bij suïcidaliteit. Voor uitvoeriger beschrijvingen verwijzen wij naar aanvullende literatuur. (5,26,27)

1 Goede therapeutische alliantie

Al eerder werd het belang van een goede *therapeutische alliantie* tussen hulpverlener en patiënt benadrukt. Alleen in een relatie waar sprake is van vertrouwen, respect, empathie en emotionele ondersteuning, is er de mogelijkheid suïcidale gedachten en gedragingen te onderzoeken, kunnen verliezen worden verwerkt en kan er naar oplossingen worden gezocht voor de ervaren problemen. De hulpverlener dient bereidheid te tonen om naar het verhaal van de patiënt te luisteren en hierop te reageren. Rolduidelijkheid is steeds een belangrijk aandachtspunt in de werkrelatie. De hulpverlener kan spanning ervaren doordat hij aan de ene kant ruimte wil geven aan de patiënt en zijn autonomie wil bevorderen, terwijl hij aan de andere kant ook grenzen moet stellen en de patiënt moet beschermen.

Van belang is steeds dat de hulpverlener zijn positie realistisch inschat op het continuüm van hulpverleningsverantwoordelijkheid. Hij is niet de exclusieve 'redder' die als enige in staat is de patiënt zijn levenslust terug te geven en die hiervoor de volle verantwoordelijkheid draagt. Maar hij is ook niet de 'machteloze' die slechts passief kan toezien hoe het leven van de patiënt onvermijdelijk uitmondt in een zelfgekozen dood. Het is belangrijk dat de therapeutische relatie met de suïcidale patiënt onderwerp is van supervisie en intervisie.

2 Veiligheid van de patiënt

De *veiligheid van de patiënt* is een tweede aspect dat de aandacht van de hulpverleners vraagt. De veiligheid van de patiënt wordt op de langere termijn bevorderd door de systematische aandacht voor en beïnvloeding van de risicofactoren voor suïcidaal gedrag. Bij acuut suïcidegevaar dienen onmiddellijk beschermende maatregelen te worden genomen, zoals permanente individuele begeleiding, constante observatie en de zorg dat de patiënt geen toegang heeft tot dodelijke middelen. Een eerder opgesteld noodplan kan hier behulpzaam zijn. Een onvrijwillige opname dient overwogen te worden wanneer de veiligheid van de patiënt ernstig wordt bedreigd. De keuze van de behandelsetting is bepalend voor de veiligheid die aan de patiënt geboden kan worden. Als stelregel geldt dat de patiënt behandeld dient te worden in de setting die het minst beperkend is, maar die wel veilig is en optimale behandelmogelijkheden biedt. De bevindingen uit de anamnese zijn bepalend voor de keuze van de behandelsetting. Niet alleen de mate van suïcidaliteit is hierbij bepalend, maar ook andere factoren uit de anamnese, zoals ernst van de psychopathologie of beschikbare sociale steun. Bij de keuze van de behandelsetting speelt het dilemma van de vrijheidsbeneming ter afwending van gevaar opnieuw een rol. De hulpverlener dient hier zorgvuldig en transparant te werk te gaan. Goede verslaglegging hoort daarbij.

3 Het behandelplan

Het *behandelplan* dat wordt opgesteld voor de suïcidale patiënt met schizofrenie kan bestaan uit een combinatie van medicamenteuze en psychosociale interventies. Het gaat hier allereerst om interventies die gericht zijn op de optimale behandeling van schizofrenie zelf en op de gevolgen van de ziekte. (10,29) Het voorkomen van terugval, sociale ondersteuning, rehabilitatie en maatschappelijke participatie zijn aspecten van behandeling die ook hun effecten zullen hebben op de suïcidaliteit van de patiënt met schizofrenie. Daarnaast zullen echter meer specifieke interventies in het behandelplan worden opgenomen die van invloed zijn op zijn suïcidale gedrag. De hulpverlener kan voorlichting geven over rouw- en verliesverwerking. Er kunnen probleemoplossende strategieën worden ingezet wanneer het evident is dat er bepaalde (oplosbare) problemen van invloed zijn op de suïcidaliteit van de patiënt. Cognitieve interventies kunnen de patiënt helpen om sterk negatief gekleurde en fatalistische gedachtepatronen te doorbreken, waardoor zijn gevoelens van hopeloosheid verminderen. Gedragstherapeutische interventies kunnen worden uitgevoerd om stapsgewijs het sociale isolement te doorbreken. Sociale steun kan worden geboden door mantelzorgers bij het behandelplan te betrekken. De anamnese is voor een belangrijk deel bepalend voor de concrete inhoud van het behandelplan.

De medisch-biologische onderdelen van het behandelplan verdienen de volle aandacht van de hulpverlener. Symptomen van de psychose, angst, slapeloosheid, overmatig piekeren, hopeloosheid en depressie kunnen worden verlicht met medicatie. De hulpverlener kan maatregelen nemen om de therapietrouw te bevorderen, onder andere door:
1 de patiënt te ondersteunen bij het innemen van de medicatie;
2 voorlichting te geven, bijvoorbeeld dat het bij bepaalde medicatie een aantal weken duurt voordat effect mag worden verwacht;
3 zorg te dragen dat de patiënt zijn medicijnen blijft innemen, ook als hij zich al beter voelt;
4 overleg met de arts te stimuleren wanneer de patiënt het voornemen heeft de medicatie te staken of te veranderen;
5 de patiënt te ondersteunen bij het oplossen van problemen rond het medicatiegebruik.

Onderdeel van het behandelplan is ook de zorg voor familie- en andere netwerkleden. Het is van belang dat zij voorlichting krijgen en dat zij ondersteund worden bij het omgaan met het suïcidale gedrag van de patiënt. Zoals eerder aangegeven kunnen zij dit gedrag zowel versterken (bijvoorbeeld door negatieve interacties en afwijzing) als verminderen (bijvoorbeeld door ondersteuning te geven en eenzaamheid te verminderen).

11.6 Besluit

In dit hoofdstuk is een aantal kernpunten besproken die belangrijk zijn in de zorg voor suïcidale patiënten met schizofrenie. Wij moesten ons beperken tot een beknopt overzicht, dat maar tot op zekere hoogte recht kan doen aan de complexe werkelijkheid en de dilemma's die daarbinnen spelen. Aandacht voor suïcidaliteit is naar onze indruk nog een onderbelicht aspect in de zorg voor mensen met schizofrenie. We verwachten dat meer aandacht voor het herkennen van suïcidaliteit, het bespreekbaar maken ervan met de patiënt en het weloverwogen interveniëren een belangrijke bijdrage kan leveren aan de kwaliteit van zorg voor deze patiëntengroep.

Literatuur

1 Caldwell, C.B. & Gottesman, I.I. (1990). Schizophrenics kill themselves too: a review of risk factors for suicide. *Schizophrenia Bulletin 16*(4), 571-589.
2 Meltzer, H.Y. (2002). Suicidality in schizophrenia: a review of the evidence for risk factors and treatment options. *Current Psychiatric Reports 4*, 279-283.
3 Reid, S. (1998). Suicide in schizophrenia: a review of the literature. *Journal of Mental Health 7*(4), 221-234.
4 Siris, S.G. (2001). Suicide and schizophrenia. *Journal of Psychopharmacology 15*(2), 127-135.
5 American Psychiatric Association (2003). *Practice guideline for the assessment and treatment of patients with suicidal behaviors*. Washington: APA.
6 Palmer, B.A., Pankratz, V.S. & Bostwick, J.M. (2005). The lifetime risk of suicide in schizophrenia: a reexamination. *Arch. Gen. Psychiatry 62*(3), 247-253.
7 U.S. Preventive Services Task Force (1998). *Screening for suicide risk*. U.S. Department of Health and Human Services. Office of Public Health and Science.
8 Pompili, M., Girardi, P., Ruberto, A. & Tatarelli R. (2004). Toward a new prevention of suicide in schizophrenia. *World J. Biol. Psychiatry 5*(4), 201-210.
9 Pinikahana J. & Happell, B. (2003). Suicide and schizophrenia: a review of literature for the decade (1990-1999) and implications for mental health nursing. *Issues in Mental Nursing 24*, 27-43.
10 American Psychiatric Association (2004). *Practice guideline for the treatment of patients with schizophrenia*. Washington, APA.
11 Appelo, M.T., Slooff, C.J., Woonings, F.M.J., Carson, J. & Louwerens, J.W. (1993). Grief: its significance for rehabilitation in schizophrenia. *Clinical Psychology & Psychotherapy 1*(1), 53-59.

12 Glass, B.C. (1993). The role of the nurse in advanced practice in bereavement care. *Clinical Nurse Specialist* 7(2), 62-66.
13 Hert, M. de (1996). Suïcide bij jonge schizofreniepatiënten. Hypothesen en richtlijnen voor behandeling. In: M. De Hert, E. Thys, J. Peuskens, D. Petry, B. van Raay (red.), *Zin in waan zin* (p. 141-147). Amsterdam: Babylon-De Geus.
14 Appelo, M.T., Slooff, C.J., Woonings, F.J.M., Carson, J. & Louwerens, J.W. (1993), *Grief: its significance for rehabilitation in schizophrenia*. Niet-gepubliceerde uitgave.
15 Mauritz, M.W., Meijel, B. van & Winter, C.P. de (2001). *Schizofrenie. Leven met verlies*. Maarssen: Elsevier Gezondheidszorg.
16 Heeringen, C. van (2000). De bepaling van het risico op suïcidaal gedrag. In: C. van Heeringen & A.J.F.M. Kerkhof (red.), *Behandelingsstrategieën bij suïcidaliteit* (p. 63-71). Houten/Diegem: Bohn Stafleu van Loghum.
17 Harkavy-Friedman, J.M. & Nelson, E.A. (1997). Assessment and intervention for the suicidal patient with schizophrenia. *Psychiatric Quarterly* 68(4), 361-375.
18 Kuipers, T. (2000). 'Ik wil dood' en wat wil jij? *Maandblad Geestelijke volksgezondheid* 55(5), 451-460.
19 Beck, A.T., Kovacs, M. & Weissman, A. (1979). Assessment of suicidal intention: the scale for suicide ideation. *J. Consult. Clin. Psychol. 47*, 343-352.
20 Brown, G.K. (2002). *A review of suicide assessment measures for intervention research with adults and older adults*. Rockville, Md: National Institute of Mental Health.
21 Beck, A.T., Schuyler, D. & Herman, I. (1974). Development of suicidal intent scales. In: A.T. Beck e.a. (red.), *The prevention of suicide* (p. 45-56). Bowie, Md: Charles Press.
22 Linehan, M.M., Goodstein, J.L., Nielsen, S.L. & Chiles, J.A. (1983). Reasons for staying alive when you are thinking of killing yourself: The reasons for living inventory. *J. Consult. Clin. Psychol. 51*, 276-286.
23 Weissman, A. & Worden, J.W. (1972). Risk-rescue rating in suicide assessment. *Arch. Gen. Psychiatry 26*, 553-560.
24 Nimeus, A., Alsen, M. & Traeskman-Bendz, L. (2000). The suicide assessment scale: an instrument assessing suicide risk of suicide attempters. *Eur. Psychiatry 15*, 416-423.
25 Beck, A.T., Weissman, A., Lester, D. & Trexler, L. (1974). The measurement of pessimism: the hopelessness scale. *J. Consult. Clin. Psychol. 42*, 861-865
26 Heeringen, C. van & Kerkhof, A.J.F.M. (2000). *Behandelingsstrategieën bij suïcidaliteit*. Houten/Diegem: Bohn Stafleu van Loghum.
27 Hawton, K. & Heeringen, K. van (2000). *The international handbook of suicide and attempted suicide*. Chichester: John Wiley & Sons.
28 Fenton W.S. (2000). Depression, suicide, and suicide prevention in schizophrenia. *Suicide and Life-Threatening Behavior* 3(1), 34-49.
29 Landelijke-Stuurgroep-Multidisciplinaire-Richtlijnontwikkeling (2005). *Multidisciplinaire richtlijn schizofrenie: Richtlijn voor diagnostiek, zorgorganisatie en behandeling van volwassen cliënten met schizofrenie*. Houten: Ladenius Communicate.

12 Begeleiding van familieleden

Dr. T. Kuipers

Casus

De familie Kommer heeft twee kinderen, beiden jongens; de één is 24 jaar en de ander 20 jaar.

Vader en moeder hadden het jarenlang heel goed met elkaar, maar dat is veranderd toen hun jongste zoon vier jaar geleden schizofrenie kreeg. Ze stonden zelfs enkele malen op het punt om uit elkaar te gaan, maar dat hebben ze uiteindelijk niet gedaan. Moeder zag het vaak niet meer zitten en kon dagen achtereen treuren over de ellende die het gezin had getroffen. Vader is meer het type 'diesel', altijd maar doorgaan, geen krimp geven. Hij is een man van weinig woorden en een groot plichtsbesef. Met de oudste zoon zijn geen problemen geweest. Hij is al jaren de deur uit en leeft zijn eigen leven. De jongste zoon Jan heeft nu vier jaar schizofrenie. Tijdens zijn eerste psychose is hij opgenomen geweest in een academisch ziekenhuis. Daar werd hij ingesteld op een antipsychoticum dat redelijk goed werkte tegen de verwardheid, maar waardoor hij wel een stuk dikker is geworden. Ook heeft hij veel slaap nodig: tien uur per dag.

Hij is daarna verwezen naar een kliniek die gespecialiseerd is in de behandeling van psychotische stoornissen. Vader en moeder werden in beide ziekenhuizen bij de behandeling betrokken. Zij kregen voorlichting over schizofrenie en de behandeling ervan. De belangrijkste sites op internet hierover weten zij inmiddels goed te vinden. Zij werden verwezen naar de familievereniging Ypsilon, wat hun ook een aantal nuttige contacten opleverde. Al met al zijn zij er tevreden over dat ook aan hen is gedacht. Dat neemt niet weg dat het verdriet om de ziekte van Jan nog even groot is.

12.1 'Interventies' bij familieleden: het klassieke behandelperspectief

Het is nog niet zo lang geleden dat de familieleden niet standaard bij de behandeling werden betrokken. De therapie had als doel een individu met een stoornis genezing te bieden en in de arts-patiëntrelatie waren voldoende voorwaarden hiervoor aanwezig, zo dacht men. Enerzijds was er de arts met zijn medische kennis en kunde en anderzijds de patiënt met zijn aandoening en wens om beter te worden. De familie had men niet nodig om genezing te kunnen bewerkstelligen. Dat is nu anders.

In de laatste versies van richtlijnen voor behandeling van ernstige psychiatrische aandoeningen, zoals schizofrenie, wordt standaard en bij herhaling aangegeven dat de familie betrokken dient te worden bij de behandeling. (1,2,3,4) In de wetenschappelijke literatuur is inmiddels voldoende bewijs voor de stelling dat het betrekken van familie bij de behandeling van patiënten met schizofrenie effectief is. In een recente meta-analyse concluderen Pitschel-Walz e.a. (5) dat het aantal patiënten dat terugvalt in een psychose met 20 procent kan afnemen wanneer familie bij de behandeling wordt betrokken.

Familiebegeleiding wordt echter op vele verschillende manieren gepraktiseerd. Dat varieert van simpele psycho-educatie tot de zogenaamde multiple family therapy, een vorm van gezinstherapie met verschillende gezinnen tegelijk. (6) Tot nu toe zijn er geen verschillen aangetoond in de effectiviteit van deze verschillende methodieken. De meeste onderzoekers bepleiten desondanks, op grond van praktijkervaringen, dat gezinsinterventies de meeste kans van slagen hebben als zij zich richten op één gezin tegelijk, aan huis plaatsvinden en voldoende lang worden volgehouden.

De Londense school (Kuipers, Bebbington c.s.) concludeerde in 2002 dat gezinstherapie een preventief effect heeft op terugval en heropname en dat het de medewerking van de patiënt aan de behandeling (*compliance*) bevordert. (7) Het dient volgens hen tot het standaardaanbod van behandeling te behoren. Daarnaast raden zij cognitieve gedragstherapie aan om verbetering te brengen in de psychotische symptomen van de patiënt.

Bustillo (8) concludeerde dat een lange termijn en op psycho-educatie gerichte begeleiding van de familieleden voldoende was. Op verandering gerichte gezinstherapie is meestal niet nodig. Verder wees deze onderzoeker erop dat een actieve betrokken houding van de hulpverleners en praktische steun door familieleden het meest gewaardeerd werden.

De overzichtsstudie getiteld *Family intervention for schizophrenia* van Pharaoh e.a. (9) toont aan dat er nog geen overtuigend bewijs is geleverd dat op familie gerichte interventies de mentale toestand van de patiënt positief beïnvloeden. Deze inspanningen leiden wel tot minder terugvallen en betere medicatietrouw. In de hiervoor genoemde studies werden andere interessante aspecten, zoals de stemming, sociale relaties en 'kwaliteit van leven' niet onderzocht.

Met deze kennis in het achterhoofd wil ik in dit hoofdstuk de aanbevelingen uit de *Multidisciplinaire richtlijn schizofrenie* bespreken die betrekking hebben op de rol van de familie. Ik verwijs daarbij naar de manier waarop de begeleiding van familieleden wordt uitgevoerd in een zorgprogramma Psychotische stoornissen (Cederhorst, Symfora Groep voor GGZ, Amersfoort). Het is niet de bedoeling deze werkwijze als de meest juiste te propageren, maar wel om hem als vergelijkingsmateriaal aan te bieden aan professionals die bezig zijn dit onderdeel vorm te geven in hun praktijk. De werkwijze is te beschouwen als een methodiek die zich in de praktijk heeft ontwikkeld door een behandelteam dat rekening wilde houden met de 'state of the art'. Deze werkwijze standaard in een behandelprogramma opnemen vergt geen buitensporige inspanningen en investeringen. Dát men dit onderdeel methodisch en krachtig moet neerzetten beschouwen wij – net als de multidisciplinaire richtlijn-commissie – als een gegeven.

12.2 Vier aanbevelingen uit de richtlijn

Aanbeveling 1: De hulpverlener erkent de ervaringsdeskundigheid van familie en andere directbetrokkenen en werkt met hen samen in de behandeling en de zorg. Hun meningen en wensen worden expliciet bij de behandeling en begeleiding betrokken. Zij worden – in overleg met de patiënt – geïnformeerd over de situatie van de patiënt en over het beloop van de behandeling.

Vervolg casus

De familie Kommer wordt na een goed verlopen intake uitgenodigd voor een kennismakingsgesprek met de maatschappelijk werkende. Zij vertelt van alles over de afdeling en wat de familie kan verwachten van de opname. Tevens beantwoordt zij vragen die leven bij de familieleden. Zij vraagt welke behoeften de familie heeft en probeert zich een indruk te vormen van de wijze waarop men tegen de problemen van Jan aankijkt en hoe zij deze hanteert. Zij maakt duidelijk dat familie op verschillende manieren bij de behandeling betrokken kan zijn en dat de afdeling hen nodig heeft om sommige aspecten van de behandeling goed te kunnen inschatten en uitvoeren. Voor het opstellen van een signaleringsplan of een crisisplan worden naastbetrokkenen bijvoorbeeld uitgenodigd als 'helper'. Een belangrijk punt is verder dat de ouders een uitnodiging zullen krijgen, als Jan dat tenminste goed vindt, om deel te nemen aan de behandelingsplan-vergaderingen.

Enkele weken na de start van de behandeling vindt de eerste vergadering plaats. De behandelaar heeft de diagnostiek en de voorstellen voor de behandeling met Jan besproken. Jan geeft aan graag bij de vergadering aanwezig te willen zijn, maar hij wil alleen luisteren, niets zeggen. Dat is geen probleem want 'passen mag'.

De vergaderingen vinden plaats op donderdagochtend van 10.00 tot 12.30 uur en dan is het in de buurt van de vergaderzaal een komen en gaan van mensen. De patiënt en de aanwezige familieleden nemen plaats aan de vergadertafel. Zij worden als 'proceseigenaars' beschouwd van een deel van de behandeling. De voorzitter van de vergadering spreekt hen dus ook aan als leden van het behandelteam. Vragen die betrekking hebben op haalbaarheid, taakverdeling en draagvlak voor bepaalde behandelingsaspecten behoren vooral tot het expertiseterrein van de familieleden. In deze vergadering wordt informatie uitgewisseld, worden vragen beantwoord, voorstellen ingediend, beslissingen gevraagd en genomen en wordt soms een debat gevoerd. Per patiënt is twintig minuten beschikbaar. De voorzitter vraagt na de opening aan eenieder wat hij/zij wil inbrengen in deze vergadering. Hij laat geen onderlinge gesprekken toe, tenzij het gerichte vragen betreft. Het is de bedoeling, net als in de Tweede Kamer, dat de deelnemers het woord tot de voorzitter richten. Bij een vastlopende discussie of sterk uiteenlopende meningen hakt hij soms een knoop door of stelt een beslissing uit. Na twintig minuten wordt de vergadering beëindigd en wordt het volgende gezelschap gevraagd plaats te nemen.

Uit satisfactieonderzoek op deze afdeling is naar voren gekomen dat patiënten en familieleden het erg op prijs stellen dat zij worden uitgenodigd om deel te nemen aan de vergaderingen. Het levert op dat iedereen uit de eerste hand verneemt waar het in de behandeling op dat moment op aan komt en hoeveel draagvlak er is voor uitgevoerd en voorgenomen beleid. Een ander groot voordeel is dat ter plaatse taken kunnen worden verdeeld en dat familieleden daarin deelnemen als zij dat wensen. Ook als behandelingen niet vorderen of als er moeilijkheden ontstaan in de samenwerking, komen de problemen relatief snel op tafel.

Aanbeveling 2: De hulpverlener geeft – in overleg met de patiënt – op de situatie afgestemde voorlichting aan leden van het sociaal netwerk, onder meer over de ziekte en de behandeling, over de mogelijke ondersteuning via familieverenigingen en over wettelijke regelingen en klachtenprocedures.

Vervolg casus

Jan kwam op een gegeven moment in een katatone toestand terecht. Het was nodig hem op de gesloten unit op te vangen en intensiever te verplegen. In die situatie werd aan de familie uitgelegd wat katatonie is, wat de oorzaken hiervan kunnen zijn en hoe het volgens de literatuur behandeld moet worden. Ook moest worden nagedacht over de vraag of er wel van kon worden uitgegaan dat Jan de behandeling accepteerde; hij zei immers niets meer (mutisme) en gaf geen tekenen van instemming. Dus volgde uitleg over de Wet BOPZ en het fenomeen inbewaringstelling. De familie had hier al tijdens eerdere psychosen mee te maken gehad, dus zij begrepen snel welke afwegingen de behandelaars maakten.

Op de afdeling waar Jan behandeld wordt, krijgen de patiënten en de familie in wisselende samenstelling voorlichting aangeboden. Er is een programma voor de opgenomen en dagklinische patiënten getiteld 'Wegen van herstel'. Dit beslaat een halfjaar en behandelt aspecten die een rol spelen bij bevordering of belemmering van herstel. Daarnaast is er een voorlichtingsprogramma dat familieleden van patiënten krijgen aangeboden. Bij de helft van deze tien bijeenkomsten (5 maal per jaar) worden patiënten ook uitgenodigd en bij de andere helft niet. Bij deze gelegenheden wordt veel toelichting gegeven op de manier van werken en komen de problemen aan de orde die het leven van alledag voor alle betrokken partijen oplevert. Daarnaast werken sommige familieleden mee in de Liberman-trainingen als 'helper'. De gezamenlijke programmaonderdelen creëren een klimaat van samenwerking tussen de drie voornaamste partijen in de zorg: patiënt, familie en hulpverlener.

Overzicht van begeleiding van de familie in een zorgprogramma

Standaard:
- contact met de familie bij de intake;
- kennismakings- en voorlichtingsgesprek door een vaste medewerker van de staf;
- uitnodiging van betrokken familieleden bij de behandelingsplan-vergaderingen;
- voorlichtingsprogramma met een algemeen deel (voor patiënten en hun familie en vrienden) en een specifiek deel gericht op de herkenning van en omgang met probleemsituaties (alleen voor familieleden).

Op indicatie:
- specifieke vormen van gezinsbegeleiding of therapie of verwijzing naar derden bij aanhoudend ernstige gedragsproblemen. Het gaat vaak om gedragsproblemen bij middelenmisbruik, (zelf)destructieve neigingen en/of agressieve interacties in of rondom de familie. Het doel van de gesprekken kan zijn te inventariseren welke schade is aangericht en welke risico's er bestaan voor de nabije toekomst. Zo kan beter beoordeeld worden of crisisinterventie of een justitiële maatregel nodig is of misschien een bepaalde vorm van steun of troost. Zo nodig kunnen diplomatieke acties door behandelaars zelf of door onafhankelijke partijen worden georganiseerd.

Aanbeveling 3: De hulpverlener zorgt ervoor dat als de patiënt vanuit zijn crisissituatie geen contact meer wil met zijn familie (naastbetrokkenen), er een eigen contactpersoon wordt aangewezen die de familie blijft ondersteunen. Zorg voor het sociaal netwerk van de patiënt blijft belangrijk.

Vervolg casus

Jan heeft zijn familie nooit afgewezen of hen verboden deel te nemen aan behandelingsplan-vergaderingen. De eerste paar jaren ervoeren zijn ouders dan ook geen omgangsproblemen die groot genoeg waren om daarvoor steun of hulp te vragen. Later kregen zij echter steeds meer moeite met het apathische en initiatiefloze gedrag van Jan en ook met zijn gewoonte om in het weekend fors cannabis en alcohol te gebruiken. Vader en moeder kregen onderling strijd over de huisregels en de handhaving ervan. Moeder vond dat Jans leven door de ziekte al zo verpest was dat zij niet van plan was hem deze kleine zonden aan te rekenen; zij gaf hem regelmatig geld als hij weer zonder zat. Vader was van mening dat zij zich op die manier op een hellend vlak begaven en dat er paal en perk gesteld moest worden, maar hoe dat te doen was ook hem niet duidelijk. Andere familieleden en vrienden staken hun mening over het gedrag van Jan niet onder stoelen of banken. Hun meningen werden steeds sterker en de voorgestelde oplossingen radicaler. Ondertussen groeide de teleurstelling over het feit dat de hulpverlening voor dit soort problemen geen oplossing had. Jan was voor zijn drugsgebruik al herhaaldelijk officieel gewaarschuwd en hij was al een keer het ziekenhuis uitgezet. Bovendien hadden hulpverleners hen pijnlijk geraakt door te adviseren dat ook zij 'grenzen moesten stellen aan ongewenst gedrag'. Maar dat was nu juist het probleem: hoe doe je zoiets, als je je kind niet wilt afwijzen maar juist wil beschermen tegen de bedreigingen die hij van alle kanten voelt? Moeder vond dat zij hun probleem moesten inbrengen op de bijeenkomst voor familieleden, maar vader had daar volstrekt geen zin in. Toen moeder hem echter gedreigd had met sancties, was hij, nog steeds onder protest, bereid om mee te gaan. Hij had er later geen spijt van, want tot zijn verrassing bleken nogal wat ouders en verpleegkundigen hun probleem te herkennen.

Het komt gelukkig in de praktijk maar zelden voor dat een patiënt het contact met zijn/haar familie langdurig verbiedt of probeert te verhinderen. Dat hangt samen met het feit dat het contact met de familie routinematig plaatsvindt. Wanneer het onverhoopt toch gebeurt dat iemand de familie wil buitensluiten, dan duurt dit in de regel niet langer dan enkele weken. Daarnaast kan men de betrokkenen er bij de intake al op voorbereiden dat er periodes kunnen komen waarin iemand de interpersoonlijke afstand wil vergroten, omdat hij de nabijheid dan niet verdraagt. Dat hoort bij de ziekte en daarom is het vaak maar beter het te aanvaarden. Als de behoefte aan afstand afneemt, zal het contact weer op gang komen.

Mocht een afwijzing toch persisteren, dan is dat te beschouwen als een ernstige zaak die om nauwkeurige analyse vraagt. In ieder geval moeten de hulpverleners dan niet bij de pakken gaan neerzitten. In dergelijke gevallen adviseert de behandelaar de familieleden om zich onderling te beraden of en welke hulp zij nodig hebben. Het is volgens ons niet verstandig om een lid van het behandelteam van de afwijzende patiënt als tussenpersoon voor afgewezen relatie(s) aan te wijzen. Het voedt de achterdocht van patiënten en het ontneemt je de kans om te zeggen: 'wij zijn er om *jou* te helpen'.

Er zijn voor familieleden die niet met de hulpverleners van hun kind (of ander ziek familielid) kunnen of mogen samenwerken andere mogelijkheden. De Vereniging Ypsilon (www.ypsilon.org) is goed op de hoogte van dit soort problemen en daar kan men elkaar om raad vragen. Ook zijn er tegenwoordig trainingen interactievaardigheden voor familieleden. De mensen die daaraan deelnemen proberen op systematische wijze te oefenen met probleemsituaties. Deze trainingen zijn nog niet beschikbaar bij reguliere zorginstellingen, maar Ypsilon faciliteert mensen die een training willen volgen.

Zoals hiervoor al werd aangegeven, worden familieleden vijfmaal per jaar uitgenodigd voor een bijeenkomst waarvan het thema is 'omgaan met een familielid met een psychose'. De bijeenkomst duurt twee uur en er nemen ongeveer twintig mensen aan deel, vooral ouderparen en broers en zussen. Het zijn bijeenkomsten waar de familieleden houvast zoeken voor de omgang met ernstige gedragsproblemen, zoals achterdocht, apathie, zwerfneiging, drugsmisbruik en dergelijke. De methode van voorlichting heeft een aantal kenmerken: het gaat over de dagelijkse praktijk en over concrete omgangsproblemen. Men leert situaties te analyseren en formuleringen te gebruiken, waarbij de beperkingen van schizofrenie in 'gewone mensentaal' zijn geformuleerd (zie tabel 12.1).

De opzet is als volgt:
1 Inventarisatie van omgangsproblemen die in termen van gedrag worden geformuleerd.
2 Selectie van twee interactieproblemen die voor de hele groep herkenbaar zijn.
3 Analyse naar aanleiding van de vraag of het probleemgedrag voortkomt uit 'kan niet' of 'wil niet'. Hierbij wordt een overzicht van 'kan niet-s' gebruikt om de veronderstellingen op een zinnige manier te ordenen. Tevens wordt de dynamische verhouding tussen 'niet kunnen' en 'niet willen' besproken. Het is soms erg moeilijk om erachter te komen of probleemgedrag voortkomt uit een handicap of uit een tegenstelling van intentie of belang. Het zoeken naar een antwoord op deze vraag met alle aanwezigen brengt de familie meestal een stapje dichter bij de aard van het probleem.
4 'Kan niet-s' zijn niet of slechts zeer moeilijk te veranderen: het zijn de beperkingen die door de ziekte zelf of in reactie daarop naar voren komen. Wanneer dat in een omgangsprobleem resulteert, zal men dus zelf iets moeten bedenken om de gevolgen ervan het hoofd te bieden. Men zal voorts moeten aanvaarden dat iets niet oplosbaar is en dat zelfs professionals daaraan niets kunnen doen. De positieve kant van de zaak behelst dat men in zo'n geval vaak wel een vorm van omgang kan bedenken die als prothese te beschouwen is. Zo kan toch iets aan het probleem gedaan worden, ook al verandert de onderliggende beperking niet. Als één probleem besproken is, volgt het andere. De bijeenkomsten krijgen op deze wijze het

karakter van een analyserende en oplossingsgerichte groepsbespreking. Twee uur volstaat ruimschoots voor zo'n bijeenkomst.

Vervolg casus

De heer Kommer had er veel problemen mee dat Jan vrijwel nooit inging op een uitnodiging om iets met hem te ondernemen. Nooit zei Jan iets in de trant van: 'Ja pa, dat is een leuk idee, laten we dat doen!' Het maakte hem soms erg boos en dan bleef hij doorvragen of het hem dan echt niets interesseerde!? Dat had altijd een averechts effect, want Jan ging dan naar zijn kamer en liet zich een tijd niet zien. Tijdens de bijeenkomst werd dit besproken en al gauw bleek dat hier een belangrijke 'kan niet' van Jan in het spel was: initiatiefverlies, een van de belangrijkste negatieve symptomen. Men dacht dat dit vooral samenhing met een probleem in het denken. Jan kan niet geordend denken en hij schuwt daardoor discussies en interacties met anderen. Toen vader besefte dat hij er niet van kon uitgaan dat Jan in dit opzicht zou veranderen, volgde daaruit dat hij zelf iets moest doen om dit probleem het hoofd te bieden. In het vervolg wilde hij proberen iets te zeggen in de trant van: 'Jan, als je meegaat vind ik dat gezellig, als je niet meegaat vind ik dat niet erg'. De explicitering van deze verandering in attitude kan als prothetisch worden beschouwd, want het zorgt ervoor dat de handicap van Jan in zijn schadelijke effecten wordt beperkt door een ingreep van zijn vader.

Tabel 12.1	'Kan niet-s' bij psychose.		
denken en waarnemen	zelfbeheersing	omgaan met mensen	niet accepteren, niet rouwen
verwardheid, ordening van het denken is verstoord	geneigd tot verdedigend optreden (territoriaal gedrag)	interpersoonlijke nabijheid is moeilijker te verdragen	slechte stemming
vijandig gevoel naar de omgeving	neemt onverwachte beslissingen, onvoorspelbaarheid	persoonlijke ruimte is slecht begrensd; herkent ook genzen van anderen minder goed	ontoegankelijk voor contact; afwezig
vermogen om behoefte, kans, gevaar bij zichzelf en anderen te herkennen is verminderd		vermogen tot samenwerken en protectie is verminderd	kwetsbaar, 'lichtgeraakt'

Aanbeveling 4: Gezinsinterventie is aan te bevelen voor gezinnen die met een gezinslid met schizofrenie wonen of daarmee nauw contact onderhouden. In het bijzonder gezinnen met een gezinslid met een recente terugval, een groot terugvalrisico, of blijvende symptomen, moeten er gebruik van kunnen maken. De gezinsinterventies moeten langer duren dan zes maanden en meer dan tien zittingen omvatten en met het gezin en het psychotische gezinslid erbij gegeven worden, hoewel dit niet altijd praktisch haalbaar zal zijn. Individuele gezinsinterventies zijn te verkiezen boven groepsgezinsinterventies.

> **Vervolg casus**
>
> Met Jans vader en moeder werden over een wat langere periode korte praktijkgerichte gesprekjes gevoerd over hoe zij met elkaar, met Jan en de andere familieleden konden omgaan. Het ging er vaak over hoe je thuis grenzen aan Jans gedrag kon stellen. Verder werd er geoefend met bepaalde 'interventies' en werden de resultaten besproken. Daarbij kwam natuurlijk ook aan de orde dat de verpleging het even moeilijk had met dit soort zaken en daarin ook naar creatieve oplossingen zocht. Dat samen zoeken, aanvankelijk vanuit een gedeeld gevoel van onmacht, heeft veel opgeleverd. In ieder geval heeft het er mede voor gezorgd dat vader en moeder het weer beter met elkaar konden vinden.

Men kan zich afvragen waarom deze aanbeveling in de richtlijn wordt gedaan. Er is immers weinig evidentie voorhanden dat een specifieke methodiek van gezinsbegeleiding voordelen biedt. De praktijkervaring dwingt dan ook tot enige bescheidenheid. Het gaat er vooral om dat men continuïteit en betrokkenheid blijft bieden, ook als het gedrag van de patiënt of van familieleden minder acceptabel is. Of men de patiënt altijd bij het gezelschap moet betrekken hangt sterk af van het soort probleem dat gedefinieerd wordt en van het doel van de gesprekken. In het hier beschreven voorbeeld van de ouders van Jan was het duidelijk dat zijn ouders hem daar liever niet bij hadden. Hij wilde dat zelf trouwens ook niet en hij vond het goed dat deze besprekingen plaatsvonden.

12.3 Conclusie

In de begeleiding van de familie van patiënten met schizofrenie staat de erkenning centraal dat de belasting voor hen in allerlei opzichten bijzonder zwaar kan zijn. Het behoort tot de normale praktijk dat de hulpverleners contact maken met de familie om na te gaan óf en hoe zij bij de behandeling betrokken willen worden en welke problemen zij ervaren.

Een aantal omgangsproblemen komt vaak voor en ervaren hulpverleners en familieleden herkennen ze in een vroeg stadium. Het betreft interacties die ontstaan rondom de beperkingen die het gevolg zijn van de ziekte. Deze 'kan niet-s' leiden tot een beperkt aantal problematische interacties en samenwerkingsproblemen die nog in kaart gebracht zullen moeten worden. Wanneer deze interacties op een herkenbare manier geformuleerd kunnen worden, staat de deur open naar oplossingsgericht werken. Sommigen kunnen daar zelfstandig mee verder, anderen hebben extra training nodig om stand te houden tegenover schizofrenie.

Literatuur

1 American Psychiatric Association (2004). *Practice guideline for the treatment of patients with schizophrenia*. Washington: APA.
2 National Institute of Clinical Excellence (2002). *Guidelines on core interventions in the treatment and management of schizophrenia in primary and secondary care*. www.nice.org.uk.
3 Landelijke Stuurgroep Multidisciplinaire Richtlijnontwikkeling in de GGZ (2005). *Multidisciplinaire richtlijn schizofrenie*. Utrecht: Trimbos-instituut.
4 GGZ-Nederland (1997). *Modelregeling GGZ-instelling/familie en naast betrokkenen*. Utrecht: GGZ-Nederland.
5 Pitschel-Walz, G., Leucht, S., Bäuml, J., Kissling, W. & Engel, R.R. (2004). The effect of family interventions on relapse and rehospitalisation in schizophrenia: a meta-analysis. *Focus 2*, 78-94.
6 McFarlane, W.R., Lukens, E., Link, B., Dusha,. R., Deakins, S.A., Newmark, M., Dunne, E.J., Horen, B. & Toran, J. (1995). Multiple-family groups and psychoeducation in the treatment of schizophrenia. *Archives of General Psychiatry 52*(8), 679-87.
7 Pilling, S., Bebbington, P., Kuipers, E., Garety, P., Geddes, J., Orbach, G. & Morgan, C. (2002). Psychological treatments in schizophrenia. I Meta-analysis of family intervention and cognitive behaviour therapy. *Psychological Medicine 32*(5), 763-782.
8 Bustillo, J., Lauriello, J., Horan, W. & Keith, S. (2001). The psychosocial treatment of schizophrenia: an update. *American Journal of Psychiatry 158*(2), 163-175.
9 Pharaoh, F.M., Rathbone, J., Mari, J.J. & Streiner, D. (2005). *Family intervention for schizophrenia; Cochrane review*. The Cochrane Library, issue 2. Chichester: John Wiley & Sons, Ltd.

13 Lotgenoten

Drs. S. Castelein, P.J. Mulder en dr. R. Bruggeman

Casus

Tjeerd is een man van 31 jaar bij wie zeven jaar geleden de diagnose schizofrenie is gesteld. Hij woont op zichzelf en krijgt één keer in de week hulp van de psychiatrische thuiszorg. Hij heeft geen werk en zijn vrienden van vroeger is hij kwijtgeraakt. Sinds kort heeft hij een vrijwilligersbaantje van twee uur in de week bij een tuincentrum. Eén keer per maand heeft hij contact met zijn sociaal-psychiatrisch verpleegkundige (spv'er), die hem zijn depot antipsychotica toedient. Behalve met zijn moeder heeft hij geen sociale contacten.

Hij praat de laatste maanden met de spv'er steeds vaker over wat hem is overkomen in zijn psychotische periodes. Tijdens deze gesprekken laat hij zich ontvallen dat hij het idee heeft dat hij de enige is die deze bijzondere ervaringen heeft meegemaakt. Eigenlijk zou hij best wel eens met anderen willen praten over hun ervaringen en hoe zij zich nu redden in de maatschappij. Maar hij komt geen lotgenoten tegen in zijn omgeving. Verder geeft hij aan dat hij praten in een groep heel moeilijk vindt. Eén-op-één gesprekken lukken hem wel aardig. Hij vraagt de spv'er hoe hij in contact kan komen met lotgenoten die ook over schizofrenie en over de gevolgen van de ziekte willen praten.

13.1 Introductie

Mensen met schizofrenie geven dikwijls bij behandelaars aan dat zij behoefte hebben aan contact met lotgenoten. Belangrijke redenen zijn de eenzaamheid en het beperkte sociale leven van deze mensen. De behoefte om ervaringen te delen met anderen is heel duidelijk aanwezig. Patiëntenvereniging Anoiksis komt voor een deel aan deze behoefte tegemoet, maar toch lijkt een groot deel van de betrokkenen lotgenotencontact te ontberen. Het ontplooien van initiatieven om hieraan concreet iets te doen, is voor velen een te grote belasting. Het structureel organiseren en leiden van groepsbesprekingen door ervaringsdeskundigen zelf komt niet of moeilijk van de grond. Het ligt daarom voor de hand dat de discipline die zorg verleent aan de genoemde doelgroep, deze taak op zich neemt voor hen die deze contacten zelf niet kunnen organiseren.

Patiënten met schizofrenie kunnen als lotgenoten veel steun ervaren bij elkaar. En hulpverleners kunnen veel doen om dit lotgenotencontact te faciliteren en te ondersteunen. In dit hoofdstuk worden de achtergronden van lotgenotencontacten belicht en wordt uitleg gegeven over de wijze waarop men het lotgenotencontact kan bevorderen. Op basis van ervaringen uit de eigen praktijk wordt belicht wat er gebeurt in lotgenotengroepen, welke patiënten hieraan kunnen deelnemen en wat de rol van de hulpverlener is bij de ondersteuning van deze groepen.

De casus is één van de voorbeelden die een aantal jaren geleden hebben geleid tot het starten van lotgenotengroepen in het Cluster Psychosen van het Universitair Medisch Centrum Groningen (UMCG). Een inventarisatie van het huidige behandelaanbod van geestelijke gezondheidszorginstellingen (GGZ) en academische ziekenhuizen laat zien dat deze vorm van behandeling niet standaard wordt aangeboden. In de somatische geneeskunde wordt juist volop gebruikgemaakt van lotgenotencontact. Volgens een rapportage van de Nederlandse Patiënten Consumenten Federatie (NP/CF) gaat het per jaar om ongeveer 825.000 contacten tussen lot- en deelgenoten. (2) Voor veel mensen is het contact met anderen die aan dezelfde aandoening lijden een belangrijke bron van herkenning, erkenning, steun en informatie. In het rapport van de NP/CF worden 97 lotgenotengroepen voor categorale patiëntenorganisaties voor (chronisch) somatische ziekten genoemd, maar geen lotgenotengroepen voor mensen met schizofrenie of andere psychotische stoornissen.

In de literatuur wordt veel waarde gehecht aan dergelijk lotgenotencontact voor mensen met schizofrenie. Veel mensen met schizofrenie hebben door de ziekte een beperkt sociaal netwerk. Patiënten belanden na hun ontslag uit een psychiatrische instelling vaak in een sociaal isolement. De sociale netwerken van mensen met een psychiatrische aandoening zijn de helft tot een kwart van de omvang van de netwerken van niet-cliënten. (16) Bij mensen met schizofrenie worden bovendien niet alleen minder, maar ook minder bevredigende sociale relaties gevonden in de vergelijking tussen mensen met een stemmingsstoornis en mensen zonder een psychiatrische stoornis. (14)

Sociale contacten zijn van invloed op iemands welbevinden (3) en sociale steun is belangrijk voor de manier waarop iemand met een crisis omgaat. (4) Het ontbreken hiervan is juist voor veel mensen met schizofrenie een belangrijk probleem. Door lotgenotencontact kunnen patiënten hun sociale netwerk vergroten, meer steun ontvangen, beter omgaan met hun ziekte, meer inzicht krijgen in hun situatie en een betere kwaliteit van leven ervaren. (13)

In de literatuur zijn drie programma's te vinden die zich richten op het verbeteren van het sociaal netwerk van de psychiatrische patiënt door gebruik te maken van lotgenotencontact: het 'Friends-programma' (27), de GROW-groepen (23) en het 'Project Stay'. (20) Deze programma's zijn niet specifiek ontwikkeld voor mensen met psychotische stoornissen of schizofrenie, al nemen er wel mensen met schizofrenie deel aan deze groepen.

Volgens de beschikbare literatuur is er nog geen onderzoek gedaan naar de effecten van lotgenotengroepen bij deze patiëntengroep. Juist bij deze patiënten, die veel moeite hebben met het leggen en onderhouden van sociale contacten, zou lotgenotencontact in een behoefte kunnen voorzien. Door de contacten voelen deelnemers zich immers sterker en onafhankelijker. (27)

Om aan de behoefte aan lotgenotencontact te voldoen zijn er verschillende lotgenotengroepen gestart in het UMCG. Om het proces nauwkeurig te kunnen evalueren en de methodiek aan te passen aan de doelgroep is een pilotstudie uitgevoerd. (5) De gunstige resultaten van deze pilotstudie leiden tot de keuze deze interventie verder te ontwikkelen en een landelijk onderzoek te starten naar het effect van een lotgenotengroep voor mensen met een psychotische stoornis of schizofrenie. (7) Dit onderzoek is nog gaande. Naast effectiviteit van de interventie wordt in het landelijk onderzoek aandacht besteed aan de evaluatie van de methodiek.

Na een overzicht te hebben gegeven van de literatuur over lotgenotencontacten, gaan wij in dit hoofdstuk in op de volgende aspecten: Wat zijn specifieke aandachtspunten voor een lotgenotengroep van mensen met schizofrenie? Hoe zet je een dergelijke groep op? En wat is de rol van de begeleider hierbij?

13.2 Wetenschappelijk bewijs

Er is een aantal wetenschappelijke publicaties beschikbaar over lotgenotencontact. De studies die worden beschreven zijn echter vaak beschrijvend en retrospectief van aard. Gedegen wetenschappelijk effectonderzoek is nog niet verricht naar deze interventie.

De literatuur over de 'Schizophrenic-Anonymous' groepen (SA-groepen) benadert nog het beste de lotgenotengroep. In de Verenigde Staten en Canada waren er anno 1994 al veertig SA-groepen actief. (26) Deze SA-groepen zijn zelfhulpgroepen voor mensen met schizofrenie of hieraan gerelateerde ziekten. De groepen worden begeleid door een ervaringsdeskundige en ook een maatschappelijk werker is aanwezig die, indien nodig, het groepsproces aanstuurt.

Walsh beschrijft deze groepen in zijn onderzoek. (26) De SA-groepen hebben als doel: herstellen van eigenwaarde, positieve steun (kameraadschap), verbeteren van attitude ten opzichte van het leven c.q. de ziekte, verkrijgen van de meest recente informatie over de ziekte en het stimuleren van deelnemers om positieve stappen te zetten in het omgaan met de ziekte. Walsh onderzocht de positieve en negatieve ervaringen van twaalf groepsleden. De conclusie was dat dergelijke groepen een nieuwe bron kunnen vormen om het sociale netwerk uit te breiden, een netwerk dat nu veelal wordt gekenmerkt door stigmatisering en conflict.

Uit een studie van Salem van vier SA-groepen blijkt een positief verband tussen het succesvol zijn van een groep, de mate waarin de professionals de groepen ondersteunen en de mate waarin de deelnemers zich kunnen identificeren met de groepsleider. (24) Van deze groepen bleek de groep met hoogopgeleide, getrouwde vrouwen het best te functioneren. Men kan op grond van deze ene studie echter nog niet besluiten dat groepen samengesteld moeten worden met specifieke kenmerken (zoals sekse, opleiding, burgerlijke staat en symptomatologie). Van de professionals (n = 20) zag 90 procent de SA-groepen als een zinvolle aanvulling op de huidige zorg.

Ondanks het ontbreken van effectstudies, werd eind jaren zeventig al gepleit voor programma's waarbij de nadruk ligt op zelfhulp en lotgenotensteun. Zo werd lotgenotensteun in verband gebracht met herstel van acute psychosen en een afname van het aantal heropnamen. (12)

O'Connor zag sociale steun – ontvangen via familie, lotgenoten en professionals – als een beschermende factor, naast medicatie en stress- en symptoomregulatie. (21) Zij benadrukte dat lotgenoten zich in een uitstekende positie bevinden om sociale steun te verlenen, vanwege de (h)erkenning van elkaars situatie. Ook volgens Otteson en Gordon zou lotgenotensteun een belangrijke interventie zijn voor een gunstig effect op het beloop van schizofrenie. (17, 22). Het enige negatieve effect van deelname aan de groep dat genoemd wordt in de literatuur, zou een toename van psychotische symptomen kunnen zijn ten gevolge van een te intens sociaal contact. (28)

Casestudies die werden uitgevoerd om lotgenotencontact bij psychiatrische ziekten te bestuderen leverden als belangrijkste resultaten een afname van de symptomen, vergroting van het sociaal netwerk en een betere kwaliteit van leven. (13)

Chamberlin verrichtte onderzoek naar zelfhulpprogramma's. (10, 11) Aan deze studie namen deelnemers van zes verschillende programma's deel. In het onderzoek is niet gevraagd naar de diagnose van de deelnemers, om stigmatisering te voorkomen. Dat maakt dat de situatie voor mensen met schizofrenie niet specifiek kan worden beschreven. De resultaten van de studie zijn positief. Deelnemers geven aan dat zij over het algemeen een betere kwaliteit van leven ervaren, meer zelfvertrouwen hebben en dat hun sociale leven is verbeterd. Dit bleek uit het feit dat 60 procent van de deelnemers door zelfhulp meer contact had gekregen met familie, vrienden of anderen. Daarnaast gaven deelnemers aan dat zij erg tevreden waren over de geboden diensten en over de persoonlijke interacties in de zelfhulpprogramma's.

Veruit de meeste literatuur geeft uitsluitend een beschrijving van de programma's die zich richten op het verbeteren van het sociale netwerk van de psychiatrische patiënt gebruikmakend van lotgenotencontact (zoals het 'Friends-programma', de GROW-groepen en het 'Project Stay' (27, 23, 20)). Een ander programma in ontwikkeling dat is gericht op zelfhulp is Personal Assistance in Community Existence (PACE). (1, 15) Effectstudies hiernaar ontbreken nog.

Gecontroleerd onderzoek naar de effectiviteit van lotgenotengroepen bij schizofrenie ontbreekt. Wel is sinds kort één gecontroleerde effectstudie gaande door Castelein e.a. naar lotgenotengroepen voor mensen met een psychotische stoornis of schizofrenie. (8) De resultaten van deze multi-center studie zijn nog niet beschreven.

Samenvattend kan men stellen dat er bij psychiatrische aandoeningen over het algemeen aanwijzingen zijn dat lotgenotencontact leidt tot een afname van symptomen, vergroting van het sociale netwerk en een betere kwaliteit van leven. Het lijkt aannemelijk dat dit ook geldt voor schizofrenie. De betekenis van lotgenotencontacten voor mensen met schizofrenie dient in de toekomst nader te worden onderzocht.

13.3 Beschrijving interventie en methodiek

13.3.1 Doel en doelgroep

In de volgende paragrafen is beschreven hoe een lotgenotengroep kan worden opgezet. Uitgangspunten daarbij zijn onze eigen ervaringen met dergelijke groepen en de gegevens voorzover die bekend zijn in de literatuur.

Elke lotgenotengroep heeft als doel het bieden van ondersteuning bij het verwerken van en het leren leven met (de gevolgen van) een somatische of psychiatrische aandoening. Lotgenotencontact is voor veel mensen een bron van herkenning, erkenning, steun (18) en informatie. Dit ontstaat door het delen van ervaringen met lotgenoten.

Tot de doelgroep behoren mensen die één of enkele psychosen hebben doorgemaakt en behoefte hebben aan lotgenotencontact. Zij lijden dus aan een psychotische stoornis, veelal binnen het schizofrene spectrum. Verschillen in leeftijd, sekse, opleiding, culturele achtergrond en ziekteduur vormen geen belemmering voor deelname aan de groep.

13.3.2 Uitgangspunten

Voor de interventie zijn de volgende zes uitgangspunten geformuleerd.
1 Het uitwisselen van ervaringen en het leren van elkaar staan voorop in een lotgenotengroep. De rol van de begeleider is gericht op het ondersteunen van dit proces. Deze rol verschilt van interventies als psycho-educatie, Liberman-modules of cognitieve gedragstherapie, waarbij juist de hulp-

verlener de deelnemer leert om te gaan met zijn ziekte. Bij lotgenotengroepen dienen de begeleiders de structuur te bewaken en een hierbij passende attitude aan te nemen (zie par. 13.3.5).
2 De deelnemers bepalen zelf het thema van de bijeenkomst en de inhoud van de gesprekken. De begeleider zorgt ervoor dat de methodiek wordt gevolgd (zie par. 13.3.5), maar intervenieert niet in de inhoud van de gesprekken.
3 Er wordt in een ontspannen sfeer gesproken over onderwerpen die de groep inbrengt. Iedereen kan op zijn of haar eigen wijze meedoen. Het maakt niet uit of je vooral wilt luisteren of juist veel wilt vertellen. Er wordt rekening gehouden met mensen die het moeilijk vinden om in een groep te praten.
4 De begeleider dient zich te realiseren dat deelnemers cognitieve beperkingen kunnen hebben. De ene persoon zal nauwelijks beperkingen hebben en kan zonder veel moeite meedoen, terwijl het voor een ander een hele opgave is om alleen al naar de bijeenkomst te komen. Het is juist de laatste groep mensen die snel buiten allerlei groepsactiviteiten valt. Daarnaast kunnen deelnemers ook tijdens de groepsbijeenkomsten last hebben van hun positieve dan wel negatieve symptomen. Het streven is de groep zo te laten verlopen dat iedereen kan (blijven) meedoen.
5 Alleen mensen die behoefte hebben aan lotgenotencontact doen mee aan de groep. De ervaring leert dat de meeste mensen om verschillende redenen pas later in het zorgtraject behoefte hebben aan lotgenotencontact.
6 De begeleider moet zich zo min mogelijk als deskundige opstellen. Een belangrijk kenmerkend onderscheid van de lotgenotengroep ten opzichte van andere interventies is dat deze zich richt op het leren van elkaar. Deze zogenaamde 'referent power' is sterk bepalend voor een succesvolle lotgenotengroep. (25)

13.3.3 Werving en logistiek

Werving

Door de gevolgen van de ziekte – in het bijzonder door de negatieve symptomen – is het niet altijd even gemakkelijk om de doelgroep te bereiken. Een goede folder en het ruim verspreiden ervan bij de instanties in de regio waar de groep plaatsvindt, is erg belangrijk. Het is goed om de werving af te stemmen met de regionale afdeling van Anoiksis, die hierin een belangrijke rol kan spelen. Afdelingen van deze patiëntenorganisatie hebben vaak een adreslijst van hun leden naar wie ze regelmatig informatie sturen.

De folder is aangepast aan mensen die moeilijk informatie tot zich kunnen nemen. De ervaring leert dat in een goede folder korte zinnen staan met eenvoudige formuleringen en alleen de strikt noodzakelijke informatie (maximaal één A4). Behalve foldermateriaal is het aan te bevelen postermateriaal te verspreiden met contactinformatie. De volgende kopjes voorzien in volledige informatie in de folder en worden kort toegelicht met hooguit drie of vier regels:

13 Lotgenoten

- Voor wie is de lotgenotengroep bedoeld?
- Wat is het doel van de lotgenotengroep?
- Waarom een lotgenotengroep?
- Hoe werkt zo'n groep?
- Kun je je zomaar aanmelden?
- Vragen?
- Aanmelden bij?
- Kosten
- Plaats
- Aantal bijeenkomsten, dag en tijdstip
- Wanneer begint de groep?

De ervaring leert dat ongeveer vijftien belangstellenden geworven moeten worden, waarbij ervan wordt uitgegaan dat hiervan ongeveer een derde deel afvalt. Uiteindelijk blijven er dan ongeveer tien mensen over die daadwerkelijk aan de groep deelnemen.

De deelnemers die zich zelf aanmelden zijn over het algemeen de trouwste bezoekers van de bijeenkomsten. Deelnemers die door een hulpverlener worden verwezen vallen naar verhouding vaker af. Dit is een van de redenen om vooraf een kennismakingsgesprek te houden met iedere deelnemer afzonderlijk. Dit gesprek is geheel gestandaardiseerd, duurt ongeveer een half uur en staat uitgewerkt in het draaiboek voor de lotgenotengroepen. Uit het onderzoek is gebleken dat deelnemers die van tevoren niet goed wisten wat ze konden verwachten, eerder afvielen.

Doel van het gesprek is wederzijdse kennismaking, het geven van informatie over de opzet van de groep en het inschatten van de verwachtingen van de deelnemer. In principe kan iedereen die zich herkent in de omschrijving van de doelgroep deelnemen. Soms komt uit het gesprek naar voren dat bij iemand geheel andere problematiek meer op de voorgrond staat (bijvoorbeeld manisch-depressiviteit, borderline stoornis), waardoor verwacht mag worden dat er minder herkenning zal zijn bij de overige groepsleden en deze persoon ook minder in de problematiek van zijn groepsgenoten herkent. Dit is zowel voor de deelnemer als voor de groep niet prettig. De begeleider dient in dit geval samen met de deelnemer te overwegen of hij misschien beter kan deelnemen aan een lotgenotengroep die beter bij hem aansluit.

Voor de begeleider heeft het kennismaken nog een ander voordeel. De begeleider kent niet altijd alle aangemelde deelnemers vanuit zijn eigen caseload. Het maken van een goede inschatting van de fase van de ziekte is vooral in het begin erg behulpzaam bij het begeleiden van de groep.

Het is van belang de werkwijze van de lotgenotengroep goed uit te leggen en in de volgende sessies te benadrukken dat de methodiek niet ter discussie staat. Deelnemers die makkelijk in een groep praten, willen de bijeenkomst eerder geheel plenair laten verlopen en willen de opzet van de bijeenkomsten nogal eens wijzigen. Deelnemers met meer beperkingen zijn juist erg tevreden over het in tweetallen werken en stellen de methodiek nimmer ter discussie. Hierdoor zal iemand die niet gemakkelijk praat in de groep en zijn mening moeilijk onder woorden kan brengen het altijd verliezen van degenen die minder beperkingen ervaren. De kans dat hij akkoord gaat met voor hem slechte aanpassingen in de methodiek is groot en dat vergroot de kans op niet-succesvolle deelname.

Logistiek

Er gelden enkele specifieke randvoorwaarden voor het slagen van een lotgenotengroep. Op logistiek niveau moeten zaken worden geregeld als de personele inzet van een hulpverlener en het reserveren van een geschikte ruimte op het juiste tijdstip.

Voor de hulpverlener kost het starten van een lotgenotengroep aan voorbereidingstijd ongeveer 45 uur, verdeeld over een aantal maanden. In deze periode wordt de begeleider getraind in de methodiek, worden de deelnemers geworven en vinden de kennismakingsgesprekken plaats. De groepsbijeenkomsten duren negentig minuten. De begeleider heeft voor iedere bijeenkomst ongeveer dertig minuten nodig voor de voorbereiding en het afsluiten van de bijeenkomst.

Bij het kiezen van een geschikte ruimte is het van belang dat de ruimte groot genoeg is om in tweetallen met elkaar te kunnen praten, zonder dat men te veel last heeft van de gesprekken van andere groepsgenoten.

De keuze van het tijdstip van de bijeenkomsten is in het verleden een belangrijke factor gebleken voor de opkomst. De praktijk leert dat mensen met schizofrenie vaak moeite hebben om de dag te beginnen en dat zij tevens maar een beperkte werkbelasting aankunnen. Zij plannen activiteiten vaak in de middaguren. Om te zorgen dat zo veel mogelijk mensen de gelegenheid hebben om deel te nemen aan de groep en hiervoor niet een andere activiteit hoeven af te zeggen, heeft het de voorkeur een tijd te kiezen in de namiddag (tussen 17 en 19 uur). Door de keuze van dit tijdstip is de groep ook toegankelijk voor mensen die werk hebben. Veel mensen geven aan dat ze zich rond die tijd ook het beste voelen. Een planning later op de avond is geen goede optie, omdat uit het onderzoek bleek dat (vooral) in de winterperiode men liever niet in het donker op pad gaat en bij een deel de vermoeidheid dan inmiddels te groot is. Doordat de groepen begeleid worden door verpleegkundigen met meestal flexibele werktijden, levert dit tijdstip ook voor hen geen problemen op.

Het grootste nadeel van de keuze van dit tijdsstip is dat de bijeenkomst rond etenstijd wordt georganiseerd. Voor veel mensen vergen de algemene dagelijkse levensverrichtingen (ADL) een behoorlijke inspanning en de energie die een dergelijk groepsgesprek kost, moet niet worden onderschat. Het aanbieden van een maaltijd is een belangrijke voorwaarde gebleken om deelname te kunnen volhouden. Het niet hoeven zorgen voor de avondmaaltijd is voor een deel van de deelnemers net genoeg compensatie voor de inspanning die deelname vraagt.

We willen graag opmerken dat er veel te zeggen valt voor het organiseren van lotgenotengroepen buiten de muren van de psychiatrie-instelling, bijvoorbeeld op een locatie die gedeeld wordt met andere patiëntenorganisaties. Het is immers bij andere ziekten gebruikelijk dat patiëntenorganisaties zelf de lotgenotencontacten organiseren en dat dit niet door hulpverleners wordt gedaan. Om praktische en logistieke redenen is het voor de groep patiënten met schizofrenie echter toch handiger om gebruik te maken van een locatie die verbonden is met een psychiatrische instelling.

13.3.4 Methodiek

De methodiek staat omschreven in een draaiboek. (6) Iedere verpleegkundige die een groep begeleidt is getraind in deze methodiek. De training is een vereiste, omdat voor deze interventie de attitude van de verpleegkundige afwijkt van overige verpleegkundige interventies (zie par. 13.3.5). De training duurt één dagdeel en wordt aangeboden in het UMCG.

De methodiek wordt schematisch weergegeven en tevens wordt een voorbeeldsessie uit het draaiboek gepresenteerd.

Opzet bijeenkomst

Het stroomschema (figuur 13.1) geeft snel een overzicht van de opzet van elke bijeenkomst. Het werken in tweetallen van deelnemers wordt afgewisseld met plenaire gedeelten. Het uitgevoerde evaluatieonderzoek ondersteunt deze manier van werken. De deelnemers aan de bijeenkomsten konden aangeven wat men als zinvol ervoer: het werken in tweetallen, plenair werken of juist de combinatie van deze twee manieren. De afwisseling van het werken in tweetallen en een plenair gedeelte werd als het meest zinvol ervaren.

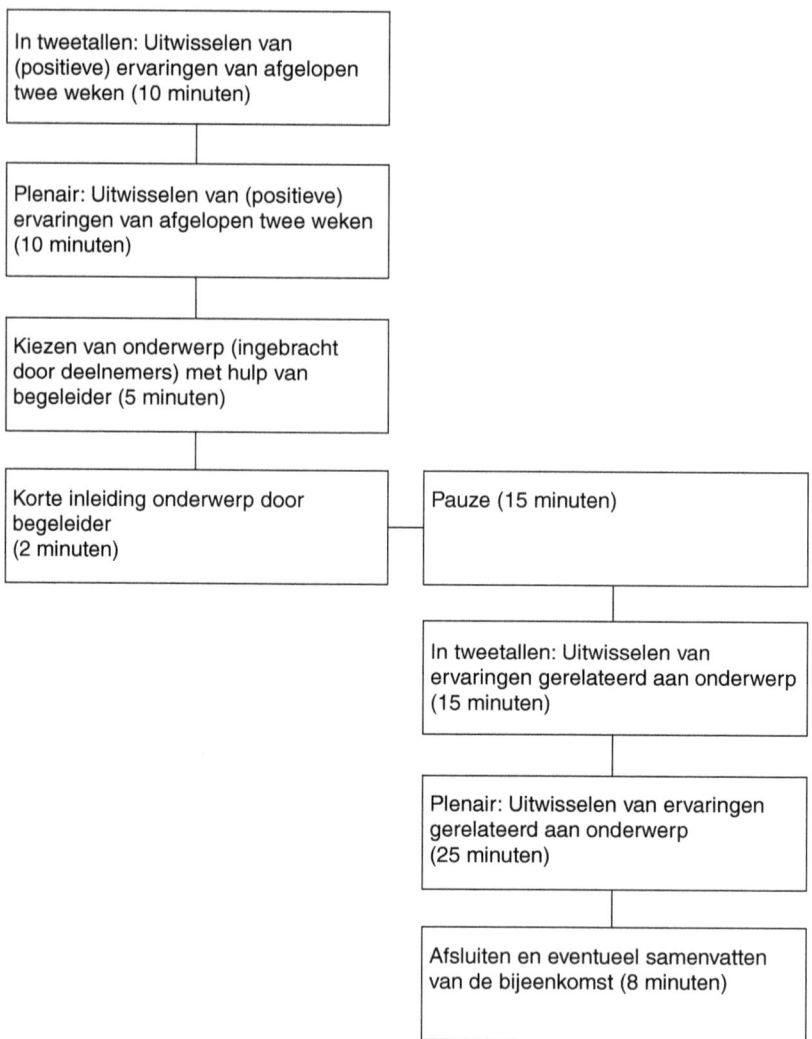

Figuur 13.1
Stroomschema methodiek.

Hieronder is een voorbeeldsessie uit het draaiboek weergegeven.

Vooraf

1. Van te voren bestellen van lunchpakketjes en koffie/thee voor het aantal deelnemers.
2. Ruimte reserveren.

De bijeenkomst

1. Welkom heten van alle deelnemers door begeleider.
2. Tweetallen vormen en vervolgens iets vertellen over wat goed is gegaan de afgelopen twee weken (niet aan thema gerelateerd). Soms vinden mensen het moeilijk om een gesprek te starten. De begeleider geeft dan aan dat de deelnemers elkaar moeten helpen met vragen stellen door vragen te formuleren die beginnen met wie, wat, waar en waarom: 10 minuten
3. Plenair iets vertellen over wat goed is gegaan: 10 minuten. De begeleider stelt de groep de volgende vraag: 'Wie heeft iets gehoord wat leuk is om te vertellen in de groep?'
4. Thema voor deze bijeenkomst kiezen aan de hand van onderwerpen genoemd door deelnemers bij eerste bijeenkomst (deze zijn genoteerd door de begeleider). Deelnemers mogen ook een ander thema inbrengen dat op dat moment speelt in de groep. De begeleider helpt bij het maken van de keuze als de groep dit niet lukt: 5 minuten.
5. Inleiden gekozen thema door begeleider: 2 minuten.
6. Pauze: 15 minuten (indien de groep eerder of later behoefte heeft aan een pauze, kan dat uiteraard ook).
7. Tweetallen vormen en vervolgens ervaringen met thema bespreken (help elkaar met vragen te stellen: wie, wat, waar en waarom): 15 minuten
8. Plenair thema bespreken: 25 minuten. De begeleider vraagt aan de deelnemers wie wat wil vertellen over hetgeen hij/zij gehoord heeft van de ander of juist zijn/haar eigen verhaal, waaraan de andere deelnemers ook wat kunnen hebben of waar die persoon graag advies over wil.
9. Afsluiten en eventueel samenvatten van de bijeenkomst en datum volgende bijeenkomst noemen: 8 minuten. De begeleider vertelt dat je bij verhindering even moet afbellen. Hiermee voorkom je onrust in de groep of onnodig wachten bij het starten van de bijeenkomst.

13.3.5 Rol begeleider

In de 'Nursing Interventions Classification (NIC)' wordt het begeleiden van een lotgenotengroep specifiek benoemd als een verpleegkundige interventie. (19) Het uitwisselen van ervaringen staat voorop in de groep en de rol van de verpleegkundige is dan ook gericht op het ondersteunen van dit proces.

Voor het optimaliseren van het groepsproces zijn zowel het bewaken van de structuur tijdens de bijeenkomsten als de attitude van de begeleider van groot belang.

De rol van de hulpverlener laat zich het best vergelijken met die van 'technisch voorzitter'. De begeleider bewaakt het doel van en de afspraken over de structuur tijdens de groepsbijeenkomsten. Uitleg geven over het hoe en waarom van de methodiek is een sterke hulpbron om de werkwijze van de lotgenotengroep te kunnen blijven hanteren. De begeleider moet ermee rekening houden dat lang niet alle informatie die wordt aangeboden door de deelnemers wordt opgenomen. Herhalen is dan ook regelmatig nodig.

Voor veel mensen is spreken in een groep niet gemakkelijk. Het scheppen van een ontspannen sfeer is een andere belangrijke taak van de begeleider. In de methodiek is hiermee rekening gehouden door in tweetallen te werken.

De begeleider moet er rekening mee houden dat sommige deelnemers vooral zullen luisteren en dat hun inbreng beperkt zal zijn. Bij een klein gezelschap gaat dat snel storen en wordt er toch lichte druk uitgeoefend om meer mee te doen met de gesprekken. In een grotere groep kun je je als deelnemer gemakkelijker passief opstellen en hebben de overige deelnemers daarmee over het algemeen minder moeite. Zij die juist veel vertellen ontvangen toch genoeg feedback van anderen om het plezierig te blijven vinden. Dit kan per groep echter sterk verschillen. Een goed evenwicht tussen praters en luisteraars is nu eenmaal moeilijk te sturen.

De begeleider kan hier wel behulpzaam zijn, bijvoorbeeld door in algemene termen uit te leggen waarom sommige mensen moeite hebben om twee dingen tegelijk te doen (praten en luisteren) en ook te benoemen hoe waardevol het is als je weet dat er naar je geluisterd wordt.

Symptomen van schizofrenie kunnen mensen belemmeren om deel te nemen aan een groepsproces. Schizofrenie beïnvloedt duidelijk de communicatie. Positieve symptomen zoals achterdocht, stemmen horen of gedesorganiseerd denken, maken deelname aan een groep moeilijk. Negatieve symptomen zoals een afgestompt gevoel, emotionele teruggetrokkenheid en moeite met abstract denken, belemmeren de communicatie eveneens, evenals het snel gespannen en/of angstig zijn. De informatieverwerkingsstoornis, vooral het onvoldoende kunnen uitfilteren van achtergrondgeluiden, maakt van praten, luisteren en reageren op anderen in een groep een zware inspanning. Specifieke kennis van de symptomen die horen bij schizofrenie is voor de rol van de begeleider daarom onontbeerlijk.

Het scheppen van een vriendelijke, begripvolle, ontspannen sfeer, in combinatie met de door ons gehanteerde methodiek (waaronder het werken in tweetallen), biedt de voorwaarden om een groepsgesprek voor mensen met schizofrenie mogelijk te maken.

Hierna wordt puntsgewijs aangegeven hoe de begeleider de structuur kan bewaken. Ook is er een aantal houdingsaspecten beschreven.

Bewaken structuur

De begeleider zorgt voor regelmaat tijdens de bijeenkomsten. De volgende punten vormen een leidraad om dat te bewerkstelligen:
– Start en eindig elke bijeenkomst op het afgesproken tijdstip.
– Hanteer voor iedere bijeenkomst (zoveel mogelijk) de beschreven methodiek.
– Formuleer het thema voor een bijeenkomst positief en toekomstgericht.

- Probeer tot consensus te komen als verschillende onderwerpen worden ingebracht. Stel bijvoorbeeld voor het meest urgente thema te kiezen of het thema dat de meerderheid van de deelnemers graag wil bespreken.
- Stimuleer gesprekken tussen deelnemers onderling in plaats van met de begeleider.
- Schep duidelijkheid over het doel van de groepsbijeenkomsten en de taken/verantwoordelijkheden van de groepsleden en de begeleider.
- Zorg dat je op de hoogte bent van de afwezigheid van deelnemers. Spreek hiervoor een procedure af met de deelnemers.
- De begeleider is continu aanwezig bij de eerste vier bijeenkomsten. Wanneer de deelnemers vertrouwd zijn geraakt met de methodiek, kan de begeleider ervoor kiezen zich tijdelijk terug te trekken uit de ruimte tijdens het werken in tweetallen. Dit kan de onderlinge uitwisseling van ervaringen stimuleren.

Attitude

Het uitgangspunt in de begeleiding is onder andere dat ondersteuning wordt geboden daar waar de deelnemers moeite hebben met het praten in een groep. De volgende punten helpen de gewenste attitude te realiseren:
- Neem kennis van de problemen die mensen kunnen hebben.
- Voorkom de rol van deskundige/hulpverlener. Bij deze interventie zijn juist de deelnemers de deskundigen en is de professional de leek.
- Schep een ontspannen sfeer van acceptatie.
- Voor het creëren van een open groepsklimaat gaat de begeleider tijdens de bijeenkomsten zo veel mogelijk naast de deelnemers zitten in plaats van te staan.
- Moedig de groepsleden aan hun ervaringen uit te wisselen.
- Verbreek stilte niet te snel.
- Geef niet je eigen mening tijdens de groepsdiscussie.
- Zorg ervoor dat ook de deelnemers die moeite hebben met het spreken in de groep geaccepteerd blijven.
- Negeer zoveel mogelijk ongewenst gedrag. Denk bij ongewenst gedrag bijvoorbeeld aan: iemand loopt weg, gaat met zijn hoofd op tafel liggen of ziet er bijzonder onverzorgd uit. Bij op de persoon gericht, ongewenst gedrag reageer je juist wel assertief.
- Geef aan dat de begeleider vertrouwelijk omgaat met de uitgewisselde ervaringen.

13.4 Conclusie

Behalve de lotgenotenactiviteiten van de patiëntenvereniging Anoiksis worden lotgenotengroepen in toenemende mate opgenomen in het huidige zorgaanbod van GGZ-instellingen. (9) Deze interventie onderscheidt zich duidelijk van andere (verpleegkundige) interventies door het begrip *referent power*: het leren van elkaar. Dit staat centraal in lotgenotengroepen.

Elke hulpverlener kan getraind worden in de omschreven methodiek, die is vastgelegd in een draaiboek. De methodiek houdt rekening met de beperkingen van mensen met schizofrenie.

Op grond van de literatuur kan er vooralsnog geen uitspraak worden gedaan over de effectiviteit van de lotgenotengroep. In Nederland is recent een multi-center studie uitgevoerd, waarvan de publicaties in aantocht zijn. Er zijn duidelijke aanwijzingen dat lotgenotengroepen een zinvolle aanvulling zijn op het bestaande behandelaanbod, waaraan veel mensen met schizofrenie behoefte hebben.

De auteurs danken prof.dr. D. Wiersma voor zijn bijdrage aan en feedback op dit hoofdstuk.

Literatuur

1 Ahern, L. & Fisher, D. (2001). Recovery at your own PACE (Personal Assistance in Community existence). *The Journal of Psychosocial Nursing and Mental Health Services 39*(4), 22-32.
2 Bakker, G. (1996). *Lotgenotencontact in cijfers: Rapportage van een onderzoek naar het bereik van lotgenotencontact.* Utrecht: Nederlandse Patiënten/Consumenten Federatie.
3 Breier, A. & Strauss, J. (1984). The role of social relationships in the recovery from psychotic disorders. *American Journal of Psychiatry 141,* 8, 949-955
4 Caplan, G. (1974). *Support systems and community mental health: lectures on concept development.* New York: Behavioral Publications.
5 Castelein, S., Jong A. de, Mulder, P.J. & Bruggeman, R. (2001). *Lotgenotengroep voor mensen met een psychose: methodiek en resultaten van een proefonderzoek.* Rapport. Groningen: Academisch Ziekenhuis Groningen, Cluster Psychosen.
6 Castelein, S., Mulder, P.J., Wal, N. van der, Bruggeman, R. (2003a). *Handboek: Het begeleiden van een lotgenotengroep voor mensen met een psychose.* Groningen: Academisch Ziekenhuis Groningen, Psychiatrische Universiteitskliniek, Cluster Psychosen.
7 Castelein, S., Bruggeman, R., Mulder, P.J. & Knegtering, H. (2003b). Usefulness of semi-structured support groups in schizophrenia. *Schizophrenia Research 60*(1 supplement), 320-321.
8 Castelein, S., Bruggeman, R., Busschbach, J.T. van, Gaag, M. van der, Mulder, P.J., Knegtering, H. & Wiersma, D. (2005a). The effectiveness of support groups for people suffering from psychosis: A multi-center randomized controlled trial – preliminary results. *Schizophrenia Bulletin 31*(2 supplement), 521-522.
9 Castelein, S. & Bruggeman, R. (2005b). Lotgenotencontact. In: *Multidisciplinaire richtlijn Schizofrenie 2005. Richtlijn voor de diagnostiek, zorgorganisatie en behandeling van volwassen cliënten met schizofrenie* (p. 130-132). 1ste druk. Utrecht: Stuurgroep Richtlijnen/Trimbos-instituut.
10 Chamberlin, J., Rogers, J.A. & Sneed, C.S. (1989). Consumers, families, and community support systems. *Psychosocial Rehabilitation Journal 12*(3), 93-106.
11 Chamberlin, J., Rogers, E.S. & Ellison, M.L. (1996). Self-help programs: A description of their characteristics and their members. *Psychiatric Rehabilitation Journal 19*(3), 33-42.
12 Cohen, C.I. & Sokolovsky, J. (1978). Schizophrenia and social networks: ex-patients in the inner city. *Schizophrenia Bulletin 4*(4), 546-560.

13 Davidson, L. (1999). Peer support among individuals with severe mental illness: A review of the evidence. *Clinical Psychology: Science and Practice 6*(2), 165-187
14 Erickson, D.H., Beiser, M., Iacono, W.G. & Lin, T.Y. (1989). The role of social relationships in the course of first-episode schizophrenia and affective psychosis. *American Journal of Psychiatry 146*(11), 1456-61.
15 Fisher, D.B. & Ahern, L. (2000). Personal assistance in community existence (PACE): An alternative to PACT. *Ethical Human Sciences and Services 2,* 87-92.
16 Goering, P. (1992). Social networks of residents of supportive housing. *Community Mental Health Journal 3,* 199-214
17 Gordon, R.E., Edmunson, E., Bedell, J. & Goldstein, N. (1979). Reducing rehospitalization of state mental patients. Peer management and support. *Journal of the Florida Medical Association 66*(9), 927-933.
18 Janssen, M. & Geelen, K. (1996). *Gedeelde smart, dubbele vreugd. Lotgenotencontact in de psychiatrie.* Reeks 96-19. Utrecht: NcGv.
19 McCloskey J.C. & Bulechek, G.M. (2000). *Nursing Interventions Classification (NIC): Iowa Intervention Project.* 3 ed. St. Louis: C.V. Mosby.
20 Mowbray, C.T., Welwood, R. & Chamberlain, P.J. (1988). Project stay: a consumer-run support service. *Psychosocial Rehabilitation Journal 12*(1), 33-42
21 O'Connor, F.W. (1994). A vulnerability-stress framework for evaluating clinical interventions in schizophrenia. *Image: Journal of Nursing Scholarship 26,* 231-237.
22 Otteson, J.P. (1979). Curative caring: the use of buddy groups with chronic schizophrenics. *Journal of Consulting & Clinical Psychology 47*(3), 649-651.
23 Rappaport, J., Reischl, T. & Zimmerman, M. (1992). *Mutual help mechanisms in the empowerment of former mental patients.* In D. Saleebey: The strength perspective in social work practice, 94-97. New York: Longman
24 Salem, D.A., Gant, L. & Campbell, R. (1998). The initiation of mutual-help groups within residential treatment settings. *Community Mental Health Journal 34,* 419-429.
25 Salem, D.A., Reischl, T.M., Gallacher, F. & Randall, K.W. (2000). The role of referent and expert power in mutual help. *American Journal of Community Psychology 28*(3), 303-324.
26 Walsh, J. (1994). Schizophrenics Anonymous: the Franklin County, Ohio experience. *Psychosocial Rehabilitation Journal 18,* 61-74.
27 Wilson, M.E., Flanagan, S. & Rynders, C. (1999). The FRIENDS program: a peer support group model for individuals with psychiatric disability. *Psychiatric Rehabilitation Journal 22*(3), 239-246.
28 Wing, J.K. (1978). Social influences on the course of schizophrenia. In: L.C. Wynne e.a. (ed.), *The nature of schizophrenia: New approaches to research and treatment* (p. 599-616). New York: Wiley.

14 Anoiksis en de tien geboden

M. Vermeulen

14.1 Inleiding

In 1996, het gedenkwaardige jaar van de schizofrenie, heeft het toenmalig bestuur van Anoiksis de tien geboden voor de patiënt gelanceerd. Het bestuur bestond op dat moment uit vijf mensen, te weten Wim van Adrichem, Arnold Brabander, Albert Bootsman, Elske van Oenen en ondergetekende.

Iets later volgden de negen geboden voor de familie en de elf geboden voor de hulpverlening. Waarom maar negen voor de familie? Omdat de familie het helemaal niet zo slecht doet. Dit in tegenstelling tot de hulpverlening, die hier en daar best wat sturing kan gebruiken. Dus zij kregen enkele geboden erbij.

Wat betekent het woord Anoiksis? Schizofrenie betekent gespleten geest, een naam die in het begin van de vorige eeuw verzonnen werd door Bleuler. Een naam met een betekenis die al tientallen jaren zorgt voor veel misverstanden over de ziekte en eigenlijk ook het stigma instandhoudt. Veel mensen denken bij gespleten geest namelijk ten onrechte aan het boek over Dr. Jeckyll en Mr. Hyde. Als je schizofrenie hebt, staat je geest echter open. Een 'gezond' mens loopt op deze aardbol rond met een gezond aantal oogkleppen, die hem beschermen tegen of afschermen van een teveel aan informatie en emotie dat op hem afkomt. Mensen met een open geest hebben dat helaas niet. In een psychose ligt hun hoofd als het ware open voor invloeden van buiten. Ze harken vervolgens alle informatie en emoties die betrekking hebben op een bepaald thema naar zich toe. Thema's zijn bijvoorbeeld: achterna gezeten worden door de geheime dienst, denken dat je God, Jezus of Maria bent of spelende kinderen enzovoort. Die informatie is vaak negatief of wordt negatief geïnterpreteerd. Een en ander kan nog worden versterkt door het horen van stemmen of het zien van dingen of personen die er in werkelijkheid niet zijn. Hierdoor ontstaat vaak een complot-idee of idée-fixe. En zo komen we weer bij Anoiksis. Anoiksis is een Grieks woord en betekent 'open geest'. De mensen van Anoiksis vinden Anoiksis een betere benaming voor wat nu schizofrenie heet.

14.2 De tien geboden voor de patiënt

Gebod 1: 'Gij zult uw medicijnen niet ontrouw zijn'

Dit gebod is natuurlijk koren op de molen van de biologische psychiatrie en de farmacie. Maar ook binnen Anoiksis zijn we ervan overtuigd dat het leven met schizofrenie wel duidelijk verbetert als je pillen slikt. Het is troep, maar als het helpt betekent het toch een betere kwaliteit van leven. In de loop der jaren is er een scala aan medicijnen bijgekomen, maar de pil die geneest, is er voorlopig nog niet bij. Sommige patiënten vinden direct iets wat goed bij hen past, maar voor de meesten is het een tijdlang modderen. Dit komt ook doordat elke pil weer andere bijwerkingen heeft en elke pil bij iedereen weer anders werkt. Globaal gezien kan de ontwikkeling van de pil en de bijwerkingen als volgt worden omschreven: vroeger kon je na het slikken van je medicatie niet stilzitten, tegenwoordig zak je zowat door je stoel.

Je hebt tegenwoordig twee medicijngroepen: de klassieke en de atypische medicatie. Het kenmerkende verschil tussen die twee is dat de atypische veel minder vaak tardieve dyskinesie (blijvende tics, vaak in het gezicht) veroorzaakt. Die tics kunnen voorkomen als je langdurig klassieke medicatie gebruikt. Vaak vergeten pillenvoorschrijvers erbij te zeggen dat de dosering vroeger echter vele malen hoger was dan nu het geval is. Vroeger kwamen die tics dan ook vaker voor dan tegenwoordig.

In de huidige psychiatrie gaat volgens mij de logica niet op dat elk nieuw middel dat op de markt wordt toegelaten een verbetering is. De atypische middelen hebben ook bijwerkingen die bepaald niet leuk zijn, zoals dik worden (5 tot 20 kg erbij), speekselvloed, negatieve invloed op het libido en moeilijk meer kunnen slapen. Eigenlijk zijn de bijwerkingen anders geworden, maar een betere antipsychotische werking hebben de nieuwere medicijnen lang niet altijd. Je hebt nu als patiënt meer keuze. Vervelend is wel dat als je psychotisch in een instelling binnenkomt en je hebt nog een klassiek medicijn, je (tijdelijke) behandelaar je onmiddellijk een atypisch medicijn aanpraat. Is dit de invloed van de farmacie?

Uit eigen ervaring kan ik vertellen dat ik bij mijn laatste opname met hulp van mijn eigen behandelaar toch bij mijn klassieke medicijn ben gebleven. Als je namelijk geen hoge dosering nodig hebt, zijn de bijwerkingen gering en is dat medicijn, mits het zijn antipsychotische werking behoudt, toch duidelijk te verkiezen boven een atypisch medicijn. Waarbij ik moet zeggen dat ik er hiervan twee zonder succes heb geprobeerd. De bijwerkingen van deze twee atypische pillen waren veel vervelender dan die van de pillen die ik had. Andere patiënten zijn echter blij met hun atypisch medicijn en een aantal van hen heeft zelfs nooit een klassiek middel gebruikt, en weet dus niets van de andere bijwerkingen.

Behalve de pil is het praatje bij de pil heel belangrijk. Dat maakt de pil ook minder bitter. Zeker in de fase van positieve symptomen als de medicatie nog niet aanslaat of onvoldoende aanslaat, zijn gesprekken over wat je dan beleeft als zieke zeer belangrijk. Ook creatieve therapie of activiteitenbegeleiding maakt dat je de tijd doorkomt. Want dat is wat je dan doet; je tijd zien door te komen. En de tijd kruipt uiterst langzaam voorbij, tergend langzaam. Tijdens een psychose kun je ook een piek in je telefoonkosten te zien krijgen. Je praat veel om alles wat je meemaakt te relativeren,

Maar ook als je niet in een psychose zit, blijven de praatjes bij de pillen belangrijk. Soms alleen al om je te motiveren ze te blijven nemen, als je je ineens wel goed voelt.

Gebod 2: 'Gij zult een goed dag- en nachtritme aanhouden en zorgen dat u voldoende slaap krijgt'

Slaap is een controversieel punt bij Anoiksis. Het is duidelijk dat te weinig slaap niet goed is. Dat kan de achterdocht weer doen oplaaien en de gedachtestroom in gang zetten. De kans dat je na een paar slapeloze nachten doordraait is groot.

Er zijn echter leden van onze vereniging die zoveel slapen dat ze nergens meer aan toe komen. Ik ken een lid dat soms meer dan 28 uur slaapt, dat is langer dan een dag. Hierdoor komt hij behoorlijk in de problemen. Net aangenomen vrijwilligerswerk loopt hierop vast. Ook leeft hij vaak 's nachts en gaat dan 's ochtends om acht uur slapen. Pogingen om dit ritme om te draaien, lukten tot nu toe niet.

Een ander lid gaat 's avonds om half negen onder zeil. Dit heeft hem al een boete van de gemeente opgeleverd, want in sommige gemeenten mag je pas na half tien je vuilnis buiten zetten. Soms bel ik om 14.00 uur op en dan blijkt hij nog in zijn pyjama rond te lopen. Sinds kort probeert hij een atypisch middel. Hij slaapt nu minder, maar weet niet wat hij met de tijd moet doen die hij anders versliep.

Gebod 3: 'Gij zult stress vermijden'

Stress vermijden is niet zo makkelijk. Stress is alom aanwezig in onze jachtige maatschappij. Er moet winst gemaakt worden. Je moet voor jezelf opkomen, anders pikt een ander je baan in. Je moet keihard zijn, veel oogkleppen hebben en een doordrammer zijn, misschien gooi je dan hoge ogen.

De oogkleppen bij Anoiksis-leden zijn echter broos en deels farmaceutisch. Wij hebben dan ook niet vaak een betaalde baan, omdat dat te veel stress oplevert. We kunnen wel werken, maar dan veel meer binnen de door ons gedicteerde grenzen. Dit komt vaak neer op vrijwilligerswerk of betaald werk via een eigen bedrijf. Een positieve tendens is dat patiënten tegenwoordig werk kunnen vinden als ervaringsdeskundigen. Ze assisteren bijvoorbeeld hulpverleners of doceren over hun ziekte op scholen en universiteiten. Sommige ervaringsdeskundigen geven ook trainingen, bijvoorbeeld de training Interactievaardigheden voor patiënten die psychoses hebben gehad. Stress heb je echter bij elk werk. Als je even een slechte dag hebt, kost alles je veel meer moeite en de paranoia ligt dan op de loer.

Stress komt natuurlijk ook gewoon op straat voor. Als in de zomer de terrassen volzitten, loop ik liever een straatje om. Ook de supermarkt is een bron van grote stress. Als je in de rij staat, vang je allerlei gesprekken op. Je moet op dat moment geen betrekkingswanen hebben, want dat kan zeer beangstigend zijn.

Als verkeersdeelnemer maak je in de zomer veel stress mee. Auto's die bol staan van de bassen, veel getoeter en veel irritaties door de hitte en de files. In het openbaar vervoer is het verhaal niet veel anders. Een lotgenote durft bijvoorbeeld niet met de bus te reizen. Zij gaat op de fiets of met de auto van haar ouders. Als ik met de trein reis, doe ik dat meestal eerste klas. In de tweede klas heb ik slechte ervaringen: het is erg rommelig, luidruchtig en vaak erg vol. Ook zit iedereen mobiel te bellen, waarbij je de meest vreemde gesprekken moet aanhoren.

Gebod 4: 'Gij zult uw algemene dagelijkse levensverrichtingen (ADL) doen'

Algemene dagelijkse levensverrichtingen houden in: driemaal per dag een maaltijd, dat is nog te doen; verder lichaamsverzorging, wassen, douchen, indien nodig scheren en dergelijke, ook nog wel mogelijk. En dan de huishouding. Die vormt een aardig probleem bij onze leden. Vooral door de vaak optredende negatieve symptomen (waaronder lusteloosheid en moeilijk tot iets kunnen komen), komt het hier minder van. Een steuntje in de rug vormt de thuiszorg. Jammer is echter dat de thuiszorg inmiddels erg duur is geworden, minimaal € 11,80 per uur. Ik ken lotgenoten die om die reden de thuiszorg de deur gewezen hebben en inmiddels voor € 8,50 een werkster hebben genomen. Dan praat ik wel over de provincie, want in de stad vind je geen werkster voor dat tarief.

Soms hebben lotgenoten sociaal verpleegkundigen die af en toe langskomen. Dit kan stimulerend werken. Voordat ze komt denk je dan 'laat ik de rommel eens wat opruimen'. Bovendien heb je op een andere manier contact met de hulpverlening. Ze zien hoe je woont en dat kan weer suggesties opleveren om iets te verbeteren of anders in te richten.

Gebod 5: 'Gij zult u niet te buiten gaan aan overmatig drugsgebruik'

Onder drugs worden hard- en softdrugs verstaan, alcohol, nicotine en seresta's.

Al deze drugs worden door onze leden gebruikt. Harddrugs zijn uiteraard zeer slecht en worden altijd afgeraden. Helaas hebben sommige mensen met schizofrenie de cocaïne ontdekt, met het gevolg dat gebruikers eigenlijk niet of nauwelijks meer vrij zijn van psychotische verschijnselen. Persoonlijk raad ik softdrugs ook af, maar sommige leden vinden dat een wietje op z'n tijd moet kunnen.

Alcohol wordt door de huidige medische stand noch toegejuicht noch verboden. Een grapje onder de leden is dat de medicijnen de werking van alcoholische drank versterken en daarom hebben wij minder nodig om enig effect te bereiken.

Nicotine is een verhaal apart. Een tijd terug verscheen er een artikel in een medisch tijdschrift, waarin stond dat bewezen was dat roken op schizofrenie een positieve uitwerking heeft. Zelf ben ik tijdens een psychose van de ene op de andere dag gestopt mijn roken. Mijn toenmalige behandelaar raadde me echter aan weer te beginnen, met de mededeling: 'Met roken kun je ook negentig worden.'

Seresta's sederen, helpen goed tegen angsten, maar zodra je er slaperig van wordt, slik je te veel. Ze versterken de negatieve symptomen en ze zijn licht verslavend. Vaak worden ze gedachteloos verstrekt door de behandelaar, maar het komt helaas ook nogal eens voor dat ze door de ouders worden gegeven. Dit is geen goede ontwikkeling. Seresta's worden ook in het zwarte circuit verhandeld, wat al een teken aan de wand is.

Gebod 6: 'Gij zult een zekere structuur aanbrengen'

Dit gebod behoeft weinig uitleg. Als wij geen structuur aanbrengen in wat we doen, lopen we eerder dan anderen het risico dat ons leven van alledag een rommeltje wordt. Hoe moet je dat dan weer op orde krijgen? Het kan een aanleiding zijn voor vertwijfeling en voor klachten van de buren.

Met structuur wordt bedoeld een min of meer vaste tijd van opstaan en van naar bed gaan. Op vaste tijden eten, liefst driemaal per dag, en op vaste tijden iets nuttigs doen of sporten.

Gebod 7: 'Gij zult een zekere dagbesteding hebben'

Het is niet de bedoeling dat je de hele dag in bed doorbrengt en het is ook niet goed om de hele dag niets te ondernemen. Negatieve symptomen kunnen erg vervelend zijn, maar je moet je daar bovenuit zien te vechten.

Een vorm van dagbesteding kan een bezoekje aan het dagactiviteitencentrum (DAC) zijn, waar je behalve koffiedrinken en praten ook actief kunt deelnemen aan aangeboden cursussen. Of je kunt thuis aan een hobby werken, iets creatiefs, postzegels of in de tuin bezig zijn. Ook het houden van een huisdier kan veel plezier geven.

Gebod 8: 'Gij zult uw sociale contacten onderhouden'

Zeer belangrijk is het lotgenotencontact. Contact met mensen die net als jij schizofrenie hebben of schizo-affectief zijn. Door mijn lange ervaring met de psychiatrie heb ik gemerkt dat je ook goede contacten kunt hebben met mensen met een licht manisch-depressieve (bipolaire) stoornis of met mensen met hypomane symptomen. Als je zo gelukkig bent dat je een partner hebt, dan komt dat contact natuurlijk op de eerste plaats. Wanneer je een 'open geest' hebt, moet je je partner echter weer trachten te ontzien. Natuurlijk is ook je familie vaak heel belangrijk en je niet-zieke vrienden, vriendinnen en kennissen.

Nu hebben wij toch altijd de neiging om ons enigszins te isoleren. Maar langer dan een aantal dagen achtereen is verdacht en kan duiden op een verslechtering in de situatie.

Gebod 9: 'Gij zult contact houden met uw behandelaar'

Je behandelaar moet weten hoe het met je gaat. Bovendien is hij of zij de enige die je medicijnen kan voorschrijven. Toen dit gebod werd opgeschreven, was het heel erg lastig om een afspraak te maken met je behandelaar. Lezingen hierover hebben in mijn ziekenhuis geholpen, want tegenwoordig kan ik weer direct met mijn behandelaar een volgende afspraak plannen. Ik hoop dat dit voor elk ziekenhuis met een psychiatrische afdeling inmiddels geldt.

Gebod 10: 'Gij zult iets aan sport of beweging doen'

Beweging wil zeggen per dag minstens een half uur fietsen of wandelen.

Wat met sport wordt bedoeld, is natuurlijk wel duidelijk. Het is alleen niet altijd even gemakkelijk, omdat je vaak sport met 'gezonde' mensen. Ikzelf heb jaren getennist, maar doordat mijn club werd opgeheven en ik naar een nieuwe club moest en de psychosen ondertussen gewoon kwamen en gingen, kon ik deze overstap niet aan. Ik ben gestopt toen ik in een seizoen maar eenmaal had getennist. Dat is dan gewoon te kostbaar. Tegenwoordig sport ik samen met andere patiënten eenmaal per week via het DAC in een sportzaal van een psychiatrisch ziekenhuis.

Daarnaast is er een aantal goede initiatieven op sportgebied opgericht; bijvoorbeeld de club 'Fit your Body' in Noordwijkerhout. Patiënten hebben hier een sportaccommodatie kunnen huren op het terrein van een oud psychiatrisch ziekenhuis en zij betalen via een ingenieuze constructie enkele sportinstructeurs. Ook binnen de Regionale Instellingen Beschermende Woonwormen (RIBW) bestaan her en der sportclubs voor patiënten. Een prima ontwikkeling.

Sporten met andere psychiatrische patiënten heeft wat mij betreft verre de voorkeur; er zijn geen vooroordelen en als je even wilt passen, kijkt niemand raar op. Ook is de sfeer dikwijls erg goed en opmonterend.

Dit waren de tien geboden. Er is natuurlijk geen garantie dat psychosen wegblijven als men zich eraan houdt. Dat neemt niet weg dat deze simpele geboden al menigeen hebben geholpen om weer op de been te komen.

15 Alcohol en drugs

T. Posthuma

Casus

Een psychiatrisch verpleegkundige, werkzaam op een klinische afdeling voor patiënten met schizofrenie, vertelt over haar ervaring met dubbele-diagnoseproblematiek.

'Het gebruik van alcohol en drugs is niet toegestaan op onze afdeling. Toch gebruiken veel van onze patiënten, ook tijdens een opname, regelmatig alcohol, cocaïne of marihuana. We staan er als het ware machteloos tegenover, want er zijn winkeltjes in de buurt die alcohol verkopen en de drugdealers komen gewoon tot dicht bij de afdeling. We weten niet hoe we dit probleem moeten tegengaan en daardoor is er een soort gedoogbeleid ontstaan.

Ik zal een voorbeeld geven: Patiënten mogen geen alcohol drinken op de afdeling, maar als ik na een dagdienst naar huis ga zie ik één van onze patiënten regelmatig op een bankje voor de afdeling zitten met een plastic tasje dat gevuld is met blikjes bier, die hij eerst opdrinkt alvorens hij teruggaat naar de afdeling. Meenemen mag immers niet.

Wij treden niet (meer) op als een patiënt op de afdeling niet zichtbaar dronken of stoned is en geen agressief of storend gedrag vertoont ten gevolge van het middelengebruik. Wat moeten we hieraan doen? Steeds maar de vrijheden intrekken? En als we de patiënt hiervoor ontslaan, is hij misschien nog slechter af.
   We weten dat het gebruik van alcohol en drugs niet goed is voor patiënten met schizofrenie. Wij beschouwen het echter pas als een probleem als het gedrag er moeilijker hanteerbaar door wordt, of beter gezegd: pas als wij, het behandelteam of de overige patiënten, er hinder van ondervinden.'

15.1 Inleiding

In dit hoofdstuk staat middelengebruik voor het regelmatig gebruiken van softdrugs, harddrugs en alcohol. In de volksmond wordt dit sociaal gebruik of gelegenheidsgebruik genoemd, waarmee het onderscheiden wordt van een verslaving of afhankelijkheid.

Middelengebruik is een vorm van chronisch gebruik dat niet of nauwelijks opvallende psychosociale en/of lichamelijke schade aanricht bij de meeste mensen. Hierdoor krijgt deze vorm van middelengebruik in de verpleegkunde nauwelijks aandacht. Veel patiënten die 'sociaal' middelen gebruiken zijn namelijk in staat tijdens een klinische behandeling in de psychiatrie het gebruik (tijdelijk) te staken, waardoor het lijkt alsof er geen probleem is op dit gebied. Na ontslag, in de thuissituatie, gaat men weer volgens het oude patroon blowen, alcohol drinken of cocaïne snuiven. Door het gebruik van deze middelen kunnen psychiatrische stoornissen verergeren en de werking van psychofarmaca kunnen worden beïnvloed. Hierdoor kunnen de psychiatrische klachten die in de kliniek afnamen, na ontslag weer toenemen. Dit kan dan weer aanleiding geven voor een (her)opname of een ingrijpen van de crisisdienst (of Spoedeisende Hulp). In de psychiatrie zien we veel 'draaideur'patiënten bij wie het middelengebruik niet of nauwelijks bekend is bij de hulpverlener.

De voorgaande situatie vraagt om interventies van hulpverleners op uiteenlopende gebieden. Het lijkt er echter vaak op dat de hulpverlening zich liever niet met het drank- en drugsgebruik van de patiënt wil bemoeien.

Bij de zorg voor mensen met schizofrenie ligt dit enigszins anders. Het is inmiddels duidelijk dat in deze groep patiënten veel drank- en drugsgebruik plaatsvindt. Hulpverleners erkennen dit probleem en zeggen dat zij er graag iets aan zouden willen doen. Helaas blijf het daar over het algemeen bij, omdat men niet goed weet wat men eraan kan doen. Er is ook nog maar weinig bekend over interventies die effectief zijn om het middelengebruik bij mensen met schizofrenie onder controle te krijgen.

De groep patiënten met een goed ziekte-inzicht valt buiten het bestek van dit hoofdstuk. Bij deze patiënten zal de zorg gericht zijn op psycho-educatie over de gevolgen van middelengebruik voor schizofrenie en op het geven van ondersteuning om middelengebruik te voorkomen of te stoppen. Het hebben van ziekte-inzicht is geen garantie dat een patiënt geen middelen zal (gaan) gebruiken. In de behandeling en de begeleiding van ook deze groep patiënten moet hieraan altijd aandacht besteed worden.

Ook de groep langdurig verslaafden en dak- en thuislozen valt buiten het bestek van dit hoofdstuk. Voor deze groepen zijn specifieke outreachende en intensieve interventies nodig die voornamelijk tot het domein van de bemoeizorg behoren.

Maar... een groot deel van de groep dak- en thuislozen en langdurig verslaafden is ooit begonnen als mensen met schizofrenie met mildere vormen van middelengebruik. We komen ze tegen op verblijfsafdelingen, opnameafdelingen, transmurale settingen en ambulante locaties van psychiatrische ziekenhuizen. Deze groep staat in dit hoofdstuk centraal.

15.2 De prevalentie

Dubbele-diagnoseproblematiek, dat is het samengaan van een psychiatrische ziekte (schizofrenie) en middelengebruik, is een gegeven waarvoor hulpverleners de ogen niet meer kunnen sluiten. Iedereen in de GGZ en verslavingszorg heeft ermee te maken. Onderzoeken wijzen uit dat dubbelediagnoseproblematiek bij mensen met schizofrenie een groot probleem is. De prevalentie van middelenmisbruik bij schizofrenie ligt dicht bij de 50 procent (1) en in een aantal studies wordt een prevalentie van 65 procent gevonden. (2)

Het is dus van belang dat hulpverleners integrale zorg bieden, met aandacht voor het middelengebruik, de symptomen van schizofrenie en de wisselwerking tussen beide. Om deze geïntegreerde zorg te kunnen verlenen is het noodzakelijk dat hulpverleners leren kijken naar de functie van het middelengebruik en naar het effect ervan. Voor een goede analyse is het belangrijk met de patiënt in gesprek te gaan over het middelengebruik.

15.3 Het ontstaan van dubbele problematiek

Er is een aantal verklaringen voor het ontstaan van dubbele-diagnoseproblematiek.

De *eerste* verklaring is dat een reeds bestaande psychiatrische stoornis de directe aanleiding vormt voor het ontstaan van een (secundaire) stoornis; dit is het middelengebruik. Dit wordt het zelfmedicatiemodel genoemd. Op korte termijn geeft het middelengebruik bij mensen met schizofrenie een verlichting van symptomen en van de bijwerkingen van de neuroleptica. Op de langere termijn heeft het gebruik echter negatieve gevolgen voor een effectieve behandeling van schizofrenie. (3)

Een *tweede* verklaring gaat ervan uit dat een psychiatrische stoornis juist ontstaat door het middelengebruik. Cannabisgebruik zou bijvoorbeeld schizofrenie uitlokken.

Een *derde* verklaring is dat de verslaving en de psychiatrische stoornis beide het gevolg kunnen zijn van een gemeenschappelijke oorzaak. In deze verklaring vloeit het een dus niet voort uit het ander. Erfelijkheidsfactoren kunnen hierin bijvoorbeeld een rol spelen.

In het *vierde* model is het eigenlijk niet meer belangrijk wat de oorzaak is en wat het gevolg. De negatieve interactie tussen psychiatrische ziekte en verslaving leidt tot een kleinere kans op herstel. (4)

Patiënten met schizofrenie ondervinden door hun kwetsbaarheid ten gevolge van de ziekte en door de gevolgen van het middelengebruik problemen op veel leefgebieden. Dit gaat veelal samen met een toename van psychotische symptomen, een verhoogde kans op terugval, medicatieontrouw, contactverlies met de hulpverlening, verhoogd risico van gewelddadig gedrag en problemen met wonen, werk en financiën. (5-8)

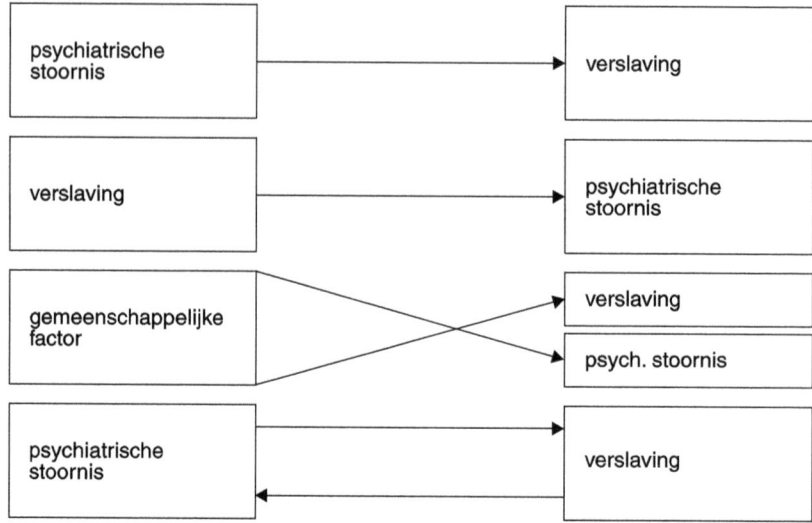

Figuur 15.1
Causale modellen voor comorbiditeit van verslaving en psychiatrische stoornissen. (4)

15.3 Praten over middelengebruik

Door het negatieve beeld dat in de loop der jaren is ontstaan over verslaafden en het gebruik van verslavende middelen, is er een 'barricade' opgeworpen die het voor patiënten en hulpverleners moeilijk maakt drugs- en alcoholgebruik ter sprake te brengen.

De patiënt reageert schuw of ontwijkend als een hulpverlener over zijn middelengebruik wil praten. Mogelijk ontkent hij het gebruik of bagatelliseert het, omdat hij denkt dat de hulpverlener met hem wil praten over stoppen van het gebruik.

Hulpverleners in de zorg voor mensen met schizofrenie zijn over het algemeen bereid op een neutrale wijze over het gebruik te praten, maar als de patiënt geen respons geeft of niet de waarheid spreekt, dan vraagt men vaak niet verder. Men weet dan niet goed om te gaan met dit ontwijkende of ontkennende gedrag.

Voor een open gesprek over middelengebruik is het belangrijk dat de hulpverlener niet alleen op de hoogte is van de schadelijke effecten van middelengebruik voor de patiënt, maar ook weet en erkent welke positieve effecten de patiënt ervaart.

Het gaat hier om kortetermijneffecten, maar deze kunnen voor de patiënt erg belangrijk zijn. Als de hulpverlener het belang hiervan niet serieus neemt, zal dit de communicatie over middelengebruik tussen de patiënt en de hulpverlener sterk belemmeren.

15.4 De effecten van drugs en alcohol bij mensen met schizofrenie

15.4.1 Kortetermijneffecten

Alcohol, amfetamine en cocaïne dempen angstgevoelens, waardoor angstige belevingen die ontstaan door wanen en hallucinaties draaglijker worden. Amfetamine en cocaïne hebben tevens een stimulerend effect, waardoor onzekerheidsgevoelens verminderen en men over de eigen grenzen heen durft te gaan.

Cannabisproducten hebben – naast de psychose-opwekkende werking – een kalmerende invloed op mensen. Ze worden zeer veel gebruikt door schizofrene patiënten.

Kalmerende middelen, de benzodiazepines, hebben op de korte termijn een angstdempende werking.

Heroïne dempt emoties van zowel fysieke als psychische aard. Het is bekend dat emotionele prikkels het beeld van schizofrenie kunnen verergeren. Heroïne vermindert juist deze prikkelgevoeligheid, wat het begrijpelijk maakt dat patiënten met schizofrenie het gebruik van heroïne als positief ervaren. (9)

15.4.2 Langetermijneffecten

Het gebruik van alcohol verergert het schizofreniebeeld in principe niet. Maar het gebruik kan wel bijdragen aan financiële problemen, het snel afdalen op de sociale ladder en het geeft schade aan de gezondheid, zoals leverafwijkingen en afwijkingen aan hart- en bloedvaten.

Het gebruik van amfetamine en cocaïne veroorzaakt geen schizofrenie, maar het kan de stoornis wel manifest maken bij mensen die aanleg hebben voor deze ziekte. Daarnaast kunnen de middelen leiden tot zelfoverschatting, vechtpartijen en ongelukken en soms tot ongeremd crimineel gedrag. Ook dit maakt het afglijden op de maatschappelijke ladder waarschijnlijker.

Voor mensen die aanleg hebben voor het ontwikkelen van schizofrenie vormt het gebruik van cannabisproducten een groot risico. De zogenaamde cannabispsychose die normaliter verdwijnt bij het stoppen van cannabisgebruik blijft bij sommigen bestaan. Cannabis is in dit geval de luxerende factor voor een in aanleg aanwezige schizofrenie. Bij een bestaande schizofrenie blijft cannabis symptomen als hallucinaties en wanen aanwakkeren.

Kalmerende middelen zijn relatief eenvoudig via de (huis)arts verkrijgbaar. Door het verslavende effect krijgt men uiteindelijk behoefte aan steeds hogere doseringen, maar de angsten worden nauwelijks nog gedempt. Op de zwarte markt zijn kalmerende middelen tegen hoge prijzen te koop, wat een zware aanslag kan betekenen op de financiële middelen van de patiënt.

Heroïne heeft een zeer negatieve klank, omdat het gekoppeld wordt aan criminaliteit en overlast. Tegenstrijdig hieraan is dat het gebruik van heroïne een positief effect kan hebben op de positieve symptomen van schizofrenie. Doordat heroïne de prikkelgevoeligheid vermindert, heeft de patiënt minder last van zijn psychoses. In tegenstelling tot 'blowen' verergert heroïnegebruik het ziektebeeld schizofrenie niet. Het negatieve aspect van heroïnegebruik is het enorm verslavende effect ervan, de hoge prijs van het middel, de wisselende kwaliteit en de grote kans op sociaal afglijden en lichamelijke klachten. Bovendien zijn patiënten met schizofrenie een makkelijke prooi voor kwaadwillende dealers. (9)

15.5 Diagnostiek

Hulpverleners worden zich steeds meer bewust van de noodzaak van vroege signalering van psychiatrische symptomen, ook op het gebied van dubbele-diagnoseproblematiek. Vroegsignalering van dubbele-diagnoseproblematiek maakt het mogelijk om snel te starten met een geïntegreerde behandeling.

Voor het screenen op alcohol- en drugsgebruik zijn diverse betrouwbare instrumenten beschikbaar. Deze instrumenten zijn vaak niet speciaal voor dubbele-diagnosepatiënten ontwikkeld. Dit vraagt van hulpverleners extra alertheid wanneer zij dergelijke vragenlijsten gebruiken bij een patiënt met schizofrenie, zoals een goede observatie van de patiënt tijdens het afnemen van de vragenlijst. De volgende observaties zijn van belang.

– Observaties gericht op het onder invloed zijn van middelen: de patiënt ruikt naar alcohol of cannabis. De patiënt heeft een wazige blik of rode ogen. De pupillen zijn vergroot (cocaïne) of juist heel klein, ook wel speldenknoppupillen genoemd (heroïne). Er kan sprake zijn van lichamelijke onrust, tremoren of jeuk.
– Observaties gericht op ontwenningsverschijnselen, zoals misselijkheid, geen eetlust, diarree, een loopneus en niezen. Ook kan het zijn dat patiënten het erg koud hebben (kippenvel) of juist erg warm (zweten). Ook overvloedig gapen is een signaal.
– Als een patiënt krabwonden in het gelaat of op de armen heeft of spuitwonden (gaatjes in armen, spuitabcessen, littekens door injecteren), kan dit wijzen op het gebruik van middelen in het recente verleden.

Observaties kunnen belangrijke aanwijzingen geven over de aard van het middelengebruik. Deze zijn vooral belangrijk wanneer de vragen op de vragenlijst allemaal met *nee* zijn beantwoord. (10)

Hierna staat een fragment van een screeningsinstrument (CAGE AID) dat tot doel heeft dubbele-diagnoseproblematiek te herkennen. Aan een patiënt worden vier vragen gesteld die hij slechts met 'ja' of 'nee' hoeft te beantwoorden.
1 Hebt u de afgelopen twaalf maanden wel eens het gevoel gehad dat u minder drugs zou moeten gebruiken?
2 Bent u in de afgelopen twaalf maanden wel eens geïrriteerd geweest doordat mensen commentaar hadden op uw drugsgebruik?

3 Hebt u zich de afgelopen twaalf maanden wel eens schuldig of slecht gevoeld over uw drugsgebruik?
4 Hebt u de afgelopen twaalf maanden direct na het opstaan, wel eens drugs gebruikt om uw zenuwen de baas te worden of om van een katerig gevoel of ontwenningsverschijnselen af te komen?

Aan de hand van de antwoorden op deze vragen is het mogelijk in korte tijd te bepalen of iemands drugsgebruik een probleem is. Als op een van de vragen met 'ja' is geantwoord, is verdere diagnostiek naar dubbele-diagnoseproblematiek het advies.

Indien de patiënt op alle vragen 'nee' antwoordt, zou de hulpverlener klaar zijn met het diagnostische onderzoek naar dubbele-diagnoseproblematiek. Toch kan het bij patiënten met schizofrenie wenselijk zijn om door te vragen.

Vraag: U zegt 'nee' op de vraag of u minder zou willen gebruiken. Kunt u me daar wat meer over vertellen?
Antwoord: Ik gebruik maar eenmaal per week cocaïne, als ik mijn geld krijg. Als ik meer geld zou hebben, dan zou ik wel meer willen gebruiken.
Vraag: Op de afdeling gelden bepaalde regels voor drugsgebruik. Is er dan niemand geweest die commentaar gaf op uw drugsgebruik?
Antwoord: Ik krijg regelmatig commentaar, maar ik irriteer me er niet aan. Het gaat mijn ene oor in en het andere weer uit. En ik voel me er ook niet schuldig over. Het is mijn leven en ik voel me er beter door.

Ondanks dat de patiënt de standaardvragen met 'nee' beantwoordde, blijken er bij doorvragen wel aanwijzingen te zijn voor de aanwezigheid van dubbele-diagnoseproblematiek. Er is zeker grond voor verdere diagnostiek.

Er zijn goede instrumenten beschikbaar voor diagnostiek van problemen op het gebied van middelengebruik. In Nederland is de meest gangbare vragenlijst voor het in kaart brengen van middelengebruik de Addiction Severity Index (ASI).

De ASI is een semi-gestructureerd interview dat zich richt op alle leefgebieden van de patiënt. Het instrument wordt in veel instellingen voor verslavingszorg gebruikt. Het 'middelendeel' van de vragenlijst is betrouwbaar en zeer goed bruikbaar op psychiatrische afdelingen. Dit deel van de ASI biedt hulp bij de diagnostiek van het middelengebruik van een patiënt. De hulpverlener krijgt zicht op het hoofdmiddel en de overige middelen die een patiënt gebruikt. Verder geeft het een overzicht van het beloop van het middelengebruik vanaf het moment dat de patiënt regelmatig begon te gebruiken. Het geeft een overzicht van de periodes dat de patiënt niet gebruikte, van eventuele behandelingen in de verslavingszorg en van het middelengebruik gedurende de afgelopen dertig dagen. Dit zijn belangrijke gegevens die de inhoud van de behandeling van dubbele-diagnoseproblematiek meebepalen. (10)

15.6 Behandeling

In de casus over 'gedoogbeleid' staat beschreven dat de verpleegkundigen die werkzaam zijn op afdelingen waar patiënten met schizofrenie verblijven, vaak pas optreden tegen alcohol- of drugsgebruik als het hinderlijk wordt voor de omgeving. Mogelijk gaat men bewust of onbewust uit van het principe dat ook een patiënt met schizofrenie een autonoom mens is die met zijn leven mag doen wat hij wil, zolang hij anderen daarmee maar niet schaadt.

Dit is een uitgangspunt in de wetgeving waarmee veel betrokkenen bij de GGZ (in het bijzonder hulpverleners en familieleden) problemen hebben. (11) Niet-ingrijpen zou men vanuit deze autonomiegedachte als goed hulpverlenerschap kunnen betitelen, maar het geeft aanleiding tot dilemma's, omdat het ook in strijd kan zijn met goed hulpverlenerschap.

Voor zorgmijdende patiënten hebben deze dilemma's geleid tot goede initiatieven om deze patiënten toch te benaderen, zoals outreachende hulpverlening en bemoeizorg. (12) Het principe 'de mens is een autonoom wezen en mag met zijn leven doen wat hij wil' begint inmiddels plaats te maken voor de gedachte 'door hulp van anderen kan een mens zijn autonomie vergroten'. Hiermee is 'gedoogbeleid' dus ook niet altijd verenigbaar met goed hulpverlenerschap.

De behandeling van dubbele-diagnoseproblematiek bij patiënten met schizofrenie is niet mogelijk met één of enkele opnamen in een verslavingskliniek. Een goede behandeling bestaat uit integrale hulpverlening, waarbij de behandeling van de verslaving en van de schizofrenie tegelijkertijd plaatsvinden. (10)

Veel bestaande dubbele-diagnosebehandelingen blijken voor de doelgroep van patiënten met schizofrenie niet effectief. Het ontbreekt patiënten met schizofrenie vaak aan de energie die nodig is om verandering in het verslavingsgedrag tot stand te brengen. Daarnaast ervaren schizofrene patiënten die middelen gebruiken er veel voordelen van, wat maakt dat de motivatie om te stoppen of te minderen laag is.

Uit een onderzoek van Ziedonis en Trudeau (13) komt naar voren dat, afhankelijk van het middel, 41 tot 60 procent van de patiënten met schizofrenie en een middelenverslaving weinig gemotiveerd was tot veranderingen in gebruik. Slechts 52 procent van deze groep patiënten nam uiteindelijk deel aan een speciaal behandelprogramma voor drugsgebruik.

Wil een gedragsveranderingsprogramma succes hebben, dan zijn bepaalde vaardigheden nodig. Patiënten met schizofrenie missen deze vaardigheden vaak door de aanwezigheid van cognitieve functiestoornissen en de psychiatrische symptomen. Het inschatten van sociale situaties, logisch redeneren, oplossen van problemen, doelen stellen en voortdurend afwegen van de voor- en nadelen van gebruik leveren voor veel patiënten problemen op. Dit geldt ook voor het kunnen bekrachtigen van zichzelf, wat een belangrijke vaardigheid is om gedragsverandering te laten slagen.

Behalve de aanwezigheid van bepaalde cognitieve functiestoornissen levert ook het ontbreken van sociale vaardigheden problemen op. Sociale vaardigheden zijn nodig om bijvoorbeeld de omgang met gebruikende vrienden te kunnen stoppen, nieuwe contacten met niet-gebruikende personen te kunnen aanknopen en om 'nee' tegen drugs te kunnen zeggen, vooral als deze worden opgedrongen.

Dit betekent echter niet dat er geen behandelmogelijkheden zijn om dubbele-diagnoseproblemen van patiënten met schizofrenie in de hulpverlening te betrekken.

Hierna wordt een aantal methodieken in het kort beschreven die voor de hulpverlening bruikbaar zijn.

15.6.1 De narratieve benadering

De narratieve benadering heeft betrekking op het levensverhaal van de patiënt. Als een patiënt in de gelegenheid wordt gesteld zichzelf te presenteren door zijn levensverhaal te vertellen, wordt hem ook de mogelijkheid geboden om aan te geven welke plaats het middelengebruik in zijn leven inneemt. Verhalen scheppen eenheid, doordat zij gebeurtenissen met elkaar in verband brengen.

Met zijn levensverhaal kan de patiënt vertellen wie hij is, maar ook wat hij moet doen om zijn middelengebruik te veranderen. (14)

In het levensverhaal staat ook beschreven welke successen de patiënt in moeilijke periodes heeft behaald; het verhaal geeft aan waar zijn krachten liggen.

De geschiedenis van de patiënt maakt het bijzondere achter het gewone zichtbaar. Dat wil zeggen dat voor de patiënt heel gewone gedragingen ook zijn krachten kunnen zijn en dat deze krachten kunnen worden ingezet als copingstrategieën.

Om dit samen met de patiënt te ontdekken, legt de hulpverlening het contact door te luisteren, respect te tonen, praktische hulp aan te bieden en door een bondgenootschap aan te gaan. Vervolgens wordt met de patiënt een koers en ankerpunt gezocht in een dobberend bestaan, waardoor de patiënt meer vat krijgt op zijn leven. (15)

15.6.2 Gedragsverandering volgens Prochaska en DiClemente

Een andere methode, die overigens gelijktijdig met de narratieve benadering gehanteerd kan worden, is een gedragsveranderingsmodel dat bekend staat onder de naam 'De cirkel van Prochaska en DiClemente'. (16) Aan feitelijke gedragsverandering gaat eerst een aantal fasen vooraf. Prochaska en DiClemente maken een verdeling in vijf fasen die leiden tot een gedragsverandering:
1 Voorbeschouwing;
2 Overpeinzing;
3 Beslissing;
4 Actieve verandering;
5 Consolidatie.

Een denkfout die gemaakt wordt bij de behandeling van dubbele-diagnoseproblematiek is dat hulpverleners een gedragsverandering direct relateren aan het geen middelen meer gebruiken. Dit is voor veel mensen misschien de beste oplossing, maar voor mensen met schizofrenie zou dat een erg grote en nauwelijks haalbare stap zijn. Ook bij kleine gedragsveranderingen zijn de vijf fasen van toepassing. Een voorbeeld:

Als ik naar het centrum ga, neem ik altijd tramlijn 3 in plaats van tramlijn 6. Met lijn 6 kom ik langs mijn dealer en dan krijg ik zin om cocaïne te kopen.

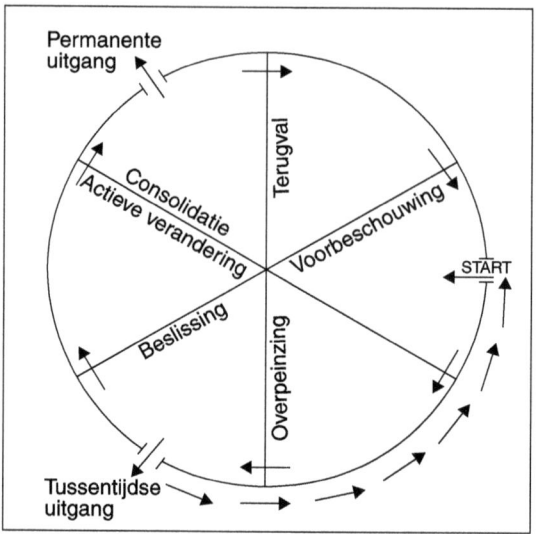

Figuur 15.2
De gedragsveranderingscirkel van Proschaska en DiClemente.

De vijf fasen van het model passeren hierna kort de revue.

1 *De voorbeschouwing*. In deze fase is de patiënt zich niet bewust van het probleem, maar de omgeving vaak des te meer. Het is een periode waarin de patiënt veel ontkenning en weerstand vertoont. De patiënt gaat eerder op zoek naar hulp onder druk van de omgeving dan vanuit de overtuiging dat hij hulp nodig heeft.

De hulpverlening is gericht op het bieden van praktische hulp en het opbouwen van een vertrouwensrelatie.

2 *De beschouwingsfase*. Deze fase kan ook overpeinzingsfase worden genoemd. In deze fase gaan patiënten zich realiseren dat middelengebruik mogelijk problemen oplevert. Maar het probleem wordt nog buiten henzelf geplaatst. De patiënt zou bijvoorbeeld kunnen beweren dat het de schuld van de dealer is, die steeds weer naar de afdeling komt, waardoor hij blijft gebruiken.

In deze fase kan de hulpverlener met de patiënt de voor- en nadelen van het middelengebruik afwegen en de invloed ervan op het leven van de patiënt. Deze fase is bepalend waarvoor de patiënt uiteindelijk kiest.

Veel patiënten met schizofrenie zullen altijd of heel lang in de fase van (voor)beschouwing blijven. Dit betekent niet dat er niets meer gebeurt. De hulpverlener en de patiënt kunnen open met elkaar praten over het middelengebruik. En de weg naar gedragsverandering op dit gebied blijft altijd open.

3 De beslissingsfase. Deze fase start zodra de patiënt het besluit heeft genomen iets te doen aan het middelengebruik. Dit betekent niet dat het altijd om spectaculaire veranderingen gaat. Misschien is het alleen een kleine stap in de goede richting. Het verdient aanbeveling om met kleine en haalbare doelen te werken. Haalbare doelen leiden eerder tot succes en succes werkt stimulerend op de beslissing om de stap naar een volgend doel te durven zetten.

De patiënt kan ook beslissen om niet te veranderen. In dat geval zal de hulpverlener samen met de patiënt naar de consequenties van deze beslissing kijken en een zo goed mogelijk plan opstellen.

De hulpverlening op het gebied van het middelengebruik stopt hier niet, hij neemt hooguit een wending die vanuit het perspectief van de hulpverlener minder wenselijk is. Als de patiënt beslist om wel iets aan zijn gedrag te veranderen, gaat de beslissingfase over in de actiefase.

4 De actiefase. De patiënt gaat nu actief aan de slag om zijn gedrag te veranderen. De hulpverlener zal hem hierbij op een positieve manier steunen. Vaak is het belangrijk om de patiënt enigszins af te remmen, zodat hij niet te hoge eisen aan zichzelf stelt. Iemand die hoge eisen stelt zal moeilijker kunnen omgaan met terugval en daardoor misschien eerder stoppen met de ingeslagen weg.

5 De consolidatiefase. In deze fase wordt het veranderde gedrag geconsolideerd, wat wil zeggen: duurzaam gemaakt. Het wordt als het ware een geïntegreerd deel van het gedrag van de persoon. De patiënt zal proberen terugval naar het oude probleemgedrag te voorkomen.

Terugval

In dit model wordt een eventuele terugval naar het oude gedrag niet als negatief of als een mislukking gezien. Er wordt van uitgegaan dat elke patiënt op enig moment met een terugval te maken krijgt. Dit wordt geduid als een belangrijk leermoment om de veranderingscirkel opnieuw te doorlopen, om de strategie voor terugvalpreventie eventueel te herzien en om meer inzicht te krijgen in het proces van terugval en hiervan te leren voor de toekomst.

Motiverende gespreksvoering

De begeleiding van patiënten met dubbele-diagnoseproblematiek volgens de stadia van het gedragsveranderingsmodel van Prochaska en DiClemente wordt ondersteund door bepaalde attitudes en gesprekstechnieken, die de hulpverlener kan hanteren tijdens de begeleiding gedurende de verschillende fasen. Deze heten samen 'motiverende gespreksvoering' en zijn ontwikkeld door Miller en Rolnick. (17)

De uitgangspunten bij motiverende gespreksvoering zijn: onvoorwaardelijke acceptatie van de patiënt en constructieve zelfconfrontatie.

Onvoorwaardelijke acceptatie wil zeggen dat de hulpverlener de keuzes die de patiënt maakt accepteert en respecteert. De hulpverlener erkent de macht van het middel en de positieve waardering van de effecten ervan door de patiënt. Hij erkent tevens dat het normaal is dat er weerstand is tegen verandering en daarom neemt hij geen beslissingen voor de patiënt en oordeelt niet. De patiënt wordt verantwoordelijk gesteld voor zijn daden en wat daaruit voortkomt.

De benadering is echter niet confronterend in de zin van: 'eigen schuld, dikke bult'. Er wordt gebruikgemaakt van *constructieve zelfconfrontatie*, waarmee positieve verandering wordt nagestreefd.

Bijvoorbeeld: Als de patiënt vertelt over problemen die samenhangen met middelengebruik, zal de hulpverlener de patiënt hier niet mee confronteren. In plaats daarvan geeft hij *selectieve reflectie* op het verhaal van de patiënt. De bedoeling is dat de patiënt zelf gaat ontdekken dat bepaalde problemen alleen optreden als hij bijvoorbeeld hasj gerookt heeft.

In de motiverende gespreksvoering wordt een aantal strategieën gehanteerd. De hulpverlener is empathisch, vermijdt discussies en versterkt de zelfeffectiviteit van de patiënt. Hij hanteert gesprekstechnieken als openvragenstellen, reflectief luisteren en samenvattend ordenen. De constructieve zelfconfrontatie wordt bereikt wanneer de hulpverlener naar aanleiding van het verhaal van de patiënt op de juiste wijze selectief kan reflecteren, kan provoceren en de inprenting kan stimuleren door bepaalde uitspraken van de patiënt te benadrukken door herhaling.

Motiverende gespreksvoering is geen behandelingsvorm waaraan de patiënt één- of tweemaal per week kan deelnemen. Een hulpverlener die de training motiverende gespreksvoering heeft gevolgd, beschikt over attituden en gesprekstechnieken die in elk contact met de patiënt gehanteerd kunnen worden.

15.7   Tot slot

Dit hoofdstuk begon met een casus over het gedoogbeleid dat is ontstaan vanuit een machteloos gevoel van hulpverleners over het middelengebruik van patiënten met schizofrenie. Interventies lijken vaak geen effect te hebben, omdat de positieve kortetermijneffecten voor de patiënt vaak belangrijker zijn dan het rekening houden met de schadelijke langetermijneffecten.

Het levensverhaal van de patiënt kan inzicht geven in de krachten die een patiënt bezit en die hij vaak onbewust inzet om zijn problemen het hoofd te bieden. De hulpverlener helpt de patiënt deze krachten te ontplooien.

Wanneer gedragsveranderingen worden benaderd vanuit de vijf fasen benoemd in de 'cirkel van Prochaska en DiClemente', krijgen hulpverleners meer handvatten om patiënten hierbij te begeleiden.

Onderzoek heeft aangetoond dat motiverende gespreksvoering een goede methode is om met de patiënt het gesprek aan te gaan over zijn middelengebruik.

Literatuur

1 Regier, D.A., Farmer, M.E., Rae, D.S., Locke, B.Z., Keth, S.J., Judd, L.L. & Goodwin, T.F. (1990). Comorbidity of mental disorders with alcohol and other drug abuse. Result from the Epidemiological Catchment Area (ECA) Study. *Journal of the American Medical Association 21*, 2511-2518.
2 Drake, R.E., Osher, F.C., Noordsy, D.L., Hurlbut, S.C., Teague, G.B. & Beaudett, M.S. (1990). Diagnosis of alcohol use disorders in schizophrenia. *Schizophrenia Bulletin 16*, 57-67.
3 Kavanagh, D.J., McGrath, J., Saunders, J.B., Dore, G. & Clark, D. (2002). Substance misuse in patients with schizophrenia: epidemiology and management. *Drugs 62*, 743-755.
4 NIAAA (National Institute Alcohol Abuse and Alcoholism) (1995). *Eight special reports to the US congress on alcohol and health from the secretary of Health and human services.* Washington, DC.
5 Linszen, D.H., Dingemans, P.M. & Lenior, M.E. (1995). Samenhang tussen gebruik van cannabis en recidief/exacerbatie van psychose bij patiënten met schizofrenie. *Nederlands Tijdschrift Geneeskunde 195*, 502-507.
6 Dixon, L. (1999). Dual diagnosis of substance abuse in schizophrenia: prevalence and impact on outcomes. *Schizophrenia Res. 35*, 93-100.
7 Smith, J. & Hucker, S. (1994). Schizophrenia and substance abuse. *British Journal of Psychiatry 165*, 13-21.
8 Solomon, P. & Draine, J. (1999). Using clinical and criminal involvement factors to explain homelessness among clients of a psychiatric probation and parole service. *Psychiatric Q. 70*, 75-87.
9 Ypsilon (1997). www.ypsilon.nl.
10 Parnassia (2003). *Dubbele diagnose, dubbele hulp.* Utrecht: Resultaten Scoren GGZ-Nederland.
11 Kortmann, F.A.M. (1988). Legaal verwaarlozen of illegaal behandelen? *Maandblad Geestelijke volksgezondheid 43*, 91.
12 Henselmans, H. (1993). *Bemoeizorg: ongevraagde hulp voor psychiatrische patiënten.* Delft: Eburon.
13 Ziedonis, D.M. & Trudeau, K. (1997). Motivation do quit using substance among individuals with schizophrenia: implications for a motivational-based treatment model. *Schizophrenia Bulletin 23*, 229-238.

14 Widdershoven, G. (2000). *Ethiek in de kliniek, hedendaagse benaderingen in de gezondheidsethiek*. Boom: Maastricht.
15 Jonge, M. de (1999). *Dubbel en dwars: Het bijzondere van het gewone en vice versa*. Groningen: Volharding.
16 Prochaska, J.O., DiClemente, C.C. & Norcross, J.C. (1992). In search of how people change: Applications to addictive behaviors. *American Psychologist 47*(9), 102-114.
17 Miller, W.R. & Rollnick, S. (1991). *Motivational interviewing: Preparing people for change*. New York: Guildford Press.

16 Herstellen van ernstige psychische aandoeningen: leren leven met wat niet overgaat[1]

Drs. W.A. Boevink

'De diagnose schizofrenie heb ik ervaren als afgeschreven worden. Dat was een klap, temeer daar mijn ambities heel hoog lagen. Door die diagnose was ik niet langer een persoon met een ziekte, maar werd ik mijn ziekte. Ik ging leven naar het beeld dat anderen van die ziekte hebben. Ik verruilde mijn toekomst voor een toekomst die in dat plaatje past. Veel meer dan de klachten die ik had, werd het de diagnose die bepalend was voor mijn leven.' (1)

16.1 Herstel: een nieuw perspectief

Lange tijd is de dominante opvatting geweest dat ernstige psychische aandoeningen, zoals schizofrenie, gekenmerkt worden door achteruitgang en chroniciteit. Die overtuiging is inmiddels door de wetenschap achterhaald. Bekend zijn de longitudinale studies van onder anderen Bleuler, (2) Harding e.a. (3) en Ciompi (4). Daarin werden mensen met ernstige psychische klachten twintig tot dertig jaar gevolgd, ongeacht of ze zich nu in een kliniek of daarbuiten bevonden, onder behandeling waren of zonder psychiatrische hulp. Een dergelijke blikverbreding leverde het inzicht op dat mensen met ernstige psychische aandoeningen sterk uiteenlopende levens- en ziektegeschiedenissen hebben. Ongeveer een kwart van de onderzochte personen herstelt volledig, terwijl ongeveer 40 procent gedeeltelijk van de stoornis herstelt, waarbij sommigen nog veel en anderen nauwelijks last hebben van primaire stoornissen. (5,6)

Onderzoek heeft bovendien patronen van herstel aan het licht gebracht van mensen met ernstige psychische aandoeningen. (6,7) Mensen ondergaan hun aandoening lang niet altijd passief. Zij worstelen ermee en proberen de hen overweldigende klachten het hoofd te bieden. Zij interacteren met hun aandoening en proberen zich ertoe te verhouden. Op eigen kracht ontwikke-

---

1 Onderzoek naar het herstelconcept en herstelprocessen van mensen met ernstige psychische aandoeningen werd financieel mogelijk gemaakt door het Nationaal Fonds Geestelijke Volksgezondheid, Utrecht.

len zij al dan niet effectieve strategieën om met de aandoening om te gaan. Veel vaker dan wordt aangenomen vinden deze pogingen plaats onafhankelijk van professionele interventies. Daarvan getuigt ook de stroom van autobiografische publicaties die op gang is gekomen. Daarin wordt de aandacht gevestigd op 'natuurlijke' herstelprocessen en op wat mensen met ernstige psychische aandoeningen doen om zichzelf te helpen (zie ook: http://akmhc-web.org/recovery/rec.htm).

16.2 Herstellen ≠ genezen

In ons dagelijks taalgebruik bedoelen we met herstel hetzelfde als genezing. Bij het woord 'herstel' denken we aan de overgang van ziekte naar gezondheid. Als na een paar dagen griep de koorts wijkt en de ergste slapte uit je lijf wegtrekt, dan zeg je van jezelf dat je herstellende bent. Normaal gesproken bedoelen we met herstel: de symptomen verdwijnen en de ziekte gaat over. En als je eenmaal weer beter bent, pak je de draad van je leven weer op waar die was onderbroken door de ziekte.

In de psychiatrie wordt met het woord herstel niet hetzelfde bedoeld als genezen. Veel psychiatrische patiënten hebben de ervaring dat hun psychische aandoeningen niet te genezen zijn, dat de psychiatrie hen wat dat betreft weinig te bieden heeft. Zij zien zich geconfronteerd met blijvende psychische klachten, bijvoorbeeld het horen van stemmen, met de beperkingen die dat meebrengt voor hun leven, met een kwetsbaarheid die niet overgaat. Herstel betekent niet automatisch dat je het psychisch lijden ontgroeit, dat de symptomen verdwijnen en dat je je leven kunt oppakken zoals je dat gewend was. Je kunt heel goed herstellen zonder dat de aandoening wordt opgeheven. Herstel gaat over de manier waarop je met je aandoening omgaat, over hoe je die een plek geeft in je leven en over de pogingen een bevredigend en zinvol leven op te bouwen. Herstellen betekent het accepteren van de aandoening en de beperkingen die daaruit voortvloeien. Overigens betekent die acceptatie niet dat je je aandoening lijdzaam ondergaat en je volledig schikt in de patiëntenrol. Herstellen veronderstelt een actieve vorm van accepteren: niet berusten in een totale invaliditeit, maar uitgaan van de mogelijkheden die zich alsnog kunnen aandienen. (6)

De Amerikaanse Pat Deegan heeft helder omschreven hoe 'herstel' moet worden gezien. Zij is ervaringsdeskundige en leeft al jaren met de symptomen van schizofrenie. Zij zegt het volgende over herstel: 'Een van de lessen die ik moest leren, is dat herstel niet hetzelfde is als genezing. Nadat ik er 21 jaar mee heb geleefd, met deze ziekte, is ze nog steeds niet overgegaan. Dus ik veronderstel dat ik nooit zal genezen, maar dat ik herstellende ben. Herstellen is een proces, geen eindpunt of doel. Herstellen is een houding, een manier om de dag en de uitdagingen die ik tegenkom onder ogen te zien. Mijn herstel betekent dat ik weet dat ik bepaalde beperkingen heb en dat er dingen zijn die ik niet kan. Maar in plaats van dat me dat tot wanhoop drijft en aanleiding is om op te geven, heb ik geleerd dat ik, juist door te weten wat ik niet kan, ook de mogelijkheden zie van alles wat ik wél kan.' (8)

Een van de meest geciteerde definities van herstel is afkomstig van de Amerikaan William Anthony, directeur van het Psychiatric Rehabilitation Center in Boston. Hij omschrijft herstel als een 'intens persoonlijk, uniek proces van verandering in iemands houding, waarden, gevoelens, doelen, vaardigheden en/of rollen. Het is een manier van leven, van het leiden van een bevredigend, hoopvol en zinvol leven met de beperkingen die de psychische klachten meebrengen. Herstellen betreft het ontgroeien van de catastrofale gevolgen van de aandoening en de ontwikkeling van een nieuwe betekenis en een nieuw doel in iemands leven.' (9)

16.3 Herstelverhalen

Over de betekenis van herstel kan veel worden geleerd van de verhalen van mensen met een psychische aandoening. In 1997 werd een aantal van deze verhalen opgetekend in een studie van het Trimbos-instituut. (10) Vijfentwintig personen met langdurige, veelal ernstige psychische aandoeningen werden geïnterviewd over hun herstelproces. Enkele van de thema's die in de gesprekken naar voren kwamen worden hier ter illustratie kort benoemd. Elders (11) wordt uitgebreider op de resultaten ingegaan.

Een verhaal over herstel begint met een verhaal over psychisch lijden, over datgene waarvan men moet herstellen. Dat blijken lang niet altijd of alleen maar de psychische klachten zelf te zijn. Mensen moeten evenzeer herstellen van traumatische ervaringen, van machteloos makende programma's, praktijken en omgevingen en van stigma en discriminatie in de samenleving. Terugkerende voorbeelden betreffen onbegrip bij familie en vrienden: 'Ik noemde ze vrienden van mij, maar als ik ziek ben, zien ze me niet staan. Ik kreeg te horen: Ik heb kinderen en ik kan die problemen met jou nu niet gebruiken'. Of: 'Mijn familie zei dat ze er niet van hielden om in de inrichting te komen en dan kwamen ze niet. Ze hadden eens moeten weten hoe nodig dat was geweest om te komen.'

Op welk moment buigt een ziekteproces of een lijdensweg om in een herstelproces en waardoor wordt die verandering bevorderd? Dat begin is voor iedereen anders. Soms is het een duidelijk moment, is er sprake van een echt keerpunt in iemands leven, soms is het begin van herstel nauwelijks te traceren. Sommige verhalenvertellers kunnen het begin alleen achteraf benoemen, anderen hebben het moment dat er iets ten goede veranderde in hun leven heel bewust waargenomen. Hoe het ook zij, men gebruikt verschillende bewoordingen om het begin van het eigen herstel te omschrijven. Eén daarvan is de wil, *de ontdekking zelf iets te willen of juist niet te willen*, wat een verandering mogelijk maakt. Voor een van de respondenten, een man met een groot aantal psychosen achter de rug, begon het herstel met de ontdekking van wat hij niet wilde. Hij zei hierover: 'Tijdens een opname wist ik ineens: wil ik verder komen, wil ik niet meer worden opgenomen, dan zal ik iets aan de ziekte moeten gaan doen. Zal ik moeten zorgen dat ik niet meer psychotisch word. (...) Mijn ogen zijn opengegaan, omdat ik buiten het ziekenhuis kwam en wist: ik wil niet meer opgenomen worden. Dat is eigenlijk zo'n beetje het begin geweest.' Deze persoon ontdekte wat hij niet meer wilde, waardoor de mogelijkheid van verandering ontstond. Hij wist op dat moment dus niet waar hij dan wél voor koos of wat die verandering zou inhouden. Herstellen betekent niet dat je een uitgestippelde route kunt volgen, dat je vooraf weet wat je te wachten staat. Beginnen met herstel betekent dus dat je de moed vindt om iets nieuws aan te gaan en het onbekende op te zoeken.

Nauw samenhangend met de wilsontdekking is wat in de literatuur wel 'sense of self' wordt genoemd. Het betekent zoveel als een '*ik-gevoel*', een toenemend zelfbewustzijn. Een van de respondenten met veertig opnamen achter de rug zegt hierover: 'Dat weekend heb ik voor het eerst ontdekt dat ik mijzelf kan beoordelen en veroordelen. (...) dat was een indrukwekkend proces. (...) Simpel gezegd heb ik gewoon mezelf ontdekt. Dat ik inderdaad voor het eerst van mijn leven in de gaten had dat ik een ik heb. En dat ik niet besta uit wat anderen van me willen. (...) In feite heb ik nooit geweten dat ik als mens besta.' Het gaat hier om de ontwikkeling van een identiteit die losstaat van de aandoening, het verschil tussen je stoornis zijn of een aandoening hebben. Dit 'sense of self' is een ingewikkeld construct, maar erg belangrijk voor herstel. Pat Deegan (12) zegt hierover: 'Je dreigt te bezwijken onder het beeld dat anderen van je hebben. (...) Daarmee loop je het risico daadwerkelijk te worden getransformeerd van mens tot ziekte, tot een schizofreen. Dat is uiterst gevaarlijk, want als ook jij zelf uiteindelijk gelooft dat je een ziekte bent, is er niemand meer om weerstand te bieden aan die ziekte.' Deegan schetst hoe verontwaardiging en woede goede middelen kunnen zijn tegen het kwijtraken van het zelfgevoel. Dit wordt in veel ervaringsverhalen bevestigd.

Betekenisgeving is een ander erg belangrijk thema in herstelverhalen van mensen met psychische aandoeningen. Op diverse manieren komt het aan de orde. De ervaringsverhalen leren ons bijvoorbeeld dat lang niet alles is zoals het lijkt. De Amerikaanse psychiater en onderzoeker John Strauss kwam in zijn gesprekken met mensen met psychische aandoeningen een nieuwe betekenis op het spoor van de zogenaamde 'negatieve symptomen' van schizofrenie. Hierbij gaat het kort samengevat om passief en teruggetrokken gedrag dat over het algemeen wordt toegeschreven aan de aandoening. Strauss (7) vond dat deze symptomen niet altijd de zorgwekkende uitingen hoeven te zijn van een voortschrijdende ziekte. Hij leerde dat passief en teruggetrokken gedrag ook een overlevingsstrategie kan zijn. Onzichtbaar voor de buitenwereld worden moed en nieuwe krachten verzameld. Voor de buitenwereld lijkt het een periode van stilstand of achteruitgang, waarin de negatieve symptomen overheersen. In werkelijkheid heeft de persoon in kwestie een moratoriumperiode in zijn leven ingelast waarin hij subtiele veranderingen doormaakt: hij bereidt zich als het ware innerlijk voor om daarna nieuwe stappen te kunnen zetten.

Een ander voorbeeld van dezelfde orde betreft de betekenis die wordt gegeven aan crises of terugval. Die hoeven niet altijd alleen maar negatief te zijn. Pat Deegan: 'Ik heb nog steeds tijden dat het minder goed met me gaat, maar ik probeer te onthouden dat een terugval geen falen van mijn kant is.

Voor mij is zo'n terugval een teken dat ik een nieuwe fase in mijn leven inga, dat ik nieuwe, en daarom beangstigende gebieden in mijn leven betreed. Ik heb geleerd dat een terugval tijdens herstel niet hetzelfde is als decompensatie, ook al lijken de symptomen hetzelfde of zelfs erger. Ik beschouw een terugval eerder als een doorbraak.'

De herstelverhalen van mensen met psychische handicaps zijn stuk voor stuk indrukwekkend en veelal ook hoopgevend. Dat wil echter niet zeggen dat het ook in alle gevallen succesverhalen zijn. Althans, niet zoals wij succes doorgaans definiëren. Uit de meeste verhalen spreekt ernstig psychisch lijden, er worden in allerlei opzichten grote verliezen geleden en vele tientallen levensjaren gaan op aan klinische en ambulante behandelingen. De vertellers eindigen hun verhalen lang niet altijd met een liefdevol gezin, een betaalde baan, een carrière en een goede financiële en maatschappelijke positie. Wie wederopstandingsverhalen verwacht en een zogenaamde 'goede afloop' komt bedrogen uit. Waarin schuilt dan het hoopgevende in de herstelverhalen van psychiatrische patiënten? Wellicht komt dat doordat alle verhalen gaan over 'empowerment', over eigenmachtig worden. De verhalenvertellers schetsen hoe ze proberen het heft weer in eigen handen te nemen en niet meer volledig overgeleverd zijn aan hun psychische klachten. Ze vertellen hoe ze werken aan zelfvertrouwen en een positief zelfbeeld, hoe ze langzamerhand meer greep krijgen op hun eigen psychische klachten en de gevolgen daarvan. De manieren waarop ze dat doen zijn zeer divers. De overeenkomst in al die manieren is dat mensen een weg zoeken en vinden om hun leven met een psychiatrische aandoening leefbaar te maken.

16.4 Fasen van herstel

Bij herstel gaat het om het te boven komen van hopeloosheid en van het verlies van een betekenisvolle identiteit, verbondenheid, rollen en kansen. In de manier waarop mensen dat doen, is een zekere fasering te ontdekken, zo blijkt uit onderzoek. (13) Gagne (14) benoemt vier fasen:
1 overweldigd worden door de aandoening;
2 worstelen met de aandoening;
3 leven met de aandoening;
4 leven voorbij de aandoening.

In de eerste fase ervaart de persoon in kwestie vooral verwarring en ontreddering als gevolg van de overweldigende symptomen. Hij is er vooral op gericht zowel mentaal als lichamelijk te overleven. Deze fase wordt gekenmerkt door hopeloosheid en machteloosheid en gevoelens van isolement van zichzelf (het 'zelf' van voor de aandoening), van anderen en van de omgeving.

In de tweede fase dient zich de vraag aan hoe een leven geleefd kan worden met de aandoening. Manieren worden ontwikkeld om actief met de symptomen om te gaan en het zelf te hervinden. Er wordt vooral geworsteld met een gebrek aan vertrouwen en adequate reacties op de aandoening. Er is nog steeds de angst om opnieuw overspoeld te worden door de aandoening.

In de derde fase wordt die angst minder, omdat een kiem van vertrouwen groeit dat omgegaan kan worden met de aandoening. De persoon in kwestie ontwikkelt een nieuw 'zelf' en leert zijn of haar beperkingen en sterke kanten kennen. De verbondenheid met belangrijke anderen wordt hersteld. Oude rollen worden weer opgepakt en nieuwe rollen worden uitgeprobeerd. Beperkingen als gevolg van de aandoening worden nog steeds gevoeld, maar er is een vluchthaven, een niche, ontwikkeld.

In de vierde fase van het herstelproces ten slotte, verdwijnt de aandoening meer naar de achtergrond. De verbondenheid met anderen wordt gevoeld en men kan gewaardeerde rollen op zich nemen. Talenten en mogelijkheden komen tot uitdrukking op de diverse terreinen en capaciteiten worden getest. Er is ruimte voor een nieuwe betekenis en nieuwe doelen in het leven.

Faseringen van anderen lijken sterk op die van Gagne. Young en Ensing (15) spreken bijvoorbeeld van
1 loskomen van de ziekte ('overcoming stuckness');
2 terugvinden wat verloren werd en verdergaan;
3 verbetering van de kwaliteit van leven.

16.5 Wat helpt en wat hindert?

Naar herstelbelemmerende en -bevorderende factoren wordt in toenemende mate (inventariserend) onderzoek gedaan. (14,16) Belemmeringen voor herstel variëren van het ontbreken van de meest basale levensvoorzieningen tot inadequate en ineffectieve professionele hulp, middelenmisbruik en traumatische ervaringen. Andere belemmeringen voor herstel zijn onder andere onwaardige behandeling door anderen, gebrek aan vertrouwen en gevoelens van hopeloosheid bij belangrijke anderen, het ontbreken van kansen om gewaardeerde sociale rollen op zich te nemen, gebrek aan informatie over bruikbare copingstrategieën voor de psychische klachten, stigma en schaamte.

Herstelbevorderende factoren zijn onder andere acute stabilisatie bij crisis en (toegang tot) goede behandeling en therapie, de vervulling van de meest basale behoeften, de aanwezigheid en ondersteuning van een betrokken en competent persoon die bovendien begrijpt wat de persoon in kwestie doormaakt, hoop, acceptatie, copingvaardigheden, vaardigheden om met een dreigende terugval om te gaan, zelfzorgvaardigheden, sociale vaardigheden, belangenbehartiging, de moed om risico's te nemen, begeleiding bij werk en opleiding, bevredigend werk en bevredigende relaties, diversiteit in gewaardeerde rollen, financiële zekerheid, intimiteit en spiritualiteit.

Overigens verschillen de herstelbevorderende en -belemmerende factoren van herstel naar de fase waarin iemand zich bevindt. Ook kan een factor in de ene fase van herstel bevorderend werken, maar in een andere fase juist een belemmering zijn. Een voorbeeld daarvan is de moed om risico's te nemen. In de eerste fasen van herstel kan dat een herstelbelemmerende factor zijn; in latere fasen echter een onmisbare herstelbevorderende factor. De veelheid van en variatie in factoren die een rol spelen bij herstel bevestigen nog eens het individuele en sterk persoonlijke karakter van herstelprocessen.

16.6 Herstelwerkzaamheden in Nederland

Vooral in de langdurende zorg hebben GGZ-cliënten – al dan niet in samenwerking met professionals – in de afgelopen jaren initiatieven ontwikkeld die mede zijn geïnspireerd door het herstelconcept. (17) Deze initiatieven beogen het op gang brengen en bevorderen van individuele herstelprocessen. Daarnaast omvatten ze de opbouw en inzet van ervaringsdeskundigheid van GGZ-cliënten en de ontwikkeling van strategieën gericht op een krachtige, inhoudelijke bemoeienis van GGZ-cliënten met het professionele zorgaanbod. Wat deze initiatieven gemeenschappelijk hebben, is dat een overzicht van hun werkwijzen vooralsnog ontbreekt, de ermee opgedane ervaringen niet of nauwelijks zijn gebundeld en beschreven en er nog geen sprake is van enige wetenschappelijke onderbouwing.

Tegen deze achtergrond is het landelijk HEE-initiatief totstandgekomen. HEE staat voor herstel, empowerment en ervaringsdeskundigheid van mensen met psychische handicaps. Het behelst onder andere de ontwikkeling en toetsing van een zogeheten herstelprogramma van en met mensen met ernstige en aanhoudende psychische aandoeningen en psychische beperkingen als gevolg daarvan. Kenmerkend voor deze mensen is dat zij met meervoudige en complexe problemen worstelen op diverse levensterreinen en dat zij vaak indrukwekkende patiëntcarrières hebben doorgemaakt in de psychiatrie. Als gevolg daarvan kampen zij veelal met afhankelijkheid, gebrek aan zelfvertrouwen, verlies van controle over het eigen leven, verlies van een betekenisvolle identiteit en een grote kwetsbaarheid in sociaal en maatschappelijk opzicht.

Het herstelprogramma is erop gericht marginalisering van mensen met psychische handicaps tegen te gaan en hun zelfsturend vermogen te vergroten. De achterliggende gedachte is dat het programma individuele herstelprocessen in gang zet en bevordert, bijdraagt aan betekenisvolle en volwaardige participatie in de samenleving en de deelnemers een krachtige stem geeft als stakeholders van het zorgaanbod. Daartoe stelt het programma hen in de gelegenheid om ervaringen uit te wisselen en elkaar onderling steun te bieden. Voorts biedt het ruimte om ervaringskennis te ontwikkelen, over te dragen aan anderen en deze kennis te kapitaliseren. Ten slotte draagt het programma bij aan veranderingen in zorginstellingen richting herstelgeoriënteerd zorgaanbod.

Mensen met psychische handicaps kunnen als deelnemer, cursist, groepslid, vrijwilliger of betaalde ervaringsdeskundige in het programma participeren. Onderdelen zijn:
— met anderen communiceren over ervaringen die tot dan toe alleen werden ondergaan;

- afstand nemen van de ervaringen en erop reflecteren (het eigen verhaal maken);
- van een ik-verhaal een wij-verhaal (ervaringsverhaal) maken;
- het ervaringsverhaal bruikbaar maken voor kennisoverdracht aan medecliënten, GGZ-professionals en anderen;
- participatie als docent of spreker in het aanbod van deskundigheidsbevordering.

De achterliggende opvatting is dat verhalen maken en vertellen een belangrijk onderdeel is van herstellen van een psychische aandoening. Een verhaal maken en vertellen stelt iemand in staat het hoofd te bieden aan iets overweldigends als een psychose. Het stelt iemand bovendien in staat om de aandoening en het zelf, de identiteit, van elkaar te onderscheiden en los te koppelen. En het stelt iemand in staat te leren formuleren wat hij of zij nodig heeft bij herstel. Het eigen verhaal maken en naast de verhalen van anderen plaatsen is het begin van de opbouw van ervaringskennis. Van de vele ik-verhalen wordt een wij-verhaal gemaakt. Daartoe wordt gezocht naar algemeen geldende principes, naar de overeenkomsten en de verschillen. Ten slotte wordt het ervaringsverhaal omgevormd en (tegen betaling) ingezet in de kennisoverdracht aan en deskundigheidsbevordering van anderen.

In het herstelprogramma wordt expliciet ingezet op het aanboren, overdraagbaar maken en inzetten van de ervaringskennis van de deelnemers. De deelnemers voeren deze taken zelf uit, al dan niet in een betaald dienstverband bij de (eigen) zorginstelling waar het programma wordt ingevoerd. Vooralsnog zijn er vijf programmaonderdelen (18) ontwikkeld en beproefd: herstelwerkgroepen (zelfhulpgroepen), een studiedag 'herstel' voor koppels cliënten en hun hulpverleners, een laagdrempelige cursus 'Begin maken met herstel' voor cliënten, themabijeenkomsten voor cliënten en ten slotte deskundigheidsbevordering voor professionals. Recentelijk is een driejarige studie gestart naar het effect van het herstelprogramma. Daarin worden proefimplementaties op vier plaatsen[1] in ons land met onderzoek gevolgd.

16.7 Hulpverleners en herstel

De kern van het herstelprogramma vormen activiteiten van en met mensen met psychische handicaps zelf. Dat wil echter niet zeggen dat professionele hulpverlening niets met herstel van doen heeft. Over de wenselijke kwaliteiten van herstelondersteuners bestaat echter nog geen specifieke literatuur. Natuurlijk zijn er de herstelverhalen van cliënten waaruit naar voren komt welke bijdragen hulpverleners aan hun herstelproces hebben geleverd. Uit die verhalen is in elk geval op te maken dat de ondersteuning er per herstellende en per herstelproces heel verschillend uitziet. Maar er kunnen toch

---

1 *Stichting Beschermende Woonvormen Utrecht*, RIBW *Oost-Veluwe, Psycope, een samenwerkingsverband van* RIBW *Heuvelland en Maasvallei,* RIAGG *Maastricht en Vijverdal en Rivierduinen, centrum voor langerdurende zorg in Leiden.*

een paar telkens terugkerende, algemene en onderzoekbare inzichten voor de herstelondersteuning door professionals aan worden ontleend.

Het ondersteunen van herstel vraagt van de professional om te beginnen bescheidenheid. De meeste herstelondersteuning wordt namelijk niet door professionele hulpverleners geboden, maar door vrienden, medecliënten, familie, collega's en andere (dan GGZ-)dienstverleners uit het persoonlijke netwerk van de cliënt. Het feitelijke ondersteunen van herstel door professionele hulpverleners gebeurt natuurlijk voor een belangrijk deel door het verlenen van goede professionele hulp. Er zijn veel verhalen te vinden van mensen wier herstel door goede medicamenteuze behandeling, goede gesprekstherapie of goede begeleiding op weg is geholpen of is ondersteund.

Het ondersteunen van herstel vraagt behalve een bescheiden professionele beroepshouding ook een intens besef van het feit dat herstel een subjectief, persoonlijk proces van de cliënt is. Hoewel een aandachtige interesse in die subjectiviteit, een echt cliëntgerichte attitude, deel behoort uit te maken van 'goede professionele hulp', gebeurt dat in de praktijk niet vanzelf. Daarom volgen hierna een paar praktische aanwijzingen voor de operationalisering van herstelondersteuning. (19)

Hulpverleners die herstel ondersteunen moeten *present* zijn, dat betekent: aandachtig aanwezig zijn, voor hun cliënt. In veel verhalen van herstellenden komt de aanwezigheid terug van 'iemand die er voor me was' of van 'iemand die in me bleef geloven' als een belangrijke herstelondersteunende factor. Het presentiebegrip is methodisch uitgewerkt door Baart. (20,21)

In de tweede plaats betekent herstelondersteuning altijd dat de persoon in kwestie op een *respectvolle wijze* wordt geholpen zijn of haar eigen verhaal onder woorden te brengen. Het belang van het eigen verhaal wordt door vrijwel alle auteurs over herstel naar voren gebracht. (8,22) Zoals uit de vorige paragraaf bleek, speelt het ook een centrale rol in veel herstelinitiatieven in Nederland.

In de derde plaats is het van belang dat hulpverleners hun *professionele referentiekaders terughoudend gebruiken*. Het subjectieve, persoonlijke herstelproces slaat nogal eens paden in waar de hulpverlener vanuit zijn professionele achtergronden (aanvankelijk) onwennig tegenover staat of zelfs bedenkingen bij heeft. Niettemin dient dit proces op een aandachtige, niet be- of veroordelende manier de ruimte te krijgen en wordt het door voortijdige professionele reacties gemakkelijk verstikt.

Een 'professioneel terughoudende' opstelling kan zich natuurlijk op gespannen voet bevinden met de eerder geformuleerde regel dat 'goede professionele hulp' herstel ook kan bevorderen. Hulpverleners die herstel ondersteunen zullen in de ambivalentie tussen 'professionele terughoudendheid' en 'goed hulpverlenerschap' hun weg moeten vinden. De basis hiervoor is te vinden in Baart's 'normatief-reflexieve professionaliteit'. (20)

16.8 Het menselijk gezicht

In dit hoofdstuk is het herstelperspectief besproken. Dat biedt ruimte aan de subjectiviteit van mensen met een ernstige psychische aandoening. Het geeft – met andere woorden – een menselijk gezicht aan de 'chronisch psychiatrische patiënt'. (23)

Herstelverhalen beschrijven 'van binnenuit' hoe het is om te (leren) leven met een psychische aandoening. Herstelprocessen worden vooral gekenmerkt door de ontdekking dat het zelf en de aandoening zich van elkaar onderscheiden. 'Ik ben meer dan mijn aandoening.' Ook gaat het bij herstel om de vraag 'wie ben ik?' en wordt gezocht naar manieren om zich te verhouden tot de aandoening. Herstel is goed mogelijk zonder dat de aandoening of symptomen weggaan. Bij herstel gaat het om het terugwinnen van de regie over het eigen leven en om het vervullen van betekenisvolle sociale rollen. Herstelprocessen worden bevorderd door een veelheid van factoren. Ondersteuning bij herstel veronderstelt presentie, ondersteuning bij het maken van het eigen verhaal en, speciaal voor ondersteuners met een hulpverlenersachtergrond, professionele terughoudendheid. Individuele herstelondersteuning wordt dikwijls gegeven door medecliënten en andere mensen uit het netwerk van de cliënt en in beperkte mate door professionele hulpverleners.

Het herstelperspectief is een krachtig en hoopgevend perspectief. Het doet op individueel niveau de aandacht verschuiven van de psychische aandoening, de symptomen en passiviteit naar het eigen leven, mogelijkheden en het hernemen van de regie. Niet alleen op individueel niveau heeft het herstelperspectief betekenis. Op collectief niveau is het gedachtegoed onlosmakelijk verbonden met zelfbeschikking, empowerment en emancipatie van mensen met psychische aandoeningen en met het tegengaan van stigma en discriminatie. (24)

Literatuur

1 Kole, M. (2003). Herstellen van schizofrenie: de diagnose overleven. *Magazine Schizofreniezorg april*, 10-11.

2 Bleuler, M. (1972). *Die schizophrenen Geistesstörungen im lichte langjährigen Kranken- und Familiengeschichten*. Stuttgart.

3 Harding, C.M., Brooks, G.W., Ashikaga, T.A. e.a. (1987). The Vermont longitudinal study of persons with severe mental illness, 11: Long-term outcome of subjects who retrospectively met DSM-III Criteria for schizophrenia. *American Journal of Psychiatry 144*(6), 727-735.

4 Ciompi, L. (1980). The natural history of schizophrenia in the long term. *British Journal of Psychiatry 136*, 413-420.

5 Topor, A. (2001). *Managing the contradictions. Recovery from severe mental disorders*. Stockholm: Stockholm University.

6 Weeghel, J. van (1995). *Herstelwerkzaamheden. Arbeidsrehabilitatie van psychiatrische patiënten*. Utrecht: SWP.

7 Strauss, J.S., Hafez, H., Lieberman, B. & Harding, C.M. (1985). The course of psychiatric disorder, III: Longitudinal principles. *American Journal of Psychiatry 142*(3), 289-296.
8 Deegan, P. (1993). Recovering our sense of value after being labeled mentally ill. *Journal of Psychosocial Nursing 31*(4), 7-11.
9 Anthony, W.A. (1993). Recovery from mental illness: the guiding vision of the mental health service system in the 1990s. *Psychosocial Rehabilitation Journal 16*(4), 11-23.
10 Boevink, W. (1997). *Herstelprocessen van psychiatrische patiënten. Subsidie-aanvraag.* Utrecht: Trimbos-instituut.
11 Boevink, W. (in voorbereiding). *Herstelprocessen van mensen met psychische aandoeningen.*
12 Deegan, P. (1993). Recovering our sense of value after being labeled mentally ill. *Journal of Psychosocial Nursing 31*(4), 7-11.
13 Ralph, R., Kidder, K. & Phillips, D. (2000). *Can we measure recovery? A compendium of recovery and recovery-related instruments.* Cambridge: The evaluation center.
14 Gagne, C. (2004). *Rehabilitatie: een weg tot herstel.* Voordracht Studiedag 'Rehabilitatie en Herstel'. Groningen: Lectoraat Rehabilitatie Hanzehogeschool, 14 juni 2004.
15 Young, S. & Ensing, D. (1999). Exploring recovery from the perspective of people with psychiatric disabilities. *Psychiatric Rehabilitation Journal 22*(3), 219-231.
16 Onken, S., Dumont, J., Ridgway, P., Dornan, D. & Ralph, R. (2002). *Mental health recovery: what helps and what hinders?* NTAC/NASMHPD.
17 Boevink, W. (2003). Recovery: Mitreden – mitmachen – selbst aktiv werden. *Psychosoziale Umschau 18*(3), 37-39.
18 www.rehabilitatie92.nl
19 Boevink, W. & Dröes, J. (2005). Herstelwerk van mensen met een psychische beperking en wat kunnen hulpverleners doen om hen te ondersteunen? *PsychoPraxis 7*(1), 14-20.
20 Baart, A. (2001). *Een theorie van de presentie.* Utrecht: Lemma.
21 Dröes, J. (2003). Persoonlijke en professionele waarden in het rehabilitatieproces. *Passage 12*(4), 209-218.
22 Boevink, W. (1997). Over leven na de psychiatrie. *Maandblad Geestelijke volksgezondheid 52*(3), 232-241.
23 Deegan, P. (1996). *A keynote address.* The sixth annual mental health services conference of Australia and New Zealand. Australia: Sydney.
24 Fisher, D. & Chamberlin, J. (2004). *Consumer-directed transformation to a recovery-based mental health system.* National Empowerment Center.

17 Woonbegeleiding

Drs. D. Ketelaars en H. van de Beek

Casus

André woont sinds twee jaar in een beschermende woonvorm. Een paar jaar geleden heeft hij hiervoor gekozen, omdat hij het in z'n eentje niet redde. Hij kwam zijn dagen niet goed door, vergat allerlei afspraken, had zijn baan verloren en was dagenlang stoned. Op dit moment heeft André nauwelijks bezigheden. Hij deelt de woning met vier andere bewoners en er is weinig onderling sociaal verkeer. Hij vindt het moeilijk om op te staan en om tot actie te komen. Hij verveelt zich regelmatig, maar het ontbreekt hem aan energie om uit zichzelf iets te veranderen. Bovendien vindt hij het moeilijk om contact te maken met anderen. Het is voor hem te vermoeiend om het dagactiviteitencentrum of een ander ontmoetingspunt te bezoeken en hij heeft veel moeite enige structuur en invulling aan zijn dag te geven.

Sinds jaren heeft André de diagnosen schizoaffectieve stoornis en depressie. Hij heeft medicijnen en is blij dat daardoor de psychosen en depressieve periodes niet meer voorkomen. Samen met zijn behandelaar heeft André een signaleringsplan opgesteld. Hij gebruikt dit plan zelfstandig en hij heeft een exemplaar aan de woonbegeleider gegeven. Er staat onder andere in dat hij bij depressieve periodes gestimuleerd wordt om op te staan en ondersteund wordt om de dagelijkse dingen te doen, zoals boodschappen en wandelen. Met de woonbegeleider is ook afgesproken dat de begeleiding dagelijks vraagt of André zijn medicijnen heeft ingenomen en tevens dat deze wekelijks meekijkt of André zijn weekbox met medicatie op de juiste wijze heeft gevuld.

Wat betreft dagelijkse bezigheden heeft André met zijn woonbegeleider afgesproken om in de komende zes maanden op zoek te gaan naar activiteiten die haalbaar en interessant zijn voor André. Dat betekent dat ze gaan uitzoeken waaraan een activiteit moet voldoen om voor hem interessant te zijn, wat er zoal te doen is in de buurt en dat de begeleider meegaat op verkenningstocht, omdat André er in zijn eentje niet toe komt. In huis wordt van André gevraagd om zich aan de vaste huistijden te houden (bijv. gezamenlijke maaltijden en nachtrust) om op die manier enige structuur in de dag te hebben.

17.1 Inleiding

André, de patiënt[1] uit de casus, woont in een beschermende woonvorm. De meest gangbare term voor de hulpverlening in de sector 'beschermd en begeleid wonen' is woonbegeleiding. 'Woonbegeleiding' suggereert dat de hulp vooral gericht is op het wonen. In dit hoofdstuk willen we duidelijk maken dat – zeker bij mensen met schizofrenie – de begeleiding bij het wonen, in de eigen thuissituatie, de basis vormt van een breed en veelomvattend begeleidingsaanbod. Dit richt zich op de ondersteuning van het dagelijks en maatschappelijk functioneren van mensen met psychische handicaps.

De landelijke richtlijn schizofrenie (1) geeft aan dat er nog weinig wetenschappelijk bewezen interventies beschikbaar zijn op het vlak van rehabilitatie en begeleiding van patiënten. Noch voor praktische vaardigheden, noch voor sociale vaardigheden is er bewijs dat een gerichte training positief effect heeft. Wel is uit onderzoek overtuigend aangetoond dat het verwerven van vaardigheden het beste kan gebeuren in de natuurlijke omgeving waarin de patiënt verblijft, en niet in een oefensetting. (2) De woonbegeleiding zoals die gegeven wordt door onder andere RIBW's, vindt standaard plaats in de eigen leefomgeving van de patiënt. Daarmee verschaft de woonbegeleiding een goede basis voor het verwerven van praktische vaardigheden, al is er helaas nog geen onderzoek gedaan naar de effectiviteit. (3)

Wij menen dat voor het effectief begeleiden van patiënten met schizofrenie in de eigen woonomgeving een goede combinatie nodig is van kennis over rehabilitatie en over psychiatrische ziektebeelden. Zoals onlangs ook door Dröes is verwoord, is het nodig dat een rehabilitatiemethodiek voldoende aandacht besteedt aan de manier waarop met psychiatrische problematiek wordt omgegaan. (4)

In deze bijdrage gaan wij in op de algemene kenmerken van woonbegeleiding in de GGZ en op de bijzondere kenmerken van woonbegeleiding aan mensen met schizofrenie. Hiertoe bespreken we eerst rehabilitatie als basisvisie van woonbegeleiding, vervolgens de algemene kenmerken en daarna de specifieke kenmerken van woonbegeleiding van patiënten met schizofrenie. Deze drie aspecten illustreren wij telkens aan de hand van de casus van André.

---

1 *In de sector beschermd en begeleid wonen wordt doorgaans de term cliënt gehanteerd; in dit boek is echter gekozen voor de term patiënt.*

17.2 De basis van woonbegeleiding: rehabilitatie

Aan de basis van woonbegeleiding ligt de rehabilitatiebeweging. Rehabilitatie is begonnen als een emancipatoire stroming in de psychiatrie in de jaren tachtig en is uitgemond in een brede visie op zorg voor langdurig zorgafhankelijke patiënten. Naarmate patiënten minder vaak langdurig werden opgenomen, werd duidelijker dat er in de samenleving allerlei vormen van hulp en ondersteuning nodig waren om hun daar een plek te geven. De gewone en gezonde kanten van patiënten kwamen in het vizier en hun rechten als burger werden verwoord.

Veelal werd rehabilitatie gekoppeld aan mensen met langdurige of chronische problemen: de mensen met psychische handicaps. In bredere zin wordt rehabilitatie echter ook beschouwd als een aanvullende visie op de reguliere 'behandel'psychiatrie. Een patiënt met psychiatrische problemen is immers meer dan 'een diagnose op pootjes'. Hij heeft zijn gewone verlangens en vragen over praktische of andere zaken. En ook als iemand schizofrenie heeft, moet hij wel eten, een dak boven zijn hoofd hebben, de huur betalen, vrienden ontmoeten enzovoort.

Een woonbegeleider heeft oog voor die gewone praktische zaken en stelt zich daarbij op als partner in een samenwerking die de wensen van de patiënt centraal stelt. Rehabilitatie kenmerkt zich dan ook vooral door een attitude van respect en gelijkwaardigheid. Bij rehabilitatie kijkt men naar de mens als geheel, niet alleen naar zijn schizofrenie. Zowel de praktische zaken van het leven als de persoonlijke ontwikkelwensen en mogelijkheden zijn punt van aandacht bij rehabilitatie. Een bekende definitie van rehabilitatie luidt: 'Psychosociale rehabilitatie is het proces waarin activiteiten plaatsvinden die erop gericht zijn om een persoon met psychosociale beperkingen te helpen diens levenskwaliteit en zelfzorgvermogen zo groot mogelijk te laten zijn, teneinde zowel persoonlijk als maatschappelijk tot tevredenheid te kunnen functioneren in woon-, werk- en andere milieus van keuze.' (5)

Binnen elke vorm van rehabilitatie zijn in meer of mindere mate de drie volgende aspecten herkenbaar: (6,7)
– probleemgericht werken: de focus is gericht op het omgaan met problemen die samenhangen met de psychiatrische problematiek;
– ontwikkelingsgericht werken: het accent ligt op het ontwikkelen van vaardigheden en zelfstandigheid;
– milieugericht werken: de focus is gericht op het optimaal functioneren van een patiënt in zijn omgeving.

Deze drie aspecten zijn ook herkenbaar in zorgprogramma's voor langdurig zorgafhankelijke patiënten (8) en voor jonge mensen met schizofrenie. (9) Ook is de indeling terug te vinden in beschrijvingen van maatschappelijke steunsystemen. (10)

Vervolg casus

In de casus van André heeft de woonbegeleider duidelijk oog voor de gewone kanten van Andrés dagelijks leven: de verveling, de moeite met activiteiten, zijn moeite met uit bed komen. Ook richt de begeleider zich op de psychiatrische problemen: hij ondersteunt André bij het innemen van zijn medicatie en heeft het signaleringsplan van de behandelaar overgenomen. De begeleider geeft André de tijd om zelf te ontdekken wat hij zou willen ontwikkelen op het vlak van dagactiviteiten. Ook het leven in een huis met anderen krijgt de nodige aandacht.

17.3 Algemene kenmerken van woonbegeleiding

Binnen de GGZ is inmiddels een kleine twintig jaar ervaring opgedaan met woonbegeleiding. Meestal vindt woonbegeleiding plaats vanuit de sector beschermd en begeleid wonen. Dat kan zijn via een zelfstandige RIBW (Regionale Instelling voor Beschermd Wonen) of via een geïntegreerde GGZ-instelling, waarvan een RIBW deel uitmaakt. Ook gespecialiseerde instellingen voor verslavingszorg of instellingen voor maatschappelijke opvang geven woonbegeleiding aan patiënten met psychiatrische problemen.

Woonbegeleiding kan in een woon- of verblijfsafdeling geboden worden – al dan niet in combinatie met verzorging, maaltijden en een nachtdienst. Maar woonbegeleiding kan ook worden geboden in een ambulante setting. Een ambulante setting betekent dat de patiënt zelf voor zijn of haar huisvesting zorgt en dat hij een vorm van 'zorg-aan-huis' ontvangt. (11) De inhoud van de woonbegeleiding kan variëren wat betreft levensgebieden en zorgfuncties, zoals geformuleerd in de AWBZ (verpleging, ondersteunende en activerende begeleiding, persoonlijke of huishoudelijke verzorging).

17.3.1 Algemene aspecten van woonbegeleiding

Het begeleidingsproces volgt in grote lijnen de algemene stappen van een hulpverleningsproces waarbij methodisch wordt gewerkt. Dat wil zeggen dat men volgens systematische stappen werkt met begeleidingsplannen, op basis van inhoudelijke normen en procesmatige kwaliteitseisen. Deze zijn geformuleerd in wettelijke kaders als de Wet op de geneeskundige behandelovereenkomst (WGBO), of andere kwaliteitseisen van bijvoorbeeld het schema van de stichting Harmonisatie Kwaliteit Zorgsector (HKZ-schema). Iedere patiënt moet bijvoorbeeld een begeleidingsplan hebben waarmee hij heeft ingestemd en dat twee keer per jaar wordt geëvalueerd.

Begeleidingsplannen maken de zorg inzichtelijk en onderhandelbaar. Vaak worden in de praktijk allerlei aanvullende instrumenten gebruikt, zoals signaleringsplannen en activiteitenplannen. (12,13)

Het begeleidingsproces kent de volgende algemene stappen, die zich telkens in een cyclisch proces kunnen herhalen.
- *Oriëntatie, inventarisatie en vraagverduidelijking.* In deze fase gaat het om kennismaking, het opbouwen van een relatie en het in kaart brengen van vragen, wensen, beperkingen en ondersteuningsbehoeften. Hierbij kan bijvoorbeeld gebruikgemaakt worden van diverse inventariserende instrumenten. Op diverse levensgebieden wordt geïnventariseerd hoe de patiënt functioneert en of er zorgvragen of wensen zijn.
- *Doelvaardigheid ontwikkelen en doelen stellen.* Sommige wensen en doelen zijn simpel, bijvoorbeeld dat iemand zijn maaltijden niet zelf wil/kan maken, maar dit vervolgens via tafeltje-dekje laat regelen. Andere doelen zijn veel ingewikkelder. Om deze te verhelderen is een langer proces nodig, waarin onder andere persoonlijke criteria worden verhelderd (wat vindt iemand belangrijk). De doelen van de patiënt zijn ook niet altijd dezelfde als die van de begeleider. Soms heeft een patiënt in eerste instantie weinig persoonlijke doelen, terwijl de begeleider meent dat er wel zaken zijn waar hij vanuit zijn professionele invalshoek op moet letten. Het proces van doelen stellen is vaak complex en vergt tijd. In hoeverre het in een sfeer van onderhandeling kan, hangt af van de situatie. In een groepswoning zal er bijvoorbeeld vaker een spanningsveld zijn tussen groepsregels en individuele wensen, en in een crisissituatie zullen probleemgerichte doelen van de begeleiders en behandelaar veel gewicht in de schaal leggen.
- *Opstellen van een begeleidingsplan.* Als de doelen zijn verhelderd en geformuleerd, kan een plan worden opgesteld hoe die doelen stapsgewijs kunnen worden bereikt. Concreet wordt beschreven wat er nodig is aan ondersteuning en aan hulpmiddelen. Een begeleidingsplan kan zowel persoonlijke doelen van de patiënt bevatten als zorgdoelen die meer vanuit de begeleiding worden aangereikt, bijvoorbeeld op het gebied van financiën, zelfverzorging of medicatie.
- *Uitvoeren van begeleidingsplan.* De uitvoering van begeleidingsactiviteiten kan zeer sterk variëren: van dagelijkse korte aansporingen tot concrete hulp bij of overname van bepaalde activiteiten. Vaak wordt dit beschreven in stappen- of activiteitenplannen, soms ook zijn dagelijkse ondersteunende activiteiten vastgelegd in werkschema's. Bij de uitvoering staat het dagelijks herhalen van handelingen centraal, waarbij zoveel mogelijk wordt geoefend in de natuurlijke omgeving, bijvoorbeeld bij het koken, het boodschappen doen of het medicatiebeheer. En wanneer het gaat om zaken die een bepaalde cliënt niet zelf kan of wil leren, kijkt men hoe dat anders te organiseren is.
- *Evaluatie.* Doorgaans wordt eenmaal per halfjaar de voortgang van de begeleiding geëvalueerd en worden doelen zo nodig bijgesteld.

Het proces van woonbegeleiding is uiteindelijk een vorm van hulpverlening die gericht is op het optimaliseren van de kwaliteit van leven van patiënten. De belangrijkste taken van de woonbegeleider daarbij zijn: (14)
- ondersteunen in de thuissituatie;
- vervullen van de rol van vertrouwenspersoon;

- signaleren van veranderingen in het psychisch functioneren;
- fungeren als een brug naar andere hulpverleners en de maatschappij.

De laatste jaren zijn er twee belangrijke ontwikkelingen waarneembaar. Ten eerste heeft de brugfunctie naar de maatschappij meer accent gekregen. Naarmate de vermaatschappelijking voortschreed en meer patiënten zelfstandig gingen wonen, kwam er een verschuiving op gang in de woonbegeleiding: de begeleider ontwikkelde zich meer tot maatschappelijk ondersteuner. (15) Kenmerken van deze functie zijn:
- meer individueel begeleiden in plaats van groepsbegeleiding;
- meer ontwikkelingsgericht begeleiden aan de hand van persoonlijke doelen, zoals zelfstandig wonen;
- meer maatschappelijk ondersteunen: de weg vinden in de maatschappij, naar het buurthuis, de sportclub, de dagbesteding;
- meer coördineren van zorg tussen verschillende instellingen, bijvoorbeeld thuiszorg, dagactiviteitencentrum, GGZ-behandelaar, sociale dienst en dienstencentrum; (16)
- meer maatschappelijke ondersteuning, dienstverlening en kwartiermaken; (17)
- meer aandacht voor de sociaal-netwerkbenadering, omdat in de woonvorm 'de groep' niet meer automatisch als sociaal vangnet fungeert.

Een tweede ontwikkeling is de verzwaring en verbreding van de doelgroepen. Zowel wat betreft de psychiatrische problematiek als de verzorgings- en verplegingsbehoeften krijgen woonbegeleiders met intensievere en meer uiteenlopende zorgvragen te maken. Hierdoor krijgen de probleemgerichte invalshoek (bijvoorbeeld gericht op symptomen of somatische beperkingen) en de omgevingsgerichte invalshoek (bijvoorbeeld het in een woonvorm voor ouderen aanbieden van dagactiviteiten) meer aandacht. Het gaat enerzijds om een verbreding van zorgfuncties (behalve begeleiding ook verzorging en verpleging), en anderzijds om meer specialistische kennis omtrent specifieke doelgroepen, bijvoorbeeld autisten, Korsakov-patiënten, jeugdigen en (ex-)forensische patiënten.

Vervolg casus

André vindt het niet eenvoudig om zelf doelen te formuleren. Toch wil hij wel met zijn begeleider een aantal dingen afspreken die volgens zijn begeleider nodig zijn, zoals het innemen van de medicijnen, het op tijd uit bed komen en deelname aan vaste activiteiten in huis voor de dagelijkse structuur. Na enige tijd komen de verveling en het gebrek aan activiteiten naar voren. Hiermee blijkt hij grote moeite te hebben. Er worden activiteiten ondernomen om te onderzoeken welke doelen André zelf zou willen stellen. Daarbij gaan ze verschillende mogelijkheden na om deze doelen te realiseren, waarbij zowel de GGZ als de reguliere voorzieningen als het buurthuis worden overwogen.

17.4 Accenten in de woonbegeleiding bij mensen met schizofrenie

Tot nog toe hebben we woonbegeleiding in het algemeen besproken. Bij patiënten met schizofrenie zijn er echter specifieke accenten in de woonbegeleiding. Rehabilitatiegericht handelen kan alleen effectief zijn als er voldoende rekening wordt gehouden met de specifieke problemen van het individu, en dus ook met iemands ziektebeeld. Er zijn geen algemene regels te stellen voor de invloed van een bepaald ziektebeeld op een individueel rehabilitatieproces. Onlangs zijn door Dröes (4) wel een aantal aandachtsgebieden beschreven waarbij het nuttig kan zijn om de diagnose te betrekken. Hij noemt onder andere het gebied van het scheppen van een band met de patiënt en diens familie en het gebied van het ondersteunen bij de omgang met de ziekte.

In een groepsinterview dat wij met ervaren professionele begeleiders[1] van een RIBW hebben gehouden, kwamen vergelijkbare specifieke kenmerken van woonbegeleiding bij mensen met schizofrenie naar voren. Op basis van professionele kennis van ervaren woonbegeleiders komen wij tot de volgende specifieke kenmerken van woonbegeleiding bij mensen met schizofrenie:
– bewaken van dag-nachtritme;
– stress voorkomen en hanteren;
– informatie op een passende manier aanbieden;
– aandacht voor zelfverzorging;
– omgaan met alcohol en drugs;
– leren omgaan met de ziekte;
– relatie opbouwen;
– aanbieden van contact- en terugtrekmogelijkheden.

Deze accenten komen in de rest van de paragraaf achtereenvolgens aan bod.

17.4.1 Bewaken van dag-nachtritme

Bij patiënten met schizofrenie is het van belang het dag-nachtritme te bewaken. Een verstoord dag-nachtritme heeft een funeste uitwerking op het functioneren van de patiënt. Het dag-nachtritme kan verstoord raken als patiënten liever 's nachts dan overdag wakker zijn, omdat het 's nachts rustiger is en er minder prikkels zijn. Ook hebben patiënten door psychofarmaca 's ochtends moeite om uit bed te komen en zijn zij door de dag heen vaak initiatiefloos. Het veelvoorkomende gebrek aan dagbesteding of bezigheden

---

1 Met dank aan Erna Janssen, Joop de Kruijs, Wilma van den Mosselaar en Marcia Suttorp.

buitenshuis maakt de verleiding groot om tussendoor op bed te gaan liggen. Het slapen kan ook een manier zijn om even te ontkomen aan de stemmen in het hoofd of aan de prikkels van huisgenoten of woonbegeleiders.

Een manier om een gezond dag-nachtritme te bevorderen is het stimuleren van activiteiten overdag. Woonbegeleiders denken mee met de patiënt over mogelijkheden buiten de deur en als het een patiënt niet lukt om zelf in beweging te komen, kunnen woonbegeleiders zelf uitjes en bezigheden organiseren. Een andere manier om een gezond dag-nachtritme te stimuleren is om patiënten in een groepswoning gezamenlijk te dag te laten beginnen met hulp van de begeleiding: dan zijn patiënten tenminste hun bed uit en is er een eerste moment op de dag geweest om uit het isolement te komen en eventueel met huisgenoten iets af te spreken.

17.4.2 Stress hanteren en voorkomen

Patiënten met schizofrenie reageren doorgaans slecht op stressvolle situaties. De chaos in denken, voelen en willen wordt er groter door. Wat als stressvol wordt ervaren, varieert sterk per individu. Soms raakt iemand van een rinkelende telefoon al overprikkeld.

Vaak is er een relatie tussen stress en opkomende achterdocht en/of andere symptomen, zoals het horen van stemmen of angst. Door te veel stress kunnen de symptomen opkomen of verergeren. En vice versa kunnen de symptomen ook weer een bron van stress zijn. Woonbegeleiders proberen symptomen als achterdocht, stemmen en angst bespreekbaar te maken en de stressfactoren te analyseren. Op die manier proberen zij te voorkomen dat deze factoren voor de patiënt uitmonden in een overmaat aan stress. En andersom: zij leren de patiënt om stress te reduceren om op die manier verergering van symptomen te voorkómen.

Dus naast het hanteren van stress is het voorkómen van stress belangrijk. Het leren herkennen van stressfactoren is een belangrijk punt. In signaleringsplannen of begeleidingsplannen staat vaak vermeld welke situaties stress veroorzaken of welke gevoelens en gedragingen een signaal zijn van oplopende stress. Zowel de patiënt als de begeleider kan die signalen gebruiken om tijdig in te grijpen. Een andere manier om stress te voorkomen is te bewerkstelligen dat een patiënt goed weet wat hij overdag te doen heeft en op welk tijdstip de vaste bezigheden plaatsvinden. Ook de sfeer in de (groeps)woning dient enigszins rustig en overzichtelijk te zijn. Omdat deze patiënten vaak zelf geen ritme en orde kunnen aanbrengen in hun dag, is het belangrijk dat de omgeving voor dat ritme en overzicht zorgt. Milieufactoren zoals het groepsklimaat en de huisvesting zijn dus belangrijk. Daarbij is ook van belang dat een dag niet te vol zit met verplichtingen. Vaak zijn patiënten met schizofrenie snel overvraagd en is er behoefte aan een eigen ruimte om zich te kunnen terugtrekken.

17.4.3 Informatie op een passende manier aanbieden

Patiënten met schizofrenie hebben moeite met het verwerken van informatie. Vaak lukt het hen niet goed om hoofd- en bijzaken van elkaar te onderscheiden en om informatie te ordenen. Dat betekent dat een woonbegeleider erop let om in gesprekken niet verschillende onderwerpen tegelijk aan te roeren, om de aandacht in een gesprek te focussen op het centrale gespreksthema en om afspraken duidelijk te herhalen. Liefst wordt informatie in een rustige en veilige omgeving gegeven en niet in een drukke huiskamer waar veel afleiding is.

Primaire cognitieve functies, zoals het geheugen en de aandacht, blijken nauwelijks trainbaar. (2) Daarom maken woonbegeleiders vaak gebruik van korte lijstjes of schriftelijke instructies om patiënten bijvoorbeeld huishoudelijke apparaten te leren bedienen. Denk aan een handleiding in de vorm van pictogrammen voor het bedienen van een wasmachine of voor het gebruik van een pinautomaat. Door de beperkingen in het cognitieve functioneren kan het nodig zijn bij een aantal taken blijvend ondersteuning te bieden, zoals het schoonhouden van de eigen kamer. De patiënt is dan onvoldoende in staat de vaardigheid aan te leren. De begeleider neemt de activiteit in zo'n geval over in plaats van de patiënt te blijven confronteren met zijn beperkingen en met onhaalbare leerdoelen.

17.4.4 Aandacht voor zelfverzorging

De zelfverzorging van een patiënt met schizofrenie verdient voortdurend aandacht, zo is de ervaring van woonbegeleiders. Veel patiënten komen niet uit zichzelf tot het initiatief om zich dagelijks te verzorgen en schone kleding aan te trekken. Zij vinden het moeilijk om dat goed te organiseren of bedenken het zelf niet. Vaak zien zij onvoldoende dat er een samenhang is tussen hun eigen lichaamsverzorging en het effect dat dat heeft op anderen.

Een slechte zelfverzorging kan een belangrijk signaal zijn van een dreigende achteruitgang. Als een patiënt zijn uiterlijk verandert of zich minder goed verzorgt, is dat vaak een teken dat het niet goed met hem of haar gaat. Woonbegeleiders attenderen patiënten op hun lichamelijke verzorging en proberen hen te stimuleren er verzorgd uit te zien. In sommige gevallen, bijvoorbeeld als de cognitieve beperkingen groot zijn, werkt een directieve aanpak het beste. Een voorbeeld is iemand dan gericht naar de badkamer te sturen.

17.4.5 Omgaan met alcohol en drugs

Voor patiënten met schizofrenie is het gebruik van alcohol en/of drugs vaak een manier om de prikkelgevoeligheid te verminderen en velen gebruiken het ook als een vorm van zelfmedicatie. Het gebruik van alcohol en/of drugs is eigenlijk een punt van voortdurende aandacht en roept veel discussie op tussen woonbegeleider en patiënt. Woonbegeleiders proberen patiënten af te remmen in hun gebruik en duidelijk te maken dat het gebruik op de langere termijn een ongunstig effect heeft op het beloop van schizofrenie. Een dergelijk ontmoedigings beleid is echter per definitie lastig uit te voeren, omdat het gaat om de woonomgeving van de patiënt die tegelijkertijd zijn/haar privé-omgeving is én deel uitmaakt van een zorginstelling waar met begeleidingsdoelen wordt gewerkt. Vaak komt het erop neer dat er met patiënten individuele afspraken worden gemaakt over hun alcohol- en drugsgebruik. Zo kan een patiënt verzocht worden om niet laveloos thuis te komen en om niet met huisgenoten in de huiskamer te gaan zitten drinken.

17.4.6 Leren omgaan met ziekte

Veel van de begeleiding richt zich op het leren omgaan met de ziekte. Daarbij speelt een rol in welke fase van het ziekte- of herstelproces de patiënt zich bevindt. In de beginfase staan ontkenning en rouwverwerking vaak centraal. Zeker bij jongere patiënten is er vaak sprake van rouw over de verlorengegane toekomstdromen. Ook het omgaan met medicijnen is een essentieel onderdeel van het leren omgaan met de ziekte. Het is vaak zoeken naar de juiste medicijnen. Vooral jongere patiënten experimenteren regelmatig met hun medicatie, omdat zij willen uitproberen of zij het ook zonder kunnen redden. (18) Bij de oudere patiënten met schizofrenie spelen deze zaken nauwelijks. Hun leven lijkt in rustiger vaarwater terechtgekomen en er is minder behoefte om de eigen mogelijkheden opnieuw te verkennen.

Een centraal punt in het leren omgaan met de ziekte is het leren herkennen van kwetsbaarheden. De gevoeligheid voor stress is al eerder genoemd, evenals het leren herkennen van signalen die duiden op een mogelijke terugval. Het is van belang dat de patiënt of zijn omgeving in staat is om tijdig aan de bel te trekken, om de ziekte tot een hanteerbaar en begrijpbaar onderdeel van het eigen leven te maken. Een woonbegeleider vertelde het volgende voorbeeld.

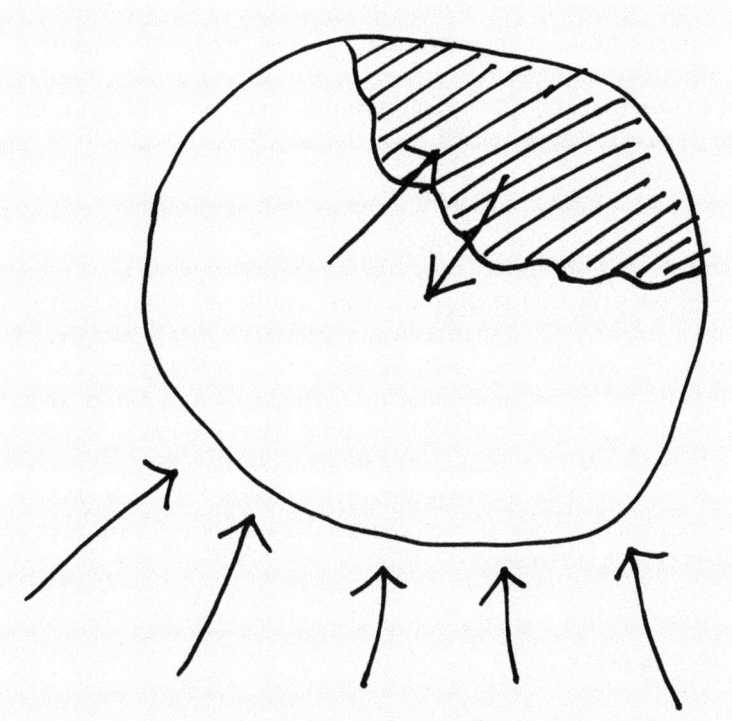

Weet je wat ik doe met een patiënt? Ik maak een tekening van een cirkel en arceer een stukje uit de cirkel. Ik zeg tegen de patiënt: 'Die cirkel, dat ben jij. En dat gearceerde stuk, dat is jouw ziekte. Jij moet leren om met dat stukje om te gaan, om te zorgen dat het jou niet overheerst. Om het zo klein mogelijk te laten zijn. Dat je er zo min mogelijk last van hebt. Dat moet jij zelf doen en leren. Maar er zijn allerlei mensen die jou daarbij helpen.' En dan teken ik pijlen aan de buitenkant van die cirkel. Als mensen die meehelpen. En dat ben ik dan, en de ouders en de SPV-er.

Ik merk dat patiënten dit snappen. Dat het behapbaar wordt. Dat mijn rol duidelijk wordt. En dat ik moeilijke dingen en gekte mag benoemen.

De patiënt leren omgaan met de ziekte betekent ook dat de woonbegeleider meekijkt of en hoe de patiënt een goede dialoog aangaat met zijn of haar arts. En hoe de patiënt omgaat met zijn/haar familie en of daar begeleiding bij nodig is.

17.4.7 Relatie opbouwen

Het opbouwen van een relatie is een basaal onderdeel van het begeleidingscontact. De bejegening dient te getuigen van respect voor de patiënt en van een empathische houding. Bij het opbouwen van een relatie met een patiënt met schizofrenie is het belangrijk om rustig kennis te maken, om de patiënt niet te overvallen of al te veel aan te dringen, om korte en duidelijke zinnen te gebruiken en om de informatie te doseren. Een woonbegeleider moet in het begin niet te actief zijn en niet te veel druk uitoefenen. Het is een balans zoeken tussen enerzijds de patiënt stimuleren en anderzijds de ruimte geven om zich terug te trekken.

17.4.8 Aanbieden van contact- en terugtrekmogelijkheden

Patiënten met schizofrenie raken vaak in een isolement, omdat het voor hen moeilijk is om een wederkerig contact met familie, vrienden of buurtgenoten op te bouwen. Dat neemt niet weg dat er wel degelijk behoefte is aan aanspraak en gezelligheid. Voor patiënten is het van belang dat er de mogelijkheid is tot vrijblijvende ontmoetingen en gezelligheid zonder dat die te veel druk op de ketel zetten. Het is wenselijk dat er in de woon/leefomgeving een gezamelijke huiskamer of ontmoetingsplek is. De patiënt kan daar op een soepele manier anderen ontmoeten en sociale contacten aangaan, mét de mogelijkheid om zijn of haar eigen gang te gaan of zich terug te trekken als het te spannend wordt.

Vervolg casus

André verveelt zich vaak en komt er zelf niet toe om bezigheden op te pakken. Door in een groepswoning te wonen, lukt het hem om een normaal dag-nachtritme aan te houden. In huis zijn er onderling niet zo veel contacten: iedereen lijkt verzonken in zijn eigen wereld. Doordat de woonbegeleider regelmatig aanwezig is bij de koffie en de maaltijden, ontstaat er in huis toch iets van huiselijkheid en komt André regelmatig in de huiskamer zitten. André gaat de komende tijd samen met de begeleider kijken wat er in de buurt zoal te doen is aan activiteiten of vrijwilligerswerk. Hij is nog niet zover dat hij weet wat hij wil, maar samen de mogelijkheden verkennen, ziet hij wel zitten.

17.5 Tot slot

Dit hoofdstuk laat zien dat woonbegeleiding een bijzonder vak is doordat het gericht is op het gewone dagelijkse leven. Dit accent op het dagelijks leven, de gewone wensen en de gewone toekomstdromen vraagt wel een combinatie van kennis en vaardigheden omtrent psychopathologie, rehabilitatie en doelgericht begeleiden.

Woonbegeleiders moeten beschikken over rehabilitatiekennis en -vaardigheden, zodat zij weten hoe zij het beste kunnen aansluiten bij de wensen van een patiënt en hoe zij de patiënt kunnen helpen bij het uitstippelen van een haalbare maar wel uitdagende route voor de toekomst. Tegelijkertijd is ook een gedegen kennis van psychopathologie nodig om symptomen te herkennen en om gedrag te begrijpen in het licht van iemands psychiatrische problematiek.

De kracht van woonbegeleiding ligt enerzijds in het accent op het praktisch doen en meehelpen in de eigen omgeving. Anderzijds ligt de kracht in het toepassen van de kennis omtrent psychopathologie en rehabilitatie: weten wat voor een individu met beperkingen de mogelijkheden en onmogelijkheden zijn om de eigen wensen te realiseren.

Een woonbegeleider is dan ook van vele markten thuis. Zowel met de partners in de psychiatrie als met partners in de maatschappij werkt hij veel samen. Het speciale aan het vak van woonbegeleider is dan ook zeker dat hij, juist door zijn combinatie van kennis en kunde, een bruggenbouwer is naar de maatschappij.

Literatuur

1 Landelijke Stuurgroep Multidisciplinaire Richtlijnontwikkeling (2005). *Multidisciplinaire richtlijn schizofrenie: Richtlijn voor diagnostiek, zorgorganisatie en behandeling van volwassen cliënten met schizofrenie*. Houten: Ladenius Communicate.

2 Slooff, C. & Luijten, E. (2005). Behandeling, revalidatie en rehabilitatie van mensen met schizofrenie en aanverwante psychosen. In: Jos Dröes (red.), *Individuele rehabilitatie, behandeling en herstel van psychiatrische problematiek*. Amsterdam: SWP.

3 Dröes, J. (2000). Wonen en rehabilitatie. In: G. Pieters & M. van der Gaag (red.), *Rehabilitatiestrategieën bij schizofrenie en langdurig zorgafhankelijken*. Houten: Bohn Stafleu van Loghum.

4 Dröes, J. (2005). Rehabilitatie-gericht omgaan met psychiatrische problematiek. In: Jos Dröes (red.), *Individuele rehabilitatie, behandeling en herstel van psychiatrische problematiek*. Amsterdam: SWP.

5 Wilken, J.P. & Hollander, D. den (1999). *Psychosociale rehabilitatie, een integrale benadering*. Utrecht: SWP.

6 Weeghel, J. van & Dröes, J. (1999). Problemen in perspectief. *Maandblad Geestelijke volksgezondheid 54*(2), 150-165.

7 Wel, T.F. van, Persoon, J., Valk, G. de & Schijven, G. (2002). Wat is rehabilitatie, een voorstel om tot consensus te komen. *Passage 11*(4), 196-206.

8 Mos, M. & Weeghel, J. van (1999). *Zorg in de samenleving, een basisprogramma voor mensen met ernstige en langdurige psychische problemen*. Utrecht: Trimbos-instituut.

9 Ketelaars, D. & Weeghel, J. van (1997). *Een zorg- en rehabilitatieprogramma voor jonge mensen met schizofrenie*. Utrecht: Trimbos-instituut.

10 Beenackers, M. & Swildens, W. (2002). Wat is een maatschappelijk steunsysteem? In: H. van de Beek & J.W. van Zuthem (red.), *Thuis in de samenleving*. Utrecht: Lemma.

11 Rooijen, S. van, Gaag, M. van der, Kroon, H. & Veldhuize, R. van (red.) (2003). *Wij komen eraan!* Amsterdam: SWP.

12 Wisse, R. (1998). *Normaal gesproken. Woonbegeleiding in de praktijk*. Breda: RIBW Breda en WN-Brabant.

13 Lieshout, P. van & Zuthem, J.W. van (red.) (1991). *Wonen als werk. Zorgverlenen in beschermende woonvormen*. Houten: Bohn Stafleu Van Loghum.

14 Rossum, F. van (1996). *In eigen huis de baas.* Zeist: Vindicta.
15 Wolf, M. van der & Maurik, G. van (2002). Maatschappelijk ondersteuner als professie. In: H. van de Beek & J.W. van Zuthem (red.), *Thuis in de samenleving.* Utrecht: Lemma.
16 Zuthem, J.W. van (2002). Vermaatschappelijking als coördinatieopgave. In: H. van de Beek & J.W. van Zuthem (red.), *Thuis in de samenleving.* Utrecht: Lemma.
17 Beek, H. van de & Olij, L. (2004). Vermaatschappelijking als dagelijks werk. *Passage 13*(2), 19-27.
18 Lindt, S. van de, Bauduin, D. & Berghmans, R. (2002). *Praten over pillen en psychose. Cliëntenperspectief op het gebruik van medicijnen bij het herstel van een psychose.* Utrecht: Trimbos-instituut.

Personalia

De redactie

Dr. B. van Meijel, senior-onderzoeker UMC Utrecht/Verplegingswetenschap en lector GGZ-verpleegkunde Hogeschool INHOLLAND

Dr. T. Kuipers, psychiater, directeur Zorg bij Forum GGZ Nijmegen

Auteurs

Hoofdstuk 1: Schizofrenie: over de samenhang tussen individueel lijden en maatschappelijke zorg

Dr. L. Henkelman, psycholoog, programmahoofd 'Richtlijnen, Zorgprogramma's, Doorbraak', Trimbos Instituut Utrecht en voorzitter Raad van Toezicht RIBW/SBWV te Utrecht

Drs. H. J. Henkelman-Schreuder, andragoloog, Familieraad Wolfheze

Hoofdstuk 2: Epidemiologie, diagnostiek en prognoses

Drs. E.C. Zeyl, arts in opleiding tot psychiater Symforagroep, Amersfoort

Hoofdstuk 3: Schizofrenie: ontwikkelingen vanuit biologisch-psychiatrisch perspectief

Dr. W. Cahn, psychiater en medisch hoofd van de zorglijn schizofrenie UMC Utrecht

Dr. F. E. Scheepers, kinder- en jeugdpsychiater

Hoofdstuk 4: Medicamenteuze behandeling van psychotische stoornissen

Dr. L. de Haan, psychiater adolescentenkliniek AMC Amsterdam

Dr. R. Bruggeman, psychiater bij het UMCG te Groningen

Hoofdstuk 5: Medicatietrouw

Drs. J. Dobber, docent en verplegingswetenschapper aan de HBOV van de Hogeschool van Amsterdam

Dr. H. Boter, senior verpleegkundig onderzoeker van de divisie Hersenen bij het UMC Utrecht

Dr. B. van Meijel, senior-onderzoeker UMC Utrecht/Verplegingswetenschap en lector GGZ-verpleegkunde Hogeschool INHOLLAND

Hoofdstuk 6: Crisisinterventie bij psychose
F.J. van Oenen, arts/systeemtherapeut, supervisor Nederlandse Vereniging Relatie- en Gezinstherapie
Dr. Y.A.M. Nijssen, verpleegkundige, onderzoeker stafdienst Zorgontwikkeling AMC/De Meren, Amsterdam
R.A. Achilles, psychiater, B-opleider, AMC/De Meren, Amsterdam
C.M.L. Bernardt, g.z. psycholoog/systeemtherapeut, hoofd Spoedeisende Psychiatrie Amsterdam en Acuut Behandelteam Mentrum

Hoofdstuk 7: Psycho-educatie
Drs. H. van Peperstraten, pedagoog bij Parnassia Psycho-medisch Centrum te Den Haag

Hoofdstuk 8: Preventie van psychotische terugval door vroegsignalering en vroege interventie
Dr. B. van Meijel, senior-onderzoeker UMC Utrecht/Verplegingswetenschap en lector GGZ-verpleegkunde Hogeschool INHOLLAND

Hoofdstuk 9: Cognitieve gedragstherapie bij persisterende symptomen
Dr. M. van der Gaag, hoofd onderzoek psychotische stoornissen bij Parnassia Psycho-medisch Centrum te Den Haag

Hoofdstuk 10: De patiënt met schizofrenie in forensische zorg
Drs. F.A.J. Fluttert, forensisch verplegingswetenschapper bij de Dr. S. Van Mesdagkliniek en promovendus bij de Universiteit van Utrecht

Hoofdstuk 11: Schizofrenie en suïcidaliteit
Dr. B. van Meijel, senior-onderzoeker UMC Utrecht/Verplegingswetenschap en lector GGZ-verpleegkunde Hogeschool INHOLLAND
Drs. M.W. Mauritz, programmaleider Support en Psychose bij GGNet te Zevenaar

Hoofdstuk 12: Begeleiding van familieleden
Dr. T. Kuipers, directeur Zorg bij Forum GGZ Nijmegen

Hoofdstuk 13: Lotgenoten
Drs. S. Castelein, onderzoeker en medisch socioloog bij het UMCG te Groningen
P.J. Mulder, verpleegkundig consulent schizofrenie bij het UMCG te Groningen
Dr. R. Bruggeman, psychiater bij het UMCG te Groningen

Hoofdstuk 14: Anoiksis en de tien geboden
M. Vermeulen, vertegenwoordiger van de cliëntenvereniging Anoiksis

Hoofdstuk 15: Alcohol en drugs
T. Posthuma, GGZ-verpleegkundig specialist bij Parnassia Psycho-medisch Centrum te Den Haag

Hoofdstuk 16: Herstellen van ernstige psychische aandoeningen: leren leven met wat niet overgaat
Drs. W.A. Boevink, wetenschappelijk medewerker bij het Trimbos Instituut te Utrecht, hoofdopleider bij de Stichting rehabilitatie '92 en bestuurslid van het European Network of Users/Survivors of Psychiatry

Hoofdstuk 17: Woonbegeleiding
Drs. D. Ketelaars, beleidsondersteuner bij het RIBW Zaanstreek/Waterland en West-Friesland

Register

24-uurs bereikbaarheid 116
acathisie 49
acetylcholinesteraseremmer 55
ACT 14
acute behandeling 44
Addiction Severity Index 207
ADL 198
agranulocytose 43, 54
alcohol 199, 205
alcohol en drugs 235
alcohol- en drugsgebruik
 –, screenen op 206
algemene dagelijkse levensverrichtingen 198
amisulpride 44
anamnese 160
Anoiksis 195
anticholinergica 54
antipsychotica 39
 –, atypische 42
 –, bijwerkingen van 48
 –, klassieke 42
antipsychoticum 85
aripiprazol 44
ASI 207
Assertive Community Treatment (ACT) 14
autonomie 90

basaal ganglion 33
beeldvormende technieken 30
begeleidingsplan 230
begeleidingsproces 230
behandelingsplan 171
behandelplan 87, 165
beloop 24, 106, 159

bemoeizorg 15
benadering
 –, narratieve 209
beschermende woonvorm 228
betekenisgeving 40, 218
beveiliging en bescherming 85
bevelshallucinaties 136
beweging 200
bijwerkingen 61
 –, hormonale en seksuele 53
bottom-up proces 125
Broca
 –, gebied van 34
bruggenbouwer 239

cage aid 206
cannabis 33, 205
celarchitectuur 35
chroniciteit 215
circuitvorming 143
classificatie 7
clozapine 43
cognitief functioneren 62
cognitieve gedragstherapie 123, 147
cognitieve vaardigheid 112
comorbide stoornis 126
compliance therapy 69
complicatie
 –, verloskundige 32
contact- en terugtrekmogelijkheid 238
continuïteit van zorg 15
convulsie 52
coping 106
copingstrategie 209

cortex	125	dwang	89
crisisinterventie	79	dwangmedicatie	45, 138, 142
Crisisopvang	14	dysforie	52
		dyskinesie	
D2-receptoren	41	–, tardieve	50, 196
DAC	199	dystonieën	
dag- en nachtritme	197	–, acute	48
dag-nachtritme	233		
dagactiviteitencentrum	199	Early Signs Scale	109
dagbesteding	199	eenzaamheid	159
DAI	65	empowerment	219
defensiemechanisme	127	engagement-fase	129
delict	134, 134	epidemiologie	20
delictanalyse	149	ervaringsdeskundige	197
delictgevaarlijkheid	143	ervaringsdeskundigheid	171
delictscenario	149	ervaringskennis	221
depot	47	ESS	109
depotmedicatie	61, 73	etiologie	31
depressie	157, 160	evidence-based werken	16
depressieve symptomen	47	expressed emotion	84
deskundigheidsbevordering	222	extrapiramidale bijwerkingen	42, 48
detentie	137		
detentieafdeling	138	FOBA	138
diagnose	7	forensisch pad	136
Diagnostic and Statistical Manual of Mental Disorders (DSM)	22	forensisch-psychiatrische kliniek	140
		forensische afdeling	141
diagnostiek	158, 161, 206	Forensische Observatie en Behandelafdeling	138
didactiek	96	forensische polikliniek	141
diffusion tensor imaging	30	Forensische Schakel Unit	138
dopamine	39	forensische zorg	133
dopamine-2-receptoren	41	FPA	141
dopamineactiviteit	34	–, FPK	140
dopamineantagonist	41	frontaal gebied	33
dopaminehypothese	35	FSU	138
dopaminereceptor	39	functionele MRI	30
dosisequivalentie	42		
draagkracht van de patiënt	114	g-training	126
Drug Attitude Inventory	65	gecontroleerde effectstudie	183
drugs	25	gedoogbeleid	208
drugsgebruik	198	gedrag	
drugspsychose	23	–, suïcidaal	162
DSM	22	gedragstherapeutisch medewerker	126
–, DTI	30	gedragstherapie	96
dubbele-diagnoseproblematiek	203	gedragsverandering	209
–, behandeling	208	genetica	21
DUP	24	genetische factor	30, 32
duration of untreated psychosis (DUP)	24	gesloten afdeling	88

Register

gesprekstechniek	127, 212
gespreksvoering	
–, attitude	212
–, motiverende	212
geweld	134
gewelddadig	134
gewichtstoename	53
gezinstherapie	170
gliose	35
grijze stof	33
HEE-initiatief	221
hersenvolume	33
herstel	25, 215
herstelbelemmerende factor	220
herstelbevorderende factor	220
herstelfasen	219
herstelproces	216, 217
herstelprogramma	221, 222
home visit/clinical visit	72
Huis van Bewaring	133
hulpverlening bij crisis	116
hypnosedatie	52
hypofrontaliteit	34
hypokinesie	49
hypotensie	
–, orthostatische	53
IBS	142
identiteit	218
ik-gevoel	218
implementatie	17
impulsiviteit	160
inbewaringstelling	86
incidentie	20
indicatiestelling	142
informatie	
–, verwerken van	235
intensieve zorg	145
interventie	
–, preklinische	144
–, vroege	147
kennisoverdracht	222
kortdurende psychotische stoornis	23
kortetermijneffect	205
kwaliteit van leven	196

kwartiermaken	13
kwetsbaarheid	8, 106
kwetsbaarheid-stress-copingmodel	8, 106
langetermijneffect	205
leerbeperking	99
limbisch systeem	125
long stay-voorziening	141
lotgenotencontact	180, 181, 199
lotgenotengroep	180, 183
maatschappelijk ondersteuner	232
maatschappelijk steunsysteem	11, 13
magnetic resonance imaging	30
maligne neurolepticasyndroom	52
marginalisering	221
medicatie	85
–, atypische	196
–, klassieke	196
medicatiemanagement	
–, Liberman-module	71
medicatieontrouw	204
medicatietrouw	59
–, inschatten	64
–, interventies	67
–, medicatiegerelateerde factoren	60
–, patiëntgebonden factoren	62
meta-analyse	124
middelengebruik	63, 145, 198, 202
–, sociaal	202
middelenmisbruik	135
migratie	21
milieuonderzoek	139
monitoring	115
motivatie van de patiënt	112
MRI	30
multiple family therapy	170
negatieve symptomen	41, 47, 218
netwerkreconstructie	82
neuropsychologisch onderzoek	34
neurotransmissie	40
observatie	206
olanzapine	43
omgevingsfactor	21, 30, 32
onderhoudsbehandeling	45

onderhoudsdosering		–, milieugericht werken	229	
–, minimale	72	–, ontwikkelingsgericht werken	229	
onrust en angst		–, probleemgericht werken	229	
–, behandeling van	48	relapse signature	113	
opname	88	relatie opbouwen	237	
opname-indicatie	87, 88	respect	223	
orale medicatie	73	RIBW	228, 230	
		richtlijn	124	
paranoïde waan	127	rigiditeit	49	
parkinsonisme	47, 49	risicomanagement	143, 144	
participatie	221	risicotaxatie	143	
pathofysiologie	31, 33	risicotaxatie-instrument	143, 144	
patiëntenrol	216	risperidon	44	
patiëntenvoorlichting	95	RM	142	
persoonlijkheidsstoornis	23, 23, 145	roken	199	
–, antisociale	136	rouw	157	
–, paranoïde	23	rouwreactie	112	
–, schizotypische	23			
–, schizoïde	23	Schatting Draagvlak Medicatie bij Schizofrenie	66	
PET	30	schizo-affectieve stoornis	23	
positron emission tomografie	30	schizofreniforme stoornis	23	
post-mortemonderzoek	34	SDMS	66	
presentie	223	sense of self	218	
prevalentie	30	signaleringsplan	111, 144, 147, 149, 234	
preventie	105	sociaal isolement	159, 180	
privacy	90	sociaal netwerk	112, 181	
Pro Justitia-onderzoek	139	sociaal-economische status	21	
prodromale fase	40	sociaal-netwerkanalyse	144	
proefverlof	149	social-drift hypothese	33	
professionele deskundigheid	15	sociale constructie	128	
psychiatrie		sociale desintegratie	135	
–, biologische	196	sociotherapie	146	
psychiatrisch verpleegkundige	201	sport	200	
psychisch lijden	217	SSKK-model	81	
psycho-educatie	69, 93	stemmingsstoornis	24	
psychose	39, 134	steun	158	
psychotische stoornis		Steun-Stress-Kracht-Kwetsbaarheid	81	
–, kortdurende	23	stigma	195	
		stigma en discriminatie	224	
quetiapine	43	stigmatiserend beeld	134	
		stigmatisering	11	
realiteitsbeleving	79	strafrechtelijke machtiging	142	
rechtbank	142	stress	106, 197, 234	
rechterlijke machtiging	142	stress-kwetsbaarheidsmodel	35	
reclassering	149	structuur aanbrengen	199	
Regionale Instelling voor Beschermd Wonen	230	subjectief onwelbevinden	51	
rehabilitatie	229			

Subjective Well-being under Neuroleptic Treatment	65	verlies	157
subjectiviteit	224	–, extern verlies	157
sulpiride	44	–, intern verlies	157
suïcidaliteit	155	vermaatschappelijking	9
suïcide	124	verslaving	112, 202
–, risicofactor	158	verwenzorg	15
suïcideplan	160	voorlichting	25, 83
SWN	65	voortekenen	
symptoom		–, idiosyncratische	109
–, negatief	22, 160, 198	–, vroege	108, 113
–, positief	22, 197	vriendendiensten	13
systeembegeleiding	82	vroege interventie	105
		vroegsignalering	105, 147, 206
taboe	127	waanstoornis	23
tailoring	72	waarschuwingssignaal	149
tbs	134, 137	Wet beroepen individuele gezondheidszorg (BIG)	141
tbs-instelling	141	Wet bijzondere opnemingen in psychiatrische ziekenhuizen (BOPZ)	142
temporaal gebied	33		
terbeschikkingstelling	137	Wet op de geneeskundige behandelvereenkomst (WGBO)	141
–, met dwangverpleging	137		
terugval	9, 45, 105, 108, 159, 204, 218	wilsontdekking	218
–, psychotische	60	witte stof	33
therapeutische alliantie	164	woonbegeleider	231
therapeutische band	45	woonbegeleiding	227, 228
therapietrouw	56	–, bij mensen met schizofrenie	233
threat/control override symptomen	136		
thuiszorg	198	zelfcontrole	136
toerekeningsvatbaarheid	139	zelfhulpgroep	181
top-down proces	125	zelfsturend vermogen	221
tremor	49	zelfverzorging	235
tweelingstudie	32	ziekte-inzicht	62, 112
		ziekte	
urbanisatie	21	–, omgaan met	236
		zorginrichting	139
veiligheid	164	zorgprogramma	147
verdedigingsmechanisme	127	zorgtoewijzing	142

GPSR Compliance

The European Union's (EU) General Product Safety Regulation (GPSR) is a set of rules that requires consumer products to be safe and our obligations to ensure this.

If you have any concerns about our products, you can contact us on

ProductSafety@springernature.com

In case Publisher is established outside the EU, the EU authorized representative is:

Springer Nature Customer Service Center GmbH
Europaplatz 3
69115 Heidelberg, Germany

www.ingramcontent.com/pod-product-compliance
Ingram Content Group UK Ltd.
Pitfield, Milton Keynes, MK11 3LW, UK
UKHW050410240426